天下文化

BELIEVE IN READING

健康生活 184

臨終習題

追尋更好的善終之道

Extreme Measures

Finding a Better Path to the End of Life

by Jessica Nutik Zitter, M.D.

潔西卡・齊特 —— 著

廖月娟 —— 譯

獻詞

給我的家人：
馬克
和我的三個寶貝，
所羅門、泰莎和莎夏

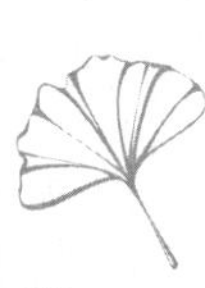

所有蒙受痛苦的人，
在我眼裡，都是一樣的人。

——邁蒙尼德（Moses Maimonides），猶太哲學家、法學家、醫師

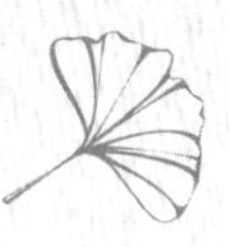

好醫師治病，
偉大的醫師治人。

——奧斯勒（William Osler），現代醫學之父

臨終習題

——追尋更好的善終之道

目錄

Extreme Measures
Finding a Better Path to the End of Life

合作出版總序

樹立典範：給新一代醫療人員增添精神滋養

黃達夫醫學教育促進基金會董事長
和信治癌中心醫院院長　黃達夫

我一直很慶幸這四十幾年習醫與行醫的生涯，適逢生命科技蓬勃發展，醫學進步最迅速的時期。在這段時間，人類平均壽命幾乎加倍，從戰前的四十幾歲增加到今天已接近八十歲。如今，我雖然已逐漸逼近退休年齡，卻很幸運的能夠與年輕的一代同樣抱著興奮的心情迎接基因體醫療的來臨，一同夢想下一波更令人驚奇的醫學革命。

我更一直認為能夠在探究生命奧祕的同時，協助周遭的人們解除疾病帶給他們的痛苦，甚至改變他們的生命，這種經常與病人分享他們生命經驗的職業，是一件極具挑戰性、極有意義的工作。在我這一生所接觸的師長、同僚和後輩中，我不斷的發現樂在工作的人，都是從照顧病人的過程中獲得滿足，從為病人解決問題的過程中找到樂趣。而驅使他們進一步從事教育、研究、發現的工作最強有力的動機，也是為了解決病人的問題。自從我進入醫療工作後，因著這些典範的激勵，支持我不斷的往前走，也常讓我覺得能與他們為伍是個極大的光榮，更讓我深深感受到典範對我的影響力和重要性。

除了周遭生活中所遇到的典範外，我相信在每個人的生命中，必定也經常從書籍中找到令我們欽慕的人物和值得學習的經驗，這些人、這些觀察也常具有相同的影響力和重要性。因此，我過去曾推薦一些有關醫療的好書給天下文化出版社，建議他們請人翻譯出版，這次當天下文化出版社反過來提議與黃達夫醫學教育促進基金會合作出版有關醫療的好書，由基金會贊助提供給國內的醫學院學生和住院醫師時，我認為是件非常值得嘗試的工作，董事會也欣然認同這是件值得投入的事情。目前計劃每年出版三本書，給國內新一代醫療人員增添一些精神上的滋養，希望能激勵他們從醫療工作中找到生命的意義和生活的樂趣。

二〇〇二年一月十五日

為了保護我的病人及其他人的隱私，
本書案例描述的個人細節皆已更改，以免被人辨識身分，
包括姓名、地點、日期、親屬關係、醫療細節和醫療院所。

前言
漠視死亡，將導致更大的痛苦

我會成為醫療改革的傳道人，其實是個偶然。醫學是我自己選擇而且熱愛的專業。一開始，我並沒有改變醫療文化的企圖。但我發現，我別無選擇，只能試著去做。

在我的行醫生涯，我至少在二十家醫院服務過，包括美國最著名的醫學中心、市中心公立醫院、凱瑟醫療體系（Kaiser Foundation hospitals，財團法人連鎖醫院）和私人醫院。書裡的故事來自這些不同的醫療院所。我看到有些醫院致力於以病人為中心的醫療服務，而且做得很好。當然，我也看到很糟的例子。

我無意指責任何人或任何醫院。在這本書的描述中，如果有醫師常常麻木不仁、說錯話、或是錯失良機，那就是我。

我發現醫師和病人有集體漠視死亡的傾向，因而導致巨大的痛苦。我想探討如何脫離這樣的困境。我希望能盡量誠實的剖析自我的缺點以及想法的改變，讓讀者看到我們已處在典範轉移的過程中。但我們尚未達成目標。我在緩和醫療部門的一位同事最近跟我說：「改革必須從告解開始。」

因此，我決定從我自己開始做起。

本書融合了幾十年來的寫作和印象。當然，事情並非一成不變。我自己的觀點不斷在改變，我周遭的文化也是，皆與時俱進。我不想傳教，但最終還是希望能幫每一個人——病人、家屬及所有提供醫療服務的人，建構一種更符合人性的方法，來幫助走到生命盡頭的人。

與我合作的同事大都很關心病人。他們真正想給病人的醫療是比較全面的，而非原來在醫學院學習的那一套。只是我們所在的醫療體系並未支持這種做法。因此，我也代為傳達他們的感覺。在此，我為很多人發言。我們都有心提供最好的服務給病人。

這本書不是教科書，也不是想要全面且有系統的改變醫療文化，只是源於我個人的詮釋和經驗。本書就是我的思索——我想理解一個非常複雜、重要而且終究會影響到每一個人的體系。

第一章

獨自一人，在戰壕中

直到那天下午，我為一位已經死亡的病人按壓胸部急救，才大夢初醒。

一九九二年七月十二日——實習第二週

凌晨兩點四十五分

我被護理師叫醒。病人的導尿管掉出來了，要我插回去。這是我當實習醫師的第二個星期，她就像兄弟會的弟兄那樣整我；為了整我，她可不會顧念到病人。值班室一片漆黑，我才躺了十五分鐘。其他三床的值班醫師都在呼呼大睡。

上午十點三十分

我已熬過第一個大夜，腦袋和手腳勉強可供使喚。一整晚，我只睡了十五分鐘。天亮了，我還不得解脫。一大清早，呼叫器就叫個不停，讓我窮於應付。每兩通，我只記得回一通，一通沒回。我想，沒回的就算了，晚一點他們會再叫我。

上午十一點四十五分

我一次爬兩個臺階，衝向九樓，好處理下一個任務。A先生要出院了。因此，在我值完班後，要照顧的病人總數從二十一人變為二十人。我想像我大筆一揮，從我手上的病人名單，把他的名字劃掉。

我還沒走到九樓，門就砰一聲開了。我抬頭，看見另一位值完班的實習醫師衝下來，急著去照顧他的病人。我們互吐苦水。他苦笑著說：「現在只差緊急搶救的呼叫。」

我們在當醫學生的時候，都看過緊急搶救的場景。聽到急救警報的廣播*之後，我們靜靜站在病房後面旁觀，以免被護理師趕出去。要是給叫過去幫忙，那就更糟了。外科住院醫師要把導管插入大靜脈，屢試不果，沒蓋蓋子的針筒散落在床上。胸部按壓是既暴力又費力的接力賽，住院醫師和護理師輪番上陣，幫病人把濃稠的血液輸送到全身。

緊急搶救的時刻沒到場，必然會遭人白眼。每一位聽到醫院廣播的醫師，都得立刻放下手邊的工作，前往現場。有九成的人很快就會被趕走了，但是大都待在走廊聊天，不時去病房門口偷看一下，看這場生與死的拔河誰輸誰贏。這是令人振奮的一刻。我們相信，只要按照醫學院教我們的急救程序去做，就能起死回生。

*譯注：需要發布緊急搶救的廣播時，為了避免引起病人和家屬的驚擾，醫院通常會使用密碼。歐美醫院的呼叫常用「Code（代碼）＋顏色」，如Code Blue（藍色警報）代表有危及性命、需要緊急搶救的成年病人，Code White（白色警報）為兒童病人需要緊急搶救，Code Black（黑色警報）為大量重症傷患即將湧入，Code Red（紅色警報）為火災警報等。臺灣醫院則常用「999」或「9595」的數字代碼警報。

我們電擊病人的身體，混合幾種化學藥劑注射到他們體內，使病人復甦，讓他們的心臟乖乖聽話。我們把堅硬的管子插入病人氣道，用機器送入氧氣，像彈奏樂器般，使軟癱的肺葉重新膨脹。為了學習各種急救技術，我們在電子模擬假人身上練習過數十次。假人的心跳會隨著介入的治療出現變化。結果通常是這樣：在我們鍥而不捨的努力之後，病人的心跳終於恢復正常。我們想像病人會通過試煉，締造另一樁現代醫學奇蹟。

中午十二點三十分

儘管我滿心期待第一次聽到緊急搶救的廣播，但今天實在不是好日子。拜託，明天再來吧。我感覺自己像是在高空中走鋼索，任何干擾，都可能讓我跌得粉身碎骨。我在九樓西病房，站在A先生的床邊。他是遊民，得了肺氣腫。在我的任務列表上，下一個等待完成、劃勾的框框就是：「指導A先生使用噴霧吸入器，使他確實了解如何使用。」如果病人在出院時填寫的滿意度問卷調查表上，沒說我們已教他如何用藥，我們的評量考核成績就會被扣分。

這種隨機調查，使我們時時都得提高警覺，任務列表也就長得不得了。但不管我怎麼教，A先生就是學不會。他第四次顫顫巍巍的把塑膠吸入器放到嘴邊，屏氣時間還沒到，就往右側把氣吐出來。我已經三十個小時沒睡了，覺得自己快被流沙吞噬。我不知道如何能在十分鐘內，讓這個無家可歸的人出院，我才能和另一位病人的家屬開會。我不能開車送他，也無法從社工那裡幫他要一張坐計程車的乘車優惠券。

中午十二點三十八分

「藍色警報，十一樓病房。」擴音機傳來令我膽顫心驚的呼叫聲。這廣播迴盪在長廊，像是在祈求。我覺得自己就快昏厥過去。我記得在醫學院聽到緊急搶救的廣播時，不管住院醫師正在餐廳買東西吃、站在病人床邊、或是在講電話，無不頭偏向一邊，側耳傾聽廣播，以免遺漏重點。於是他們放下托盤，匆匆掛上電話，拋下錯愕的病人，趕快去救人。

現在輪到我了。我無暇解釋，隨即轉身，從A先生的病房跑出去。那個瀕死的病人跟我距離有兩個樓層。這段距離可說很近，也可說很遠。不久，我就發現樓梯擠滿了一群身穿白袍的士兵，我被他們推著往上走。快到的時候，呼叫器的聲音此起彼落，迴盪在狹窄的樓梯間。哪一間？我們該去哪裡？你的病人嗎？我們繼續迫不及待的往上爬。終於爬到了十一樓，我們推開門，爭先恐後湧入，樓梯間的大門重重撞擊到牆壁。

我跟著大夥兒在走廊上奔跑，覺得每一位病人、每一名訪客都在看著我們。我心生自傲之情，我那疲憊不堪的身體湧出腎上腺素。護理師對我們揮手，就像指引飛機降落的航務人員，帶領我們到病房。我加快腳步，想起一齣醫療連續劇：有兩位住院醫師是已分手的一對男女朋友，因為同心協力搶救病人而舊情復燃。被救活的那位病人後來成了他們的婚禮嘉賓。所以說，人生沒有什麼不可能！

我們要救的是什麼人？因為氣喘命在旦夕的年輕孕婦？心肌嚴重梗塞的六十歲男性？我告訴自己，我們會像超級英雄般、趕到病人身邊，每一個人都將發揮剛學會的長才，拯救他們，讓這日圓滿落幕。家屬則會對我們感激不盡。我們因為急著救人，沒時間把他們趕出去，他們就這麼站在一旁目瞪口呆的看我們急救，甚至動也不動，生怕干擾到我們。目睹這一幕，他們寫了感謝函給我們的上司。我們被讚揚成救人活命的英雄。能做的，我們都做了。看來，我們做得還不賴。走出病房的時候，我們已筋疲力竭，聽診器歪歪斜斜的掛在脖子上，但驕傲之情溢於言表。

因此，就在我看到我必須緊急搶救的第一位病人，我不禁倒吸了一口氣。病人的皮膚是灰灰的蠟黃色，髒兮兮的床單顯現腹部的輪廓，多年的營養不良和疾病摧殘，使他的肚子像洩了氣的球囊。一位住院醫師正幫他按壓胸部。她跪在床上，因為這樣比較好施力。每次按壓，病人的肋骨就發出一種可怕的喀答聲。起先，我還不大明白這是什麼聲音。接著，有人在我耳邊說：「他的肋骨要斷光了。」那個男人已經死了，看起來像醫學院解剖課上的大體，只不過病容更甚。他骨瘦如柴，全身已無脂肪和肌肉。腎衰竭的酸臭味在病房中瀰漫。病人口腔鬆弛，氧氣面罩覆蓋不住。我仍然站在門口，這末日的景象教我看得目瞪口呆。指導我的住院醫師雙手交叉靠在水槽邊，冷眼旁觀這一切。他突然叫我上陣。

「潔西卡，換你上，妲勒下來。」我戰戰兢兢，走到床邊，與跳下病床的妲勒擦肩而過。我繼續按壓，病人的骨頭在我手掌底下發出喀答喀答的聲音。我擔心，再用力一點，我就要把這個病人壓碎了。我想像我的雙手侵入他的胸腔，浸泡在血液和組織之中。我挺直腰，往下壓，假裝用盡全力在搶救病人，其實我想減輕壓在他胸部上的力量。一股噁心的感覺從我的胃部往上升，停留在我的喉嚨後方，我只得專心用嘴巴呼吸。我開始頭暈。

「再打一支腎上腺素，」住院醫師發號施令，「我們可以再給病人打一支阿托品（副交感神經抑制劑）。急救多久了？」

「二十二分鐘，」負責記錄的護理師答道。

「好，那就再按壓八分鐘，湊足三十分鐘，」他說道，身體往後靠著水槽。

我不知道我能不能撐那麼久。這番練習只是徒勞。

這八分鐘，每一秒都像蝸牛移動那麼慢。病人的胸腔像老爺鐘指針走動發出的喀答喀答聲響。終於，我們到了我們自己設定的目標：三十分鐘。這個數字應該可讓家屬滿意，我們也不會在晨會的時候被電。

「那就宣告死亡吧！」住院醫師說。他依然靠在水槽，雙手交叉。

中午一點十分

外科醫師開始清理縫針、刀片、注射針頭等，護理師拔掉注射點滴，關掉顯示器。為了死馬當活馬醫，我對一具屍體施暴。我心生恐懼：我是不是走錯行了？

「你們吃過飯了嗎？」住院醫師問道：「要是今天都像這樣，恐怕就忙不完了。」

醫師就是神的使者

我有一張照片：照片中的我穿著尿布，把我父親的黑色聽診器放在小熊布偶的腿，全神貫注的傾聽。我爺爺、我父親都是外科醫師，因此我從小就想加入他們的行列。我還有一堆伯公和叔公也是醫師。他們爭強好勝，以自己的醫術自豪，面對死亡面不改色。假日，病人總會魚貫上門，送上美酒、巧克力和煙燻鮭魚，以對他們表示敬意。

然而，我爺爺的前一代，可沒這樣的好日子。紐堤克（Nutik）家族是東歐猶太人，為了擺脫貧窮、免於遭到迫害而移民到蒙特婁。剛到異鄉討生活時，有的擺水果攤，有的是肉販或是做其他小生意，每天從早忙到晚，所得僅供餬口。我的一個曾祖父是裁縫師，另一個開了賣女帽的小店。儘管生活艱辛，他們還是不遺餘力拉拔下一代，好讓他們出人頭地。儘管日子稍稍安逸，他們仍不滿足，依然拚命工作，讓子女得以接受高等教育，並在我們生活的新社區受人敬重。

結果，只過了一個世代，我們家族就翻身了。我曾祖父母和外曾祖父母兩邊總共生了八個兒子，其中有四個當了醫師，有兩個則是牙醫，剩下兩個則在家裡的裁縫店幫忙做生意。

對我們而言，專業教育就是聖杯。提到文憑，我外公用破英文說道：「你需要的只是那張紙。」醫學文憑當然是最寶貴的一張。喜劇演員梅森（Jackie Mason）是猶太人，他曾開玩笑說，小時候他住在布魯克林，那個年代的猶太父母總是對孩子說，最好能當醫師，萬一不成，就當律師吧。「如果真是不夠聰明，只好去當會計師。」這雖是開玩笑的話，但也有幾分事實。至少，在我的家族，父母一生努力奮鬥，就是為了讓孩子得到良好的教育，最好能讓他們都當上醫師。

為什麼是醫師？在猶太教發端之時，就很尊重醫學的實踐。猶太教律法《妥拉》是其信仰的核心，注重疾病的斬除，讚頌生命的神聖。〈出埃及記〉第二十三章說：「耶和華必從你們中間除去疾病。」〈申命記〉第七章也說：「耶和華必使一切的病症離開你。」

至於詮釋《妥拉》的猶太經典《塔木德》，更崇尚救人活命之舉。另一本猶太教典《米書拿》當中就有這麼一句：「只要是救了一條命，就等於救了全世界。」若是為了救人，即使必須破壞猶太律法，也是可允許的，就連安息日的規定都可放在一邊，因為救人是「神的工作」。其實，任何法律只要和生命或健康相牴觸，都可不管。猶太法典中還有這麼一句：「質疑救人之舉者該死。」換言之，能救人而遲遲不做，等於有罪。

因此，醫師就是神的使者，代替神來療癒世人。對公眾而言，醫師就和拉比一樣重要。無怪乎千百年來，如無阻礙，受到這項志業召喚的猶太人，要比其他族裔的人來得多。追溯反猶太教的歷史，就可發現猶太人行醫的高峰和低谷。在古代，希臘和歐洲都相當敬重猶太醫師，很多醫師都是高官。但自公元第四世紀開始，教會和各國政府對猶太人行醫多有限制。很多法規、教皇敕令和皇家命令，都禁止猶太醫師治療非猶太人、在大學做研究或是擔任官職。這種反猶太的做法形形色色，在各地都有，直到現代。我家族的人很多都就讀麥吉爾大學。其實，這所加拿大著名的高等學府，從一九二〇年到一九六〇年代，都限制猶太裔學生入學人數，使之不得超過學生總數的百分之十。一九六〇年代正是我父親在神經外科受訓的時候。

很多猶太人當醫師不是為了賺錢。至少，我家族的人是如此。我爺爺、伯公、叔公的病人大都是勞工和窮人。他們的收費標準往往依病人的貧富而有所不同。我爺爺為有錢人接生的費用是加拿大幣六百元，中產階級則收取一百五十元，但是不收窮人的錢。有的病人一次付十元，若連十元都沒有，更少也沒關係。我叔叔記得，爺爺書桌最上面的抽屜總有一大疊面額十元的鈔票。爺爺有時會把給窮人的帳單撕掉，告訴祕書：「妳不能把這個寄出去！」家人說，爺爺過世時不但一窮二白，甚至留下幾十萬元的債務。我叔叔亞諾德在皇后區的牙買加當家醫科醫師，病人大都很窮，只付得起五元。對我叔叔來說，行醫就是汲取醫學教科書的知識、學習醫療技巧，更重要的是，為他人服務。

救人一直是我的志願

我母親家族的人則晚了一代。她父母都是來自東歐的移民，沒上過大學，也沒接受專業教育。他們在服裝店辛苦工作，好存下錢來給三個女兒受教育。這樣辛苦總算有了回報。大女兒珊卓拉上了醫學院，和我父親是同班同學，甚至做了媒婆，讓自己的妹妹和我父親結為連理。

我永遠忘不了，醫學院開學的前一天，在新公寓的我焦慮到輾轉難眠，於是翻看室友放在茶几上的一本名叫《女人家》的攝影集。我一頁頁翻，觀看照片中的女性百態。我的目光停駐在一位小兒科女醫師的身上——她大腹便便，拿著明亮的燈，探看一個兩歲孩子的喉嚨。她對那個哭哭啼啼的孩子伸出舌頭，逗他玩。我莞爾一笑，覺得這該是個好兆頭。我再細看，發現這位小兒科醫師正是我姑姑珊卓拉。我不禁大笑。雖然一想未來，我仍忐忑不安，但此刻頗有安慰，有點像是回到家的感覺。

雖然興趣來得比我們晚，我母親蘿達終究也被這個志業吸引了。她本來是生化學家，四十八歲那年考進了凱斯西部保留地大學的醫學院，成了比我小兩屆的學妹。身為校友的我，有幸在她畢業之時，遞交她的畢業證書給她。

由於我是父母兩邊家族的長孫，從小就立志要走上行醫這條路。沒有人逼我這麼做，也沒有人規定我得當醫師，這就是像是我的命運。只是在大四那年，我突然覺得當醫師過於容易，希望能接受更艱難的挑戰——當拉比，耀輝性靈。最後，醫療的故事還是深深打動了我，包括診斷的明快神準教人拍案叫絕、醫學教科書的廣博知識令人景仰，以及我的祖先、父執輩周遭的人對他們的信心。當然，還有英雄崇拜的心情。

我叔公哈瑞也是影響我的人。他是我爺爺的弟弟，在第二次世界大戰期間被英軍借調的加拿大軍醫。他在蒙哥馬利將軍麾下擔任中尉醫官，曾在敘利亞、北非和義大利的前線服務，返回家鄉時升了上尉。戰時，他帶領八六六戰鬥救護站，進行外科醫療與輸血，也學會了檢傷分類——即透過快速的評斷，將病人的病情輕重分為不同等級，以分配寶貴的醫療資源。在今日的醫療世界，檢傷是理所當然，醫護人員因此知道：哪位病人該立即治療，哪位病人可以等一下，哪位病人必死無疑。哈瑞叔公把他在戰場上學到的檢傷技巧，帶到蒙特婁猶太總院。他在那裡擔任一般外科醫師，後來當急診室主任。

沒想到，哈瑞叔公竟然救自己一命。一晚，他才剛踏出急診室的大門，準備回家，突然覺得胸腔中央有被撕裂的感覺。他當下斷定這是主動脈剝離。主動脈是身體最重要的一條血管，負責把心臟送出的血液送到周遭組織。如果是主動脈瘤破裂，幾乎都會致命。他隨即跌跌撞撞走回急診室，把手下的一名醫師叫來，平靜的告訴他，要他立刻召集胸腔科外科團隊。不到十五分鐘，哈瑞叔公已經躺在手術檯上，果然是主動脈剝離。由於他當機立斷，診斷敏銳，才得以自救。在他主動脈剝離之前，萬一再往前多走個六、七公尺，就活不成了。哈瑞叔公復原得很好，又多活了十年。我們永遠都記得他的故事。

我奶奶的弟弟，也就是我舅公桑森，則是在韓戰時，被美國海軍徵召入伍。他才到前線，由於指揮官死亡，突然受命為陸軍野戰醫院的代理指揮官，支援雷鳥第四十五中隊。為了報效國家，他放下妻子和兩個幼兒，十六個月後才返家。但他說，要不是野戰醫院的歷練，他就不能成為一流的口腔外科醫師。

我兒時就在這些故事耳濡目染下長大。回想起過去，我發現我幾乎從很小的時候，就準備繼承這個醫生世家的衣缽。我兒時會從父親的書架上，抽出一本本疾病圖譜來試膽，看自己敢不敢翻到下一頁。上小學後，我會把父親值班的日子都圈出來，如果碰到週末，他又要值班，我母親就會準備一個野餐籃（母親用保溫盒裝了乳酪通心粉，用蠟紙把切片小黃瓜包起來，加上一盒牛奶和吸管），帶我一起拿去蒙特婁神經醫學研究所給父親吃。

難得放晴，我們就在研究所的屋頂野餐。我像置身天堂那麼開心。父親身穿手術服，跟我們一起吃，平靜的享受這一刻。不一會兒，他又得開始忙了。

後來，生物課解剖青蛙時，我是唯一面不改色的女生。我也曾幫我父親抓實驗研究用的貓，雖然牠們小小的腦袋剛開完刀，身上有恐怖的傷疤和縫線，我還是強迫自己不要把頭轉開。我天生就是走這一行的。

爺爺的手

我爺爺的診療室在房子的一樓。從入口處走下幾階，就是候診室，從另一頭走個幾階上來，則可到一樓。你在候診室的皮椅坐下，會覺得椅子摸起來冰冰涼涼的，還有一股甜甜的菸斗味。只要靠近候診室，就得輕聲細語，而且經常可以聽到我那些阿姨和姑姑在說：「噓，安靜。」

爺爺的診療室有如聖殿，他的工作也一樣神聖。我父親曾說，他十幾歲的時候，有一天爺爺看完門診，上來吃晚餐。爺爺站在廚房的水槽前，像外科醫師術前刷手，足足刷洗了六分鐘，前臂都是泡沫，仔細沖洗乾淨後，指甲刷掛在水槽邊瀝水。祖母在廚房忙得團團轉，張羅爺爺要吃的東西。爺爺洗完手，甩了一下手腕，把水甩進水槽，然後左顧右盼。乾淨的毛巾呢？奶奶沒把擦手的毛巾放在水槽邊。沒有，一條毛巾也沒有。以前不曾這樣，以後也不會再發生。爺爺就像準備上刀的醫師，舉起雙手。他火冒三丈，緊閉雙唇，發出微微的嘖嘖之聲。「安！毛巾呢？我的手要龜裂了！」因為這雙手，一家才能溫飽，這雙手不但救人活命，也迎接新生命。奶奶道歉，說都是她的錯，連忙用一條溫暖、乾淨的毛巾，把爺爺的手臂包起來。

我在少女時期聽父親說了這個故事，就已知道我想當哪一種人：是伸出手，等人把毛巾遞上的人，還是為人遞上毛巾的人？我想，我祖母也希望我能成為那樣的人。

神奇醫生包

有些女孩小時候玩的是芭比，我則喜歡玩父親的醫生包。從四歲到十歲，我常在陰雨的下午，把父親醫生包裡的東西拿出來，擺了一地。那是一只很普通的硬皮公事包，我父親上下班都帶來帶去。我會小心翼翼的，把那個皮包放在客廳地毯上，按下鎖扣，把手兩側的銅夾就喀的一聲彈開了。

皮包裡有個塑膠整理盤，和擺在廚房抽屜的餐具收納盤很像，大小剛剛好可塞進皮包。整理盤上有幾個可以移動的格子，每一格都放了神祕的工具——這些工具都有特殊的使用指令，從師父到徒弟，從父親到女兒，代代以口頭傳授。我一再問我父親每一項工具的使用方法，他總不厭其詳的為我解釋。隨著我逐漸長大，用語也變得愈來愈複雜。這些都是父親診斷各種神經病症的工具。

其中一樣是有色眼鏡，看起來像游泳用的蛙鏡，只是一個鏡片是紅的，另一個鏡片是綠的。神經科醫師會請病人戴上這種眼鏡，先看一側，然後轉向另一側，並陳述兩個方向看到的顏色，醫師即可診斷病人的眼神經或眼球肌肉有何功能障礙。

還有一樣狀似是紅白斜條紋的領帶。父親教我固定一端，然後使另一端從拇指和食指之間的溝槽，水平滑下去。他們教病人注視這個動作，看是不是有「視動性眼球震顫」（optokinetic nystagmus）的問題。如果是正常的反射動作，眼球會跟著平行移動。如果是視動性的眼球震顫，眼睛先隨著移動物體的方向慢速動作，接著會向反方向快速運動回原位。父親解釋說，這種眼球震顫顯示腦部某個部位出現病變。今天，我們通常以電腦斷層掃描或磁振造影來診斷這樣的病變，但在我父親那個年代，只能像福爾摩斯，不放過任何蛛絲馬跡。

神奇醫生包裡，還有一支眼底鏡。對一個像我這樣手眼協調不好的小孩來說，眼底鏡的操作就很難（透過眼底鏡的旋鈕，可調整光圈的大小）。另有一種工具，叫做兩點式判讀儀，是測量神經分布密度及感覺功能的工具。這東西有點像在地理課用的指南針。

父親的神奇醫生包裡有一支音叉，我很愛玩父親的音叉，常拿來測家裡每一項家具的音準。醫生包裡還有一個本來裝柯達底片的小圓筒，則放了一塊溼溼的、滴了尤加利精油的海綿，這是用來測試嗅覺神經用的。當然，父親的包包裡還有一支反射錘，我會拿這支錘子亂敲，讓人哈哈大笑，直到有人被我敲痛了，我就不敢了。

這些工具對我來說不只是玩具。由於我對這些東西的著迷，家人和親戚認為，我的確有行醫的天分。這些工具也讓小小的我，略知當醫師的滋味。親人的肯定，加上謎樣的儀式和承諾，我因此感覺，只要有一天我能很熟練的使用這些工具，必然能做一個有貢獻的人。

急診室裡的領悟

我七歲的時候，有一天在我們家那陡峭的車道上，斜斜往前衝，很快就撞上石牆。我知道我判斷錯誤，然而為時已晚。我的頭皮撕裂了，血流到眼睛裡。很快，有人叫我父親過來。根據家人所言，我發現自己運氣不好，態度立刻有了轉變。我知道非去醫院那一刻，就不哭了。而且，我父親也會去。在猶太總醫院當急診室主任的哈瑞叔叔，為了我將特別趕回醫院。

「那我們能去看貓咪嗎？」我父親實驗室裡的那些貓咪，會是我的好玩伴。儘管牠們身上有一條像拉鏈的縫合傷口，還是很親人。大人告訴我，不行。我們必須去急診室找哈瑞叔叔，他會幫我止血，沒時間去看貓咪了。

沒關係。因為我就要去醫院了。我滿心期待，跳上了車，拿著毛巾按壓頭部。我們一到醫院，立刻被護理人員團團圍住。畢竟我是紐堤克家族的公主，我父親、我爺爺、我叔叔、我伯公都在這家醫院工作。不久，她們就分頭去忙。哈瑞叔叔在急診室靜靜的走來走去，接著拿出一支玻璃針筒，抽了點局部麻醉劑利多卡因。他沒跟我和我父親說半句話。我知道事態嚴重，他們沒心情閒聊。在這節骨眼，也沒有哭泣的選擇。我只能靜靜等待，小小的心臟砰砰跳。

哈瑞叔叔讓椅子後傾，拿走被凝固的血給漿硬了的毛巾。「至少七針，」他說。我了解他說的是我至少要縫七針。我的一個朋友最近也因皮肉之傷縫了幾針。她不但嚇壞了，拚命哭，還尖叫。醫師只好用糖果和禮物收買她，讓她安靜下來。我才不像她呢。儘管我心裡恐懼，我知道，我的機會來了。我一定要勇敢，讓家人為我驕傲。我得以我的長輩為模範，讓人知道我們紐堤克家的人都不是等閒之輩。我父親靠在另一頭的櫃臺上休息。我問：「還好吧？」聲音有些顫抖。他輕笑了一下：「當然，沒事的。」除了我的髮線底下會有一道小小的傷疤，沒其他問題。

多年後，回首往事，小時候準備接受注射的恐懼依然鮮明。我記得自己在強光照射下，坐在冷冷的椅子上，覺得好孤單。叔叔戴著手套，手裡的針頭晶亮。我記得我咬緊牙根，準備面對針刺的疼痛。我記得那時四周鴉雀無聲，我也很安靜的扮演好自己的角色，不抱怨，不發問。我記得我的無助和叔叔的冷漠無情。在那一刻，我恍然大悟：好醫師不一定得跟你說話，他們只需要做好自己的工作。而你要做的就是信任他們。如果有這樣的默契，就能轉危為安。要是你哭泣或是東問西問，不過是在拖時間，該來的還是逃不了，而且只會把事情搞砸。

嚮往終極英雄的行業

我心目中的榜樣一直是堅強、沉默的外科醫師。上醫學院之前，我認為我必然也會走外科，所以我跟父親一起練習外科繩結。我覺得這就是我的命運——基於我的家族對這一行的敬重，加上我的很多長輩都是外科醫師。

但是，我三年級在外科見習時，發覺自己其實不想當外科醫師。外科的人太爭強好勝了，甚至會霸凌別人，也有階級壓迫的現象。因此，醫學院畢業後，我選擇到內科受訓。但是在我即將完成住院醫師訓練的時候，我發覺我更嚮往較有挑戰性的科別，於是次專科選擇了胸腔暨重症加護醫學。這個領域也和外科一樣，注重迅速、確實，搶救性命，而且照顧的病人往往是最嚴重的一群，都企圖使用奇蹟般的技術，使病人得以脫離險境。我認為這就是終極英雄的特長。這樣的訓練甚至使我得以救我奶奶一命。

醫師發現我外婆腹部有一顆很大的腫瘤。他們說，這是可以治療的，手術切除後，應該就沒問題了。那時，我在當第三年住院醫師，家人要我飛到蒙特婁，審視一下外婆的就醫情況。手術很順利，我們都鬆了一口氣。第二天，我和阿姨去醫院看外婆，跟她道別之後，就要搭飛機離開。但我發現情況不對勁。外婆變得語無倫次，不能言語溝通。那天是感恩節，上班的醫護人員很少。她的尿袋是空的，量不到血壓。我最擔心的事發生了：她已出現敗血症休克，瀕臨死亡。

外科住院醫師沒人回覆院方的呼叫，我只好請病房護理師幫忙。我說，我外婆需要大量輸液，不然必死無疑。我說服了她，她迅速給我外婆液體輸注。接著，我自行呼叫主治醫師，向他說明這個緊急情況。不到三十分鐘，開刀房就準備好了，外婆躺在手術檯上，接下來是四個小時的手術。

外婆因此多活了十年，看到兩個孫子出生，死時子女都隨侍在側。

能救我外婆，是我生命中的關鍵時刻。沒想到我的救命技巧能有這樣的用處。我顯然選對了路。我在二十幾歲時，在波士頓著名的內科受訓當住院醫師。這時，我的大學同學多半還在生涯之路上徬徨。能大聲說出「我在布里根當住院醫師」，真是令我覺得安慰。儘管常累到筋疲力竭，晨會被點名的時候壓力爆表，照顧罹患多重疾病的病人精神負擔很大，但至少不會陷入無所適從的焦慮，像那些畢業後仍在摸索、不知要走哪一行的同學。

大夢初醒

至少，我已選擇行醫之路，也搞定了很多枝節。我能自立，也不必冒險。未來幾年，我還得接受很多嚴格的訓練。之後，不管是別人或是我自己，都會認為我是個成功者。我看到我的一些朋友在醫療之外的世界闖盪。他們有時會走進死胡同，不得不後退，重新往新的方向前進。我同情他們走的冤枉路。他們羨慕我穿著手術服，羨慕我在腰間塞著呼叫器，羨慕我跟朋友在電梯偶遇、閒聊時，可以很驕傲的提到自己從事的行業。

換作我是他們，也會豔羨。直到那天下午，我為一位已經死亡的病人按壓胸部急救，才大夢初醒。

第二章

臨終輸送帶

我們的潛規則就是盡全力搶救，為病人做心肺復甦，一直到出現屍僵，才放手。

病人沒救也要搶救……

有位病人在普通病房住了幾個星期，因轉移性乳癌，接受化療，在最後一回合的療程中，腎臟嚴重受損，導致一籮筐的問題，現已變為重症，於是轉到重症加護病房，接受更積極的治療。普通病房的主治醫師把她的病床推進五號房，抬起頭來看著我。「她需要洗腎，我已經通知腎臟科。只要你把洗腎導管插好，他們就會過來。」

二〇〇三年，我剛升上主治醫師，在紐澤西州的紐沃克大學醫院服務。我想，那就做吧。我和我們團隊的醫學生坐下來看病歷。我們發現，病人不只腎衰竭，肝臟也不行了。血酸已高到危險的地步，血壓則低到快致命。我想，這位病人也許沒救了，但我們還是試試看吧。

我告訴學生，首先，我們要做的是檢查病人的凝血因子。我說：「問題已經很多。我們可不希望再加上傷口出血。」再來，我們必須請病人的先生在同意書上簽名。他站在他太太的病床旁，看起來很緊張。學生跟在我後面走入病房。我對病人的先生自我介紹。他的雙手緊緊握著病床護欄。「您太太的腎臟已經不行了，因此我們要幫她洗腎，幫她把血中毒素濾出。第一步就是把這樣的導管插入她的頸靜脈。」我指著自己下巴下面的內頸靜脈。

他點點頭，臉色慘白。「我現在必須離開病房嗎？」「還沒，」我說。我看著血液透析同意書，指著上面列出的風險，逐一唸出：氣胸、出血、導管置放部位出現感染。我一一解釋這是什麼樣的狀況，萬一出現問題，我們會如何處理。他面有懼色，還是點點頭，在同意書上簽名。我們跟他說，導管插好，我們就會去家屬休息室帶他回來。

我和學生從加護病房的好幾部推車，尋找我們需要的材料。我告訴學生，特別要記得拿防水墊布，墊在手術部位周圍，以免血液或液體流下來。「還要把護理師叫過來，」我說：「如果床單弄髒，整張床單都得換掉。」接著，我把移動式的床邊桌清空，把導管套組放在上面。「這是昆頓導管*，」我說。我戴上無菌手套，撕掉導管套組的外層包裝，然後攤開藍色防水墊布，鋪在導管套組盒底下——這盒子就像汪洋大海中的寶盒。

「每次你都得按照我教你的步驟去做。」我把導管套組接好，用針筒抽了利多卡因和生理食鹽水，沖洗導管，確認每一個埠口都能通。接著，我把病人的頭轉到左邊，這樣比較容易從病人右下巴下方的頸靜脈插進去。我用優碘在預定插入部位，由內而外劃了三個

*譯注：一九六〇年，美國生物工程師昆頓（W. Quinton）和外科醫師史貴卜納（Belding Scribner）合作，用兩支聚四氟乙烯分別插入橈動脈和頭靜脈，因此發明了可用於反覆透析的血管通路。血液透析史因而有突破性進展。

圓。現在則是我自己的無菌準備。在這個程序中，手術者必須穿上無菌袍、戴上手套，以免細菌接觸到手術部位。我啪地一聲，迅速脫下沾到優碘的手套。我把頭髮紮起來，戴上像浴帽的手術帽，然後戴上口罩，綁緊。接著，我打開裝無菌袍的袋子，只碰觸袍子的內裡，保持袍外那面無菌。我站在病房中央，把袍子抖開，鑽進去。護理師走到我背後，幫我把袍子後面的帶子綁好。

此時，手套在無菌紙上，我的手伸進去。護理師遞給我一張手術鋪單——這張鋪單只有一般手術鋪單的一半大。由於我已戴好手套，我得小心不碰到她的手。我把鋪單放在病人胸部以上的地方，然後站在床頭。加護病房的護理師已幫我把用無菌鋪單覆蓋好的床頭桌，推到病人的右手邊。這下子，這個無菌區就完成了。我請護理師把床頭搖下去，變成頭低腳高，也就是所謂的特倫德倫伯格臥位*。如此一來，血流就會匯集到頸部，也就容易接上靜脈。

不速之客

就在這時，我看到墨菲（Pat Murphy）。她靠在門把上，看起來火冒三丈。我心想，噢，糟了，又來了。

墨菲身高近一八〇，一頭偏紅金髮剪成鮑伯頭。身穿白色外套的她，就在這個節骨眼出現在門口。她會現身，代表大事不妙。墨菲是資深護理師。我們加護病房最近成立了一支家庭支援團隊，她就是負責人。我對這支團隊還不大了解，只知道不管我們做什麼，突然會有人拿著夾板，監視我們的一舉一動，並跟病人說話。因此，我老是覺得有人在評斷我。這支團隊表示，醫師給病人的訊息和協助往往不夠多，需要他們來補強。墨菲和跟我合作的護理師有一點不同，她可以不管加護病房的文化，不顧醫師的意見，隨時叫停。她和幾位女同事組成強悍的紅粉軍團，不經我們允許，隨時會闖進加護病房，跟病人交談，像一般來會診的醫師在病歷上寫下建議。

雖然尷尬，但我不得不說，起先我覺得這個家庭支援團隊完全是多餘的，甚至可能扯後腿。真是成事不足，敗事有餘。我認為我和病人的溝通完全沒問題。在升上主治醫師之前，我也完成專科研究醫師的訓練，專攻器官衰竭。平心而論，以資歷和訓練來說，墨菲提供的建議會比我好嗎？

*譯注：特倫德倫伯格臥位（Trendelenburg position），此姿勢源於十九世紀的德國外科醫師特倫德倫伯格（Friedrich Trendelenburg），在第一次世界大戰後，廣泛用於休克病人。

在我看來，醫師和病人之間的關係很特別，讓第三者加入，會危及這種關係的平衡。試想，有人冷不防跑進來，提出一些我們無法回答的問題，要病人嘗試我們還不熟悉的新療法，加護病房豈不會被搞得雞飛狗跳？再者，墨菲搞砸了，我還得幫她收拾爛攤子。她又在哪裡？恐怕正在煽動下一位病人，萬一出事，再由我善後。

萬一，墨菲介入之後，病人改變心意，不接受我提供的治療，那該怎麼辦？要是病人已經快要肺衰竭，不幫他接上呼吸器，我又能怎麼做？讓他死？死在哪裡？我該讓他從加護病房轉到普通病房嗎？如果我不盡全力去延續病人的性命，同事又會如何看我？家屬是否會告我？如果我要採取的治療方式雖然有效果，但病人不接受，我是不是該要求病人在有法律效力的聲明書上簽名？我擔心病人如果聽墨菲說的，就會被留在無人地帶，沒有人可以幫他們了。

折磨病人？

此刻，墨菲就站在門口，既驚懼又無奈的表情，用腳打拍子。我盡量把注意力放在病人身上。雖然病人的臉覆蓋著一層厚厚的紙做的手術鋪單，我聽得到她在輕輕呻吟。就在我準備把一支粗大的針插入病人的頸部之際，墨菲做出打電話的樣子：「喂，我要報案，請警察過來。」她瞪著我，繼續說：「有人在大學醫院加護病房折磨病人。」

聽她這麼一說，我錯愕萬分。但我突然發覺她說的沒錯。我一動也沒動，拿著針的手僵在半空中。

在這麼多年的訓練中，我曾多次深刻感受到理想的幻滅。我自以為我在幫助病人，其實我是不是害了他們？因此，我是不是該放下他們不管，接受下一樁緊急任務？墨菲這麼做，等於狠狠給我一拳。但我的感覺不是憤怒，而是慚愧。病人在悶熱的鋪單底下，幾乎難以呼吸，而我真的在幫她嗎？當然不是。每一位照顧過她的醫護人員都心知肚明，她頂多只能再撐幾天。她只要在悶熱的鋪單底下多待一秒，就少了一秒和她先生相聚的時間。都到這時候了，她先生最希望的莫過於在她身邊陪伴她。

但我無法跳脫。我一心一意想要為她治療，無法想像扮演另一個角色。但是她先生、護理師和醫學生都在這裡，等候我插好導管，我要如何跟他們說？我費盡心思準備好了無菌區，現在卻困在其中。我盯著仰臥在藍色鋪單之下、不斷呻吟的病人，心裡閃過各種選擇。我可以脫下無菌袍和手套，去家屬休息室找她先生。但我要怎麼跟他說？我是否能坦承：我們建議插這條導管，完全是根據對她血管系統膨壓的評估，而不是這麼做確實能使她好轉？我能對他說實話嗎，說他太太真的快死了，我們所做的一切都偏離這個事實？我能說由於我急於有所作為，因此說服他讓他太太接受這樣的治療，但這麼做只是讓他太太在臨終之時受苦?我又要如何對病房裡的護理師和醫學生解釋?我該讓他們等多久?不快點下手,等無菌區遭到汙染,我們是不是又得重來?再說,洗腎室的護理人員已經把機器推過來了,正在病房外等我插好導管。她好不容易才答應我們的要求,讓這位病人排在前面。我該怎麼跟她說?如要重新調整,請她離開,我會覺得自己很沒用,像個腦筋不清楚的混蛋。我相信加護病房的醫師不該三心兩意或自我懷疑。絕不能讓人看到你焦躁不安。此時,在天人交戰之下,我的臉已冒出薄薄的一層汗水。

我還是得硬著頭皮去面對。既然已經走到這一步,我已無法改變方向。我必須行動,唯一的做法就是繼續下去。我深呼吸,繃緊病人下巴下方的皮膚,把針戳下去。

墨菲搖搖頭,走出去,方才的話語仍迴盪在空中,像法官和陪審團的宣言。

我插的導管沒能延長病人的生命,卻改變了我自己的人生。

金屬子宮

現代加護病房源於一九三〇年代末和一九四〇年代。那時,由於小兒痲痺症大流行,很多小孩和年輕人的肢體癱瘓,甚至出現呼吸痲痺的現象。在人類史上,這種疫病已肆虐多次。但此時,呼吸困難的病人得以使用德林克氏人工呼吸器,也就是所謂的鐵肺。

鐵肺是哈佛公衛學院醫學工程師德林克（Philip Drinker）在一九二八年發明的。德林克從兩部吸塵器，拆下馬達和壓縮幫浦，置入一個大金屬筒中，以控制筒內空氣的量及壓力。無法自主呼吸的病人，必須躺在這個密封的筒子裡，只剩頭部露在外面。幫浦吸入和抽出空氣，病人的胸部就會因為筒內氣壓改變而跟著膨脹或壓縮，達到被動呼吸的目的。在一九三〇年，一部鐵肺的價格和一間房子差不多，但就實際功效而言，這部機器可說是無價之寶。到了一九四〇及五〇年代，更新機種的鐵肺不斷問世，成千上萬小兒麻痺症病人因而得以存活下去。我們從此對醫學科技深深著迷。正如亞歷山卓（Larry Alexander）在《鐵搖籃：我的小兒麻痺戰役》一書所言：

> 這個金屬呼吸器幾乎像是具有生命般，成為保護與安全的象徵……我們就像殘缺的胚胎，在這金屬子宮中成長。

這種機器需要空間，也需要熟練的技術人員，現代加護病房就此誕生，也催生了胸腔暨重症加護醫學。美國各地醫院的加護病房擺放了一排排的鐵肺。小兒麻痺症的病人平均在鐵肺裡躺上一星期，就能自主呼吸。很多病人出院後，都能過著正常生活。

到了二十世紀中葉，野戰醫院出現在二次大戰和韓戰戰場上。這些臨時醫院有時離雙方交火之處，只有十幾公里。大出血或受到感染的士兵，都被緊急送到野戰醫院，接受血液、血漿和輸液的輸注。醫師監測血壓和施作心肺復甦的技術都進步了。以前救不回來的人，現在都能救活。醫療技術日新月異，不斷締造無可想像的奇蹟。

這樣的進步當然多多益善。不久，加護病房就像雨後春筍。到了一九六〇年代末，大多數的醫院至少都有一間加護病房。接著，為了專業分工，各家醫院依醫療科別和傷病種類，紛紛設置了不同種類的加護病房，像是外科加護病房（SICU）、小兒科加護病房（PICU）、新生兒加護病房（NICU）、麻醉後加護病房（PACU）、心臟科加護病房（CICU）等等。南卡羅萊納醫學大學附設醫院甚至成立了消化疾病加護病房（DDICU）。到了二〇一四年，在美國的五千六百家醫院，總計有七萬七千間以上的加護病房。

加護病房愈來愈多，以驚人的速度不斷增長。從二〇〇〇年到二〇〇五年，每年增加百分之七。以加護病房的床數而言，美國的人均病床數要比其他先進國家來得多。加護病房變成現代醫學對付致命疾病的撒手鐧。你躺進去時命在旦夕，然後在鬼門關前繞一圈，回到人間。

問題是，我們相信加護病房及其設備是萬能的，而出現濫用的傾向。如果加護病房能救回小孩或士兵，何不用來搶救瀕臨死亡的每一個人？因此，我們以希望之名就這麼做，義無反顧，覺得自己是了不起的英雄，也以美國的醫療進步為傲。

醫生之手

對於認真、具有人文關懷精神的醫學生而言，醫學院頭兩年的課程和自己預期的差不多。我們花很多時間上課、拚命把生理學知識塞進腦子。雖然我們勤做筆記、寫卡片、準備考試，仍迫不及待想要接觸病人——畢竟這是我們念醫學院最主要的原因。

但我們必須等到一年級下學期。在那之前，我們必須熟悉這一行的工具——聽診器、耳鏡和眼底鏡，這些工具可以幫助我們做出正確的診斷。雖然我一開始笨手笨腳的，但很快就上手了，這些工具彷彿是我手臂的一部分。童年時，我下午常把父親醫生包裡的東西拿出來，玩得不亦樂乎。現在，能使用這些工具，教我雀躍不已。因為我就要成為真正的醫師了。

起先，我們互相練習。我們伸出手，碰觸別人的身體——這是第一個障礙。這種感覺非常怪異，畢竟我們才剛進醫學院，以前幾乎沒這樣碰觸過另一個人。這不是愛、不是情欲，也不是孩子般的需求，而是別的。

我想，我們必須透過練習，讓自己擁有「醫生之手」。透過這樣的手，我們就可以毫無欲念，去碰觸另一個人的身體，同時掩飾自己的不安或厭惡。

我們第一天學習理學檢查時，拿著聽診器坐在教室裡。教授問，有沒有人志願上臺。此人將脫下上衣，讓所有的人碰觸、撫摸他的身體。教室鴉雀無聲。過了很久，有一位男同學才怯生生的走到講臺。他叫路易斯，挺英俊的，但我跟他一點都不熟。我把聽診器放在他胸部上方，屏氣凝神。今天，我終於把我的「醫生之手」放在另一個人的身上。從此我將為任何一個人檢查身體的任何一部分，不管他們是病人、朋友或是家人。但在念醫學院的頭一、兩年，我們還得不斷練習，才能學會這項技能。

其實，「醫生之手」也只是一種工具。欲了解病醫關係當中，醫師所扮演的角色，則要複雜得多。大多數人念醫學院都有救人濟世的人道關懷精神。我們希望能幫助別人，但是我們也聽到了這樣的告誡：我們必須學習把同情心放在專業的範圍之內。如果有很多病人需要你幫忙，你不能把所有的時間花在一位病人身上。我們也得學習如何問診，如何與病人進行對話。有個指導老師會一直在我們背後小聲提醒我們：「要問開放式的問題！開放式的問題！」

我們在練習看診的錄影中，看到自己出糗的樣子，像是發覺自己說錯話時皺著鼻子，或是沒能掌握到「病人」提供的線索。

束手無策

二年級快結束時，我覺得自己已駕輕就熟。但升上三年級，開始在醫院見習，我的世界突然改變了。我們像走馬燈，輪流在各科見習，如內科、外科、婦產科等，一科待一個月，之後換下一科。在此之前，我們的「病人」都是花錢找來的演員或是志願者，他們都是照腳本演，「病情」通常也會好轉。我們在教室裡，在指導醫師的循循善誘之下，解決紙上病例。現在，我突然來到病房，沒有人指導我、支持我，從此我要面對的是真正的病人、真實的疾病和深沉的痛苦。

我總是跟在醫療團隊後頭。這支團隊以主治醫師為首，他們通常在巡房時才會現身；然後是永遠操煩的住院醫師，病人病情進展、檢驗數據等無數細節，他都必須瞭如指掌；接著是兩、三個嚴重睡眠不足、忙到天昏地暗的實習醫師。我穿了件短白袍，也就是告訴大家：我是見習醫學生，幾乎什麼都不會。我覺得自己就像個白痴。我覺得不管是我在病歷上的記錄、我問病人的問題、或是我做的鑑別診斷，都過於天真，沒有可取之處，而且錯得離譜。我唯一有自信的就是報告病人的社會生活史。在我巨細靡遺陳述時，我不由得注意到，大家只是保持表面上的禮貌，根本沒在聽我說什麼。

在此之前，我還沒看過人類痛苦的全貌。突然間，悲慘、死亡、赤裸裸的情感，都湧現在我面前。我的家人還沒有人住過院，我也只參加過一次葬禮，也就是我爺爺壽終正寢的時候。我要如何幫助病人和那些悲傷的家屬？我只是醫學生，沒有足夠的人生經驗，也還沒有真正的醫療技能。因此，我通常離病人和他們的家屬遠遠的。他們的需求就像一個巨大的黑洞，不是我能填滿的。

更糟的是，我覺得好孤獨，沒有人聽我訴說我的震驚與難過。指導我的人通常是住院醫師，他們比我大幾歲而已，只希望盡力把工作做好、便能回家休息，頂多有一些破碎的時間，分享幾個臨床錦囊給我——例如，說出代謝性酸中毒的八個原因，或是血氧低下的五個原因。主治醫師每週會為我們上兩、三次課，總是著重在生理學和疾病的層面，從未觸及我們的心理問題。

其他在各科見習的同學，和我一樣沮喪。但我們都忙得要死，生死拔河的劇碼天天在我們周遭上演，教我們看得目瞪口呆，也就沒時間處理自己的情緒或是給彼此心理支持。我們跟隨自己所屬的團隊，在病房擦肩而過，頂多只能緊張兮兮的對彼此揮揮手。如果我看到病人被疾病折磨，覺得慘不忍睹，我只有兩個選擇：變成漫畫裡的醫學生，動不動就哭泣、暈倒，甚至嘔吐；或是靜靜的，不露言表。我選擇後者。

醫學院畢業後，我到波士頓當住院醫師，情感負擔依然沉重。我不但要培養自己的醫療技能，還得像所有住院醫師，扛起行政工作。我的呼叫器一天到晚響個不停。只要我在病房露臉，護理師就會問我一堆問題。此外，我還是醫療團隊中，與病人家屬的主要接觸者，我覺得自己的不足不再是經驗不足，而是時間不夠。但我寧可當一個時間不夠的人，而不是沒經驗的菜鳥。每一個人都在找我，想問我一些事情。每個第三天，我總會接十位到十二位新病人入院。頭兩天，我忙著處理這些病人，使一些病人的病情穩定下來；病情好轉到某個程度，就可讓他們辦理出院。但是到了第三天，我又得接一打左右的新病人進來。我能自由運用的時間少得可憐，能睡個幾小時已算萬幸。病人隨時都可能出狀況，需要我處理，我已無暇做其他事。

絕不住手

直到我接受次專科訓練，亦即在舊金山擔任胸腔暨重症加護醫學專科研究醫師，我的生活依然沒多大改變。其實，這時我已不再期待會有改變。醫學院一、二年級的老師對我們耳提面命，要我們向病人提開放式的問題，然而至今我依然沒時間提這樣的問題。即使我在胸腔科門診追蹤病人的情況已有一段時間，似乎仍無法與病人建立比較深的關係。我只能給每位病人二十分鐘。他們大都是重症病人，死亡風險高，得仰賴儀器延續生命。很多病人都無法脫離維生儀器的桎梏，直到撒手人寰。

但病人似乎不了解這點，我也不知道如何向他們解釋。他們準時在預約的門診時間現身，很多都拖著氧氣瓶，也把吸入器和藥品放在袋子裡，拿來給我們檢查。這些病人是來求助和尋求希望，我如何能告訴他們說，他們就快死了，下次住院就別想活著出去，直到臨終都無法拔除呼吸器。我沒有時間解釋，也不知道該怎麼說。除了提供更多的治療，我無法提出其他選擇。我努力向病人表現我的關心，希望病人能喜歡我。然而，由於時間有限，只能跟他們討論下一步的治療。

至於我在加護病房的病人，似乎一樣渾然不知自己已接近人生的終點，多半由家屬擔任醫療委任代理人。病人或家屬會詢問下一步要怎麼做、以及是否有其他治療方案可供選擇。他們盯著病床旁的監視器，追蹤檢驗報告。他們希望我能做點什麼——接受這麼多年的訓練之後，這也正是我該做的。

總是有什麼可以做的，或是還有什麼可以嘗試的。我那疲憊不堪的腦子填滿的種種療程，總是告訴我，更進一步的治療要怎麼做，有什麼更強的藥物可以使用，還有什麼更厲害的技術可以運用。我從未想過，病人快死的時候會把舒服做為首要考量，寧可選擇退一步的治療。此外，在緊急搶救之時，醫療團隊有種種方法讓病人的心跳繼續跳動，有很多療法可以嘗試，無可想像有人會浪費時間去了解，病人是不是希望不惜一切代價活下去。

我們的潛規則就是盡全力搶救，為病人做心肺復甦，一直到出現屍僵，才放手。我們在病人身上的每個孔洞，插上粗大的導管，嘗試所有的辦法，好讓病人活下來。我們在腎上腺素的刺激下，拚命搶救病人。我在加護病房看到不願認輸的住院醫師，在一個又一個病人身上插了針筒和導管，直到病人呼吸、心跳停止。通常，在這些情況之下，每一個人都知道病人過不了這一關。其實，或許我們幾天前就知道了，但我們還是繼續搶救，在病人身上插管子，不斷發號施令，在沒得到上級允許之前，絕不住手。我們總是假設，少做不如多做。

鐵石心腸

至少在那個年代，能在某一個專精領域（像是手術、心臟醫學或重症醫學）大顯身手的主治醫師，似乎就是英雄。當然，我也深受影響。在停車場上受人矚目的名車就是他們的，全醫院裝潢和設備最好的診間都是他們在使用。就跟我父親一樣，在耶誕節，他們也是收到最多禮物的人。我們這些門徒當然對他們十分敬重，教學評鑑時給他們最高分，也不斷傳誦他們偉大的事蹟。

精通種種處置或術式，就是醫學訓練的終極目的。在加護病房，我們的真言就是：看別人做，自己做，然後教別人做。資深住院醫師或專科研究醫師，分別帶著沒有經驗的實習醫師學習。碰到你沒做過的處置，你就按部就班，照著別人教你的去做，等你學會，再去教下一個。

主治醫師會指定住院醫師學習一些處置。我們學習了一項又一項處置，就像蒐集棒球卡，多多益善。儘管我們有很多技術要學，卻沒有人教我們如何跟病人討論生命末期的照護問題，也沒有人教我們如何跟家屬說壞消息。因此，很多住院醫師都認為這些溝通技巧不重要，我也是。我們把焦點都放在多做一點，似乎病人可以不死，或是死亡不存在。不管在門診，還是在加護病房，與其對病人或家屬吐實，我寧願告訴他們還有哪些新療法可供選擇。就像身為父母的我，因為太累，沒辦法陪孩子，只好給孩子糖果，或是讓他們自己看電視。每次，我走進加護病房，面對瀕死的病人，我總是無視悲傷和恐懼，把注意力放在導管套組上。我在病房裡轉來轉去，準備放置導管。我拆開導管套組的無菌包裝，像打開從IKEA買的新家具。就在這一刻，我在病人的臉上看到希望。我得為病人做點什麼。只要去做，就不會太糟。我幾乎這樣說服自己。

表面上，我看來幾乎完美——我賣力工作、技術純熟、幾乎沒什麼收入。這正是理想的自我：無私奉獻的醫師。我卻絲毫沒有法喜充滿之感。我焦躁、不安。一定有某個地方不對勁，但我沒時間細想，也沒有人給我支持。我就是覺得……心裡不踏實。於是，我出現了防衛機制。每天，我看到病人痛苦，但我無動於衷。看到青澀的醫學生笨手笨腳的樣子，我偷偷竊笑，知道他們遲早會步上我的後塵，蛻去天真，壓抑震驚和悲傷。

五百年來，從醫學院畢業的學生，都得宣讀希波克拉底誓詞。一九九二年，我唸出這段誓詞時，淚水在眼眶裡打轉：「我將謹記，醫學不只是科學，也是一門藝術，溫暖、同情和理解，有時勝過手術刀和藥物。」我渾然不知要實踐這樣的誓言是多麼困難。

我把所有的心神放在疾病的治療上，深入疾病最深奧的細節，使用最精良的工具，而我也把病人物化了。這麼做在加護病房特別容易，因為我的病人大都陷入昏迷、或是在鎮靜藥物的作用之下沉睡，且怕他們醒來躁動不安，因此手腳都得綑綁起來。我完全沒有機會了解他們過去是什麼樣的人，不知他們的生命史、個性和癖好。雖然經過這麼多年的訓練，我的技術知識變得高強，學醫的初心——即同情與人道關懷，卻漸漸萎縮。踏入醫學院之初，我是個滿腔熱血的人，但是走出來時，我則成了鐵石心腸的醫師。

史旺—甘茲導管

回想過去的訓練，學習放置肺動脈導管，或許是最大的考驗。這種導管是兩位心臟科醫師史旺（Jeremy Swan）與甘茲（William Ganz）在一九七〇年發明的，因此又叫做史旺—甘茲導管。在七〇年代，這可是典型的新科技。在史旺—甘茲導管問世之前，只有技術精湛的心臟科醫師，得以窺探心臟脆弱的密處。他們利用X光導引或螢光透視，仔細追蹤導管尖端，以免在插入導管時，導管尖端傷害到心臟組織或血管。這項檢查必須由受過專業訓練的人員，在鋪滿鉛板的鉛室中進行。

史旺—甘茲導管問世之後，由於這是一條頂端帶氣囊的飄浮導管，就能自行在血管的血流中「航行」，不需要螢光透視，也不必把病人推進鉛室，即可透過這條導管的血液動力學監測，得到有關心臟及循環系統功能等重要資訊。於是，史旺—甘茲導管在加護病房大受歡迎。

這個導管套組的包裝，就像微波便當。與其他導管套組相較，有較多閃亮的針和分隔槽。此導管能經由血管深入心臟，因此需要較多的準備和器械。要把這條導管插到病人心臟，則是宗教般的體驗——醫師必須全副武裝，從頭到腳都必須是無菌的，因此必須戴上手術帽、防護面罩、口罩、藍色長袍、手套和腳套。整間病房和病人全身都被藍色無菌布單覆蓋著，看起來就像藍藍的海，唯一露出的就是病人的頸部。我們用優碘由內而外在病人頸部畫三個圈。導管套組已拆開，放在病床旁的小桌子上。針擺好了，針筒也抽吸好利多卡因和生理食鹽水。所有東西都準備好之後，兩位醫師（通常一位是負責指導的學長或學姊，另一位是正在學習的學弟或學妹）站在床頭，俯身看著病人。其他人都站在病房門口，遠離無菌區，靜靜觀看醫師用導管進入病人心臟。就在導管深入心臟這神聖的一刻，我們把監視器的聲音轉大，傾聽心跳的嗶嗶聲，看節律是否有任何改變，以防危險的心律不整。等到導管尖端終於離開右心，進入肺動脈，也就是到達正確的位置上，我們都鬆了一口氣。

由於我們經常使用史旺－甘茲導管，對我們而言，這種置放術就像家常便飯，因此把這種導管的置放簡稱為「史旺」（動詞），例如「我史旺，你史旺。」在史旺－甘茲導管使用的顛峰時期，加護病房有百分之二十到四十的病人都插過這種導管，此導管的醫療費用每年超過二十億美元。

金玉其外

一九九一年，我四年級在加護病房見習時，第一次幫病人插史旺－甘茲導管。指導我的是主治醫師康納斯（Alfred Connors）。能和康納斯醫師在加護病房並肩作戰，真是我的榮幸。此人聰明絕頂、滿懷熱忱，而且很有同情心。或許我會選擇走上重症醫學之路，是受到他的影響。

康納斯醫師是史旺高手，在他指導之下，我相信這條優雅的導管是一種偉大的發明。我萬萬沒想到，這條導管其實弊大於利，對病人沒有幫助。諷刺的是，揭發史旺迷思的，正是這位康納斯醫師。

一九九六年夏天，我剛開始在加州大學舊金山分校擔任胸腔暨重症加護醫學專科研究醫師。此時，正是使用史旺—甘茲導管的顛峰時期。我不斷在左、右病房之間穿梭，幫病人插史旺—甘茲導管。九月，這條導管上了新聞：史旺—甘茲導管不只對病人沒有幫助，反倒可能傷害病人。這項研究已發表在著名的《美國醫學會期刊》，因此不容忽視。我發現康納斯醫師是這篇研究報告的第一作者，簡直無可置信。我心中充滿憤怒，或許也有一點遭遺棄的感覺。我不是對康納斯醫師生氣，而是在我的軍械庫中，史旺—甘茲導管是最厲害的一種武器，卻慘遭這樣的批評。

當然，我們都知道史旺—甘茲導管的置放有風險，可能引發致命的心律不整。但我們說服自己，儘管有這樣的風險，透過這種導管得到的血液動力學數據，對診斷和治療有很大的幫助。

康納斯醫師的研究結果公諸於世後，所有胸腔暨重症加護醫學部門的人都忿忿不平，準備為史旺—甘茲導管申冤。我和同事都覺得，如果不能使用史旺—甘茲導管，就像自廢武功。於是，很多人攻擊這篇報告和作者。然而，後續研究報告指出，我們千辛萬苦從史旺—甘茲導管得到的數據，只是金光閃閃的愚人金（黃鐵礦），不是真正的黃金：因為數據通常不夠準確、加上解讀有誤，也難怪根據這種數據實施的療法會使病人的情況變糟。

再者，史旺－甘茲導管確實會使死亡率增加百分之二十四。在接下來的幾年，更多研究結果出爐，顯示史旺－甘茲導管不但對病人沒有幫助，更糟的是會增加死亡率。

這股風暴之後又延燒數年。過了一段時間，風波漸漸平息，愈來愈多醫師也坦承，置放史旺－甘茲導管，或許風險大於好處。今天，我幾乎沒看過有人置放這種導管。然而就在上個月，也就是康納斯醫師為史旺－甘茲導管寫下訃聞二十年後，我仍在YouTube上看到數十段史旺－甘茲導管置放術的教學影片。顯然，這種導管仍有很強的吸引力。

SUPPORT計畫——檢討臨終醫療照護品質的先聲

說來諷刺，直到很久之後，我才了解康納斯醫師對史旺－甘茲導管的批判，只是一項大計畫的一小部分。這項大型研究計畫「從治療結果和風險，看病人預後與醫療決策偏向」（Study to Understand Prognoses and Preferences for Outcomes and Risks of Treatments），簡稱為SUPPORT，可說是檢討美國醫院臨終醫療照護品質的先聲，贊助研究的機構是強生基金會（Robert Wood Johnson Foundation）。SUPPORT的控制試驗，著眼於重症住院病人的醫療照護品質，研究結果發表於一九九六年。參與這項計畫的醫師擔心，加護病房的過度醫療，將使愈來愈多重症病人在眾多維生設備的折磨下結束生命。這項計畫的發起人之一，正是啟發我走向重症醫學的恩師康納斯醫師。

SUPPORT研究計畫分兩個階段。第一階段的目的，為描述美國的臨終醫療現狀。在第二階段中，研究人員致力於改進第一階段發現的缺失，加強醫師與病人之間的溝通與訊息傳遞。研究結果對病醫雙方都有如當頭棒喝。

常常，躺在加護病房、瀕臨生命終點的病人，不但和家屬隔離，加護病房的環境也令他們覺得陌生且害怕。在一九八〇年代末期到一九九〇年代初期死亡的人當中，約有百分之四十的人是在醫院過世。這些在醫院死亡的人，有半數以上，至少有一半的時間都處於中度到極度痛苦之中；而且幾乎有百分之四十的病人在加護病房的時間超過十天；而在死前三天，百分之四十六的病人都還在使用機械式呼吸器。

研究發現：病人和醫師之間的溝通顯然大有問題。有些病人不想接受心肺復甦術，但這些病人的醫師當中，只有百分之四十七得知這個重要訊息。

因此，很多人對SUPPORT研究計畫第二階段的介入，寄予厚望。如果SUPPORT研究團隊每天向病人的主治醫師報告病人的預後情況，以改善病醫溝通，醫師給病人的醫療照護應該比較能符合病人的需求，而非一味照著醫師的想法去做，當能減少無效醫療，病人也能少受一點苦。

結果，第二階段一敗塗地。儘管SUPPORT團隊密集介入，加護病房的劣質生態依然不變。醫師依然不知道病人是否希望在病危時接受心肺復甦術。加護病房的病人死亡率一樣很高，並利用呼吸器維持生命徵象。疼痛處理也沒有改善。

儘管我在加護病房受訓、準備面對重症的考驗時，SUPPORT計畫已經上路，但不知為何，在我接受訓練那段期間，我完全沒聽過這項重要的研究計畫。直到十年後，也就是在二〇〇六年，我在剛萌芽的緩和醫療領域受訓，才知道這項計畫——因為SUPPORT計畫的研究報告，是所有緩和醫療研究人員必讀的重要文獻。

沒想到SUPPORT計畫就在我見習的醫院進行。SUPPORT計畫挑選了五家醫學中心，其中之一就是康納斯醫師服務的克利夫蘭大都會健康醫學中心。我在醫學院四年級時曾在這家醫學中心的加護病房見習。那時，康納斯醫師及其團隊正在為SUPPORT計畫蒐集資料，而我則很認真的在加護病房學習，看如何延長病人的生命。這些資料直到一九九六年才分析完成、公諸於世，在此之前沒有人知道美國臨終醫療有多糟，就連SUPPORT研究人員也不知道。等到SUPPORT研究結果出爐，我已是重症醫學專科研究醫師。

最近，我和康納斯醫師連絡，以深入了解SUPPORT計畫。畢竟康納斯醫師是兩項創新試驗的靈魂人物，他的研究對加護病房和我的醫療生涯都有相當大的影響力。我想，身為加護病房醫師，要揭露這些重大問題，必然需要很大的勇氣。

康納斯醫師表示，他的史旺—甘茲導管研究報告出爐之後，重症醫學界的強烈反彈，一開始不只讓他震驚，甚至使他覺得憤怒。他告訴我：「我在重症醫學會的會議提出研究結果的數據時，現場靜得連一根針掉在地上都聽得到。」

康納斯醫師覺得自己成了不受歡迎的人物。他原本受邀參加一場有關史旺－甘茲導管的研討會，主辦單位突然取消邀請。有一位胸腔科名醫，甚至提議取消康納斯醫師在美國胸腔科醫學會的會員資格，把他從這個胸腔醫學界最負盛名的專業組織趕出去。有幾次，康納斯醫師去參加全國性的研討會，憤怒的醫師對他嗆聲，說他們的診斷利器被他說得一無是處。重症醫學會的會長告訴《華爾街日報》：「我實在無可想像，沒有這種導管，我們要如何幫助心臟出問題的重症病人。」這位會長比喻，沒有史旺－甘茲導管，就像飛行員只能依賴指南針來橫渡大西洋。他又說，他對史旺－甘茲導管很有信心，而且會繼續使用。那篇《華爾街日報》的報導，也引述康納斯醫師的回應：「知道某種東西應該有用，和知道某種東西確實有用，是兩碼子事。我們不該憑直覺來做決定，而該依據數據。」

康納斯醫師所言對極了。但是醫師就像一般人，除了理性，還會在很多因素的驅使下行事。二十五年後，事實證明我們對史旺－甘茲導管的過度信賴是錯誤的。可見，我們可能嚴重誤導自己。史旺－甘茲導管就是活生生的一個例子。我認為康納斯醫師願意站出來戳破團體迷思，實在勇氣可佳。

氣切病人的故事

我對康納斯醫師在SUPPORT研究計畫的主導角色，更是印象深刻。他不是把焦點放在一種醫療處置的介入上，而是質疑整個系統及其文化。我問，什麼原因導致他這麼做？

他用一個故事來說明，雖然我們還有很長的路要走，但就生命末期病人的照護，目前已有很大的進步。

他說，在一九八〇年代初期，他曾照護一位嚴重肺氣腫的病人。這位病人在接受手術之後，出現呼吸衰竭。為了使病人活命，他用盡各種方法，包括精細調整呼吸器、積極治療肺炎，開立混合幾種強效藥物的噴霧器，給病人使用。然而，病人依然非常虛弱，無法脫離呼吸器自行呼吸。於是，病人在強效鎮定劑的作用下昏睡了（很多暫時接受氣管內插管的病人皆是如此）。有的病人因為精神錯亂或恐慌，不小心把管子拔掉，如此一來可能造成嚴重的呼吸道併發症、缺氧，甚至死亡。半個月後，康納斯醫師依照標準處置程序，徵求家屬同意，為病人氣切——也就是在頸部氣管處，切開一個小洞，插入氣切管，接上呼吸器，以幫助病人呼吸。先前的插管是暫時的，氣切則是比較穩定而長久的做法。

氣切管插入、也接上呼吸器後，病人的情況總算比較穩定，鎮定劑的劑量也可調低。在接下來的幾天，病人清醒多了，也了解自己的情況。病人接受一回合又一回合的抗生素治療，氣管擴張吸入劑換了又換，也打了利尿劑，以去除肺部積水。但結果還是一樣，病人無法自主呼吸。

病人已不想依賴呼吸器活下去，他懇求醫療團隊讓他死。他在筆記本上潦草寫下自己的意願：他要拔除氣切管，不再靠機器而活。他用唇語告訴任何一個願意聽他說的人，緊緊握著他們的手。康納斯醫師以前沒碰過這樣的病人。靠呼吸器存活的病人，沒有人堅持脫離呼吸器。他以為病人有什麼誤會，因此跟他解釋說：「如果脫離呼吸器，那就必死無疑。你真的要這麼做嗎？」病人毫不動搖。

在這樣的困境之下，康納斯醫師找病人的女兒討論。這幾個星期以來，病人的女兒一直很感謝醫療團隊盡全力在救她們的父親，因此聽到康納斯醫師質疑是否該繼續積極救治時，她們非常驚訝。康納斯醫師坦白說：「我覺得很難受。我覺得我們這麼做是不對的。看來，令尊不希望依賴這些機器活下去。」雖然她們聽了之後，一開始很震驚，不久就重新整理思緒，堅持希望醫療團隊盡力延長她們父親的生命。她們表示，父親是頭腦不清楚才會這樣。但病人依然繼續抗議，康納斯醫師了解，再積極救治，只是不顧病人的意願，強迫他接受治療。因為和家屬意見衝突，康納斯醫師先向醫院委員會通報，以防萬一。

康納斯醫師發覺他需要支援，於是和楊納（Stuart Youngner）醫師討論這個病例。楊納醫師是克利夫蘭一家醫院的精神科醫師，也在我就讀的醫學院教生命倫理模組。他是少數對臨終醫療決策有興趣的醫師，經常在我們的專題討論課上，提出一些關於撤除維生治療、病醫衝突和複雜決策的病例，供我們參考。這些議題都是我現在最感興趣的。但是說起來真不好意思，當時的我對生理學的課程比較感興趣，因此沒認真上楊納醫師的課。

楊納醫師建議把這一家人的牧師帶進來，加入討論。因為這是一個非常虔誠的家庭，他們對牧師很信賴。楊納醫師還建議，如果護理師對撤除維生系統覺得不安，就不要讓她們直接照顧這位病人。因為大多數的護理師都如此。楊納醫師告訴我，在那個年代如果病人無法自行呼吸，很多醫護人員都無法下手撤除病人的呼吸器。有人擔心這就是安樂死。

經過三個星期持續不斷的溝通、召開多次家庭會議之後，病人的女兒終於同意尊重父親的要求。她們和牧師討論後，終於去除心中的恐懼，不再擔心自己成了害死父親的人，也不再擔心會違反上帝的旨意。病人的女兒終於慢慢建立對康納斯醫師的信賴，願意尊重父親的意願。

病人的家人聚集在他的病床邊。醫療團隊為他撤除氣切管和呼吸器，他好好和家人道別，握著他們的手，十六個小時後安詳離世。

因為有這段經歷，康納斯醫師才在七年後加入SUPPORT研究。他最先得知這項計畫的目標在於「改善重症住院病人的醫療照護品質」，心頭為之一震，矢志在其中一個研究地點擔任主持人，最後果然如願。雖然康納斯醫師隱約覺得，醫療體系處置瀕死病人的方式有問題，但直到SUPPORT研究結果出爐，才知道這個問題有多麼嚴重。

由於SUPPORT研究結果令人憂心，強生基金會繼續贊助這項計畫的後續計畫，也就是一九九七年在全美國實施的「提升生命末期照護品質計畫」（Promoting Excellence in End-of-Life Care），希望把緩和醫療的技巧，帶進生命末期病人的照護與治療當中。這項計畫的負責人白亞克（Ira Byock）蒐集了六百七十八份合作意向書，顯示重症醫療不得不面對挑戰、改絃易轍了。於是這項計畫在一九九九年決定向頭號敵人進擊，也就是加護病房。

這項計畫從重症醫學界與緩和醫療的領域募集醫護人員，成立工作小組。二〇〇二年春天，為了促進加護病房的緩和醫療品質，該計畫發布提案邀請書，目的是把緩和醫療專科醫師整合到主流的加護照護體系之中。結果收到的申請書共有二百四十二份，只有四家醫療機構在二〇〇三年三月獲得研究補助金：麻州綜合醫院、李海谷（Lehigh Valley）醫療健康網、華盛頓大學醫學護理學院、以及紐澤西醫學暨牙醫大學。

二〇〇三年五月，這項計畫推動兩個月後，我到紐澤西醫學暨牙醫大學附設醫院的加護病房服務。因此，我得以第一線察看強生基金會如何改善醫院照顧臨終病人的方式。這次我將會全神貫注，因為曾假裝打電話報警說我虐待病人的護理師墨菲，會盯著我。

醫師的鏡子

莫森塔爾（Anne Mosenthal）和墨菲是本院進行生命末期照護品質計畫的核心人物，這兩個人扮演無可忽視的角色。莫森塔爾是創傷加護病房的外科醫師，對緩和醫療很感興趣。而墨菲，就是前面介紹過的墨菲護理師。莫森塔爾和我一樣，以前做的都是不惜一切代價延長病人生命，到了一九九〇年代末，才在墨菲的帶領下，接觸緩和醫療。二〇〇〇年，莫森塔爾與墨菲獲選加入美國臨終研究計畫（Project on Death in America），幫助剛萌生的緩和醫療運動播種。

美國臨終研究計畫是紐約史隆凱特林癌症中心神經科醫師佛立（Kathleen Foley）的心血結晶。多年來，佛立醫師一直對癌症疼痛的治療深感興趣。這項研究計畫是由金融巨鱷索羅斯（George Soros）創立的非營利組織「開放社會基金會」贊助。在一九九四年到二〇〇三年之間，為了克服臨終人道照護的障礙，索羅斯共浥注了五千萬美元給個人研究者或研究機構。我發現，慈善家會發心致力於臨終關懷，幾乎都是因為自己父母有痛苦的死亡經驗。

開放社會基金會的審查人員熱忱歡迎莫森塔爾和墨菲，畢竟很少創傷外科醫師和護理師願意加入這項計畫。莫森塔爾描述了創傷小組處理嚴重傷患的一般程序，讓基金會的人聽得目瞪口呆。她說，這樣的病人通常在住院之初，就必須接受經皮內視鏡胃造口術，並置入葛林菲德血管過濾器和氣切管。

經皮內視鏡胃造口術是在病人上腹部，打一個可通至胃內的小洞，再將灌食管從腹部直接插入胃部，以進行灌食。這種灌食管就像氣切管，可長期使用（一般是半年到一年更換一次），方便人工營養補給，如用鼻胃管則必須經常更換。葛林菲德過濾器則置入腹部的主要大靜脈（下腔靜脈），以擋住來自下肢的靜脈血栓，以免血栓往心肺的方向流動，造成肺栓塞——這是術後常出現的致命併發症，特別是不能使用血液稀釋劑的病人。

當時，在大多數的創傷加護病房，如果病人需要維生系統的時間可能長達三天以上，都必須接受上述三種處置。如此一來，等病人可以轉出加護病房，會比較安全，治療效果也比較好。一般而言，這是高級創傷病房的基本做法。對年輕創傷病人來說，因為恢復機率大，這些處置都是合理的；但是對虛弱、長期罹病、已到生命末期的病人而言，這麼做只是用機器去束縛他們，直到死亡才能擺脫機器。

聽了莫森塔爾的描述後，基金會的人下巴都快掉下來。墨菲說，她和莫森塔爾想做的事，與索羅斯先生的臨終關懷計畫不謀而合。她們該是第一個對這項計畫有興趣的創傷醫療團隊。她說得沒錯。

因此，兩年後，她們也申請了強生基金會的加護病房優質緩和醫療補助計畫。她們計劃成立一支跨科別的家庭支援團隊，團隊成員包括護理師、社工和諮詢師，目標是加強病醫溝通、支援病人及家屬、人員教育、並幫助處理疼痛或情緒問題。這個團隊就是我們醫院緩和醫療服務的前身。但在二〇〇三年，「緩和醫療」甚至還不是一般醫學術語。三年後，美國專科醫師委員會才正式認定緩和醫療這個次專科。

莫森塔爾和墨菲申請到強生基金會的補助兩個月後，我開始接觸這個家庭支援團隊。這個團隊自己做決定，認為哪個地方需要他們，就會前往支援，而非聽從醫師的指示。我們當醫師的，則認為我們不需要他們協助。他們要跟病人談話，不會先請求我們的同意。在我們看來，這不但不尋常而且令人反感。我們巡房時，他們也在，不時把我們拉到一邊問問題，自己覺得有需要，就直接去找病人談。他們很強悍，有話直說。我認識的護理師一般都很含蓄，不輕易說出自己的意見，但家庭支援團隊的人對我們處理病人的方式若不認同，則會直接批評。他們常把住院醫師和實習醫師罵得很慘，也很會找我麻煩。

墨菲的團隊會任意闖進加護病房。我從來不曾看過緩和醫療團隊這麼做。他們似乎胸有成竹，而且有點自以為是。但是我的確需要有人勇敢拿一面鏡子到我面前，逼我直視。回想起來，我真的需要有人給我當頭棒喝，就像墨菲那樣，為我粉碎頑固的想法。雖然我一開始對墨菲反感，但漸漸歡迎她的介入，有時碰到難纏的案例，甚至會主動請她幫忙。她教我如何在病人及家屬面前說出「臨終」這個字眼。她告訴我，病人得知事實的時候，不會歇斯底里，通常會感激我們說真話，甚至有鬆了一口氣的感覺。她教我慢慢從一數到十，以面對悲傷和情緒的衝擊。她還教我，如果病人死了，我要如何原諒自己。

我忘了是誰告訴我去讀SUPPORT研究報告。我想，很可能就是墨菲。她應該會這樣跟我說：「什麼？你還沒讀過SUPPORT報告？你到底在做什麼？現在就去好好拜讀。」那時，我已準備跟隨墨菲和家庭支援團隊，進入緩和醫療運動的核心。

全人照護

英文中的palliative（緩和），來自拉丁文的palliare，意思是「蓋上斗篷」。這種說法頗為詩意，意指一種具有保護意味的姿態。這就是緩和醫療這個新專科背後的意圖。緩和醫療雖然在一九八〇年代開始萌生，主要是給預期生命只剩幾個月的愛滋病重症病人安寧療護，直到一九九六年SUPPORT研究結果公諸於世，才有比較多人認可。大多數的臨床醫師，包括我自己在內，都是很晚之後才知道這個領域。

緩和醫療是以跨科別方式，協助病人緩解痛苦，包括身體的疼痛、情緒和精神的苦悶以及家庭關係的糾葛。社工、牧師、護理師和醫師共同努力滿足病人的需求，而非只是治療衰竭的器官。溝通就是這個專業的核心宗旨。緩和醫療不只是協助臨終的病人，任何病人只要有嚴重的症狀或是有溝通的需求，都能藉由緩和醫療獲得幫助。但對生命即將終結的病人來說，緩和醫療往往能提供很大的助益。

我第一次聽到緩和醫療之時，少數幾個科別已熟悉這種病人照護的全人模式，如老年醫學和家庭醫學。然而，加護病房根本不管這一套。在墨菲的指導之下，我才了解為何緩和醫療的技巧對加護病房的照護十分重要。與老年醫學相比，我們給病人的處置往往可能為病人帶來很大的負擔。我漸漸了悟，如果我們能以全人模式來考量病人的情況，而非只考量器官功能，就該採取比較溫和的做法。

有關各種處置或治療的風險，在我們為病人解釋之後，一般需要病人或家屬在知情同意書上簽字。但是這麼做，病人不一定能真正明白接受治療有什麼好處和負擔。我們往往見樹不見林，忽略病人即將死亡的事實。

和病人深談後，讓我驚訝的是，我原以為病人會接受我們建議的治療，事實上病人選擇不做那樣的治療。我學到從「盡力而為」的本能後退一步，然後停下腳步。我設法了解病人最重要的需求，並尊重他們的選擇。積極治療對我們來說，像是反射性的動作。我必須學習抑制這樣的反射。我漸漸了解，我們拚命搶救病人，為他們延長生命，反倒把他們推向痛苦的死路上。

一旦我張大眼睛，看到治療為病人帶來的痛苦，就發現這種現象處處可見。對很多人來說，加護病房就像死亡的前廳，也就是我所謂「臨終輸送帶」的最後一站。垂死的病人有如被抬上移動式平臺，接受種種標準治療，以支撐漸漸衰竭的器官。而這條輸送帶只會不斷前進，把病人送往可預期的終點。這樣的流程，我再熟悉不過。等到病人死亡之時，他已被維生系統包圍住，手臂被束帶綁起來，免得導管遭到拉扯，意外脫落。病人不能言語、進食，也無法脫逃——直到死亡，才能得到解脫。

我相信我是夠格的加護病房醫師。在某些情況下，我認為維生系統對救人活命功不可沒。這也正是我走上重症醫學之路的初衷。我最近曾照顧過一名三十歲的男性。他和朋友隨機組隊打籃球時，心跳突然停止，被送到醫院的時候，幾乎沒有生命徵象，若無維生系統的積極救治，必死無疑。他在醫院住了三天之後，就可以回家，回復正常生活了。

不只年輕人是如此，我們還碰過一位八十五歲的老太太，因尿道感染，出現敗血性休克，而送到加護病房。我們給她抗生素、輸液、升壓劑，使她的生命徵象穩定下來。一段時間過後，儘管她還虛弱，但已經康復，可以出院，回到家人身邊。

因此，「臨終輸送帶」這個比喻只適用垂死的病人。對他們來說，醫療技術顯然幫不上忙。我因而了解，醫療技術再強大，也必須審慎利用。緩和醫療使我張開眼睛，正視病人的痛苦，不再視若無睹；緩和醫療也教我該怎麼做。

止痛優先

當然，我們在加護病房會為病人止痛。但是我們總以為止痛就像關閉疼痛的開關。因此，病人喊痛，我們就開始為他注射類鴉片藥物的點滴，但注射的劑量與效果往往沒仔細調整和評估。有時，劑量太大，病人就會昏睡多日；有時，給的劑量不足，病人依然疼痛不已。更糟的是，有時鎮定劑沒有止痛效果，只是讓病人安靜。而病人不叫痛，我甚至不知道他們還在默默承受巨大的痛苦。

由於我們的第一要務是維持病人的血壓和器官功能，加上止痛藥物可能降低血壓，於是疼痛控制成了次要任務。就算到現在，在緩和醫學這個領域，我不再是菜鳥了，但碰上要開止痛藥或鎮定劑給血壓低的病人，我仍會猶豫再三。最後，我還是開藥幫病人止痛，但這和我原來接受的訓練背道而馳。

在墨菲的指導下，我才了解，我過去幫病人治療疼痛，都是病人痛得蹙眉、扭來扭去或是有明顯的適應症，如最近開過刀或是受到創傷。疼痛較不明顯的，我通常都會漏掉。其他非疼痛的症狀，如躁動、譫妄、便祕、焦慮等，通常會被擺在一邊。

一般來說，我們必須等會診醫師（如外科或神經科醫師）幫病人檢查之後，我們才能幫病人處理某些疼痛問題。如果我們先開藥，緩解病人疼痛，會診醫師來診斷的時候就會錯失重要訊息。如果病人神經病情仍未明朗，我們則認為必須等到神經科醫師或神經外科醫師評估之後，再來為病人處理疼痛的問題，會比較好，以免病人在藥物的作用下昏睡，會診醫師就不能做詳細檢查。因此，對需要止痛的病人，我常常會延遲給藥或是不給。此外，如果為病人止痛，我們會覺得自己能做的，只有這樣。這種感覺就像失敗。

緩和醫療運動告訴我，儘早為病人止痛，應該是最重要的事情，幾乎和維持血壓或治療感染一樣重要。但我卻不了解，疼痛問題在加護病房有多普遍，也不知道病人有多麼痛苦。可是我想像，如果我自己是病人、或是我最親愛的人是病人，正躺在病床上，我應該會希望我的醫師把疼痛控制放在首位。此外，根據多項研究，給病人止痛藥劑並不會影響診斷。我漸漸了解，治療疾病與疼痛控制並行，不只是可行的，更是關鍵，只是我們還需要學習如何找到平衡點。

我想，也許我們需要設立「疼痛警報」（Code Pain）——代表病人疼痛，需要我們立即處理，就像病人病危時呼叫「藍色警報」。

於是，我慢慢成為緩和醫療的信徒。我已知道我做錯了什麼，正在學習如何彌補。我很飢渴的閱讀研究報告，反覆思量那些令人不安的數據：超過百分之五十的美國人在痛苦中死亡，百分之七十的美國人在醫院或安養機構死亡；百分之三十的家庭為了照顧生命末期的親人，花光了大部分積蓄。

如果這些統計數字的說服力還不夠，那麼還有另一項研究指出，在生命末期接受安寧療護的病人，與繼續接受積極治療者相比，平均多活一個月。幾年後的一項研究也發現，癌症末期病人如接受緩和醫療，與繼續接受傳統治療者相比，平均可多活兩個月。

我想，這些統計數字已足以推動一場醫療革命。

「重大抉擇」諮商服務計畫

二〇〇四年，透過墨菲的介紹，我認識了布蘭克（Helen Blank）。布蘭克在我們醫學院教生命倫理，她認為，我們必須為生命末期的住院病人，量身打造符合他們偏好和價值觀的治療方案。有一家地區性醫療保險公司的醫務長認同布蘭克的觀點，因而做了一項特別的安排。這家公司願意付費給布蘭克及她的兩位同事，讓他們為生命末期的病人提供床邊諮商。

對保險公司而言，這實在是一項大膽且非比尋常的決定。美國前副總統候選人裴琳，曾指責歐巴馬政府想要成立「死亡審核委員會」，依據病人對社會的價值，由政府來決定療程和善終服務。裴琳的這種說法不但誤導民眾，也使醫療保險業者忌諱在病人面前提到「死」字。儘管如此，那位醫務長相信醫療決策以病人為中心，才符合邏輯和倫理。他也從新近發表的緩和醫療文獻得知，這才是病人真正要的。

與病人諮商會談的目的，在於確保病人真的知道診斷和預後，同時了解病人的價值觀與人生目標。如果能讓病人得知更多的資訊、了解其個人需求，病人會更有自信，也就比較能夠得到對自己最有幫助的醫療照護。

但是要完成這樣的床邊諮商很不容易。布蘭克去病人身旁時，他們不是在睡覺，就是陷入昏迷，或者家屬剛剛踏出病房。

於是，醫務長同意布蘭克和她的團隊透過電話進行諮商，終於得以突破瓶頸。原本一個星期只能和兩、三位病人談，現在變成一天五位。布蘭克慌了。這個團隊只有她和另外兩位兼職的成員，如何應付得了為數龐大的病人？他們需要人手。由於我對這個概念很感興趣，不久我就加入電話諮商的工作。我先生馬克是企管碩士，曾研究過醫療保險，不知不覺也成了這個團隊的一員。事實上，他就像我們的執行長。我們的末期病人電話諮詢服務計畫——「重大抉擇」（Vital Decisions），就正式上路了。

我和布蘭克不知花了多少個小時討論，以擬定電話諮詢表。我們懷抱推動變革的熱情，就像新創公司一樣卯足了勁。工作地點通常就是我家餐桌，因為我還得照顧家裡的三個小蘿蔔頭。工作中不時穿插日常活動，像是點光明節的蠟燭、喝咖啡（喝冰咖啡或熱咖啡則視天氣而定），給孩子吃垃圾食物、讓他們看電視，以免干擾我們工作。

本來，我們希望利用既有的範本，來導引病人進入訪談，結果沒找到適合的。我們沒有腳本、沒有資料彙整表格、沒有導引的策略，不知如何引導那些既害怕又容易受傷的病人，跟我們這些陌生人談論這麼重要的問題。於是，我們只好從自己的經驗去創造、建構一套訪談體系。之後的幾年，不斷有人跟我們借資料，希望學習我們。

尊重病人的意願

一開始我們就知道，我們需要親自去探望病人，不必經過主治醫師的同意，就像墨菲的團隊在加護病房做的那樣。我們的醫療體系是建立在病人和醫師的誓約上。很多人認為這樣的誓約不能違反，因此我和布蘭克遭遇不少阻力，至少我們在請求主治醫師讓我們去接觸病人時，常碰了一鼻子灰。主治醫師通常不會回覆我們電話，即使回電，語氣也常充滿懷疑和不安。關於和病人討論臨終問題，如果我們讓主治醫師擔任守門員的角色，根本就行不通。我們只好繞過主治醫師。我擔心主治醫師會反彈，結果這種事未曾發生過。病人似乎也不會因為沒先告知他們的主治醫師而有顧忌。我們很小心，從不會給病人醫療建議，也不會批評主治醫師的決定。

突然找上罹患重病的病人，和他們討論臨終問題，的確是件很棘手的事。我們是陌生人，而且是病人醫療保險計畫轉介過去的，病人當然對我們有戒心。我們擔心病人認為我們這麼做，其實是要為保險公司省錢。所以我們完全尊重病人的意願，如果病人不願接受我們的諮商，我們也不勉強病人。

我們沒想到會有那麼多病人願意跟我們談。病人的回應讓我們非常驚訝。在我們擬好的開場白中，我們解釋我們是醫療決策方面的專家，就像心臟科醫師專門治療心臟問題。很顯然，病人需要我們提供的諮商服務。一旦我們透過電話談過，大多數病人不只願意、甚至急著想要跟我們面對面談。他們似乎渴望得到更多的資訊和支持。病人幾乎不知道他們的醫師在想什麼，大多數的病人也不知道要怎麼問醫師。很多病人不知自己其實已快走到生命的盡頭，因此不解為什麼愈治療愈糟。他們經常覺得孤獨、困惑、恐懼。於是，我們提供病人需要的支持，讓他們說出自己的願望，確保他們的家人和醫療保險公司知道他們希望怎麼做，並尊重他們的決定。

我常和布蘭克開車到各家醫療保險公司辦事處，將我們的計畫展示給他們的個案管理師。我們列舉需要特別注意的疾病和情況，例如轉移性癌症、因罹患重大疾病導致家庭不和或是住院時間過長。我們描述我們可以提供的支援。我和布蘭克覺得自己就像推銷員，希望那些個案管理師能看出我們的價值，並與我們合作，把病人轉介給我們。一旦轉介率下降，我們就得再上路。

投身緩和醫療行列

剛進入二十一世紀之初，幾乎沒有人聽過緩和醫療。我和布蘭克開玩笑說，很多人連「緩和醫療」的英文怎麼寫都不知道，因此我們一天總要拼寫好幾次。如果我們提到「安寧療護」（hospice），電話的另一頭就陷入沉默、或語氣顯得不安。安寧療護是利用緩和醫療原則，來照顧生命末期的病人，然而很多人對安寧療護有誤解。對一般人來說，安寧療護等於醫療輸送帶就此停止，沒有希望了。對醫師而言，安寧療護意謂治療失敗，沒辦法讓病人繼續活下去。一旦我們向病人說明，根據研究報告，緩和醫療與安寧療法幾乎總是可以改善生活品質，且通常不會縮短壽命；即使大多數病人還沒到需要這種醫療的地步，也都很高興能有這種選擇。

有了經驗，我和布蘭克就比較了解如何教導病人。我們知道不要光顧著說，要學習多問病人問題。我們試著體會病人及家屬的悲傷與絕望，承認還有不確定的因素存在。幾年下來，從我們搜集的資料和問卷來看，病人和家屬都很感激我們的服務，在最後得以做出不同的決定（例如選擇安寧療護）。未曾接受我們諮商的病人，則會比較抗拒安寧療護。

二〇一二年，雖然我已轉移方向，我們的諮商服務已擴及更多病人。直到二〇一六年為止，已有好幾萬名病人和家屬接受我們的諮商，光是在那一年，就有一萬五千名病人參與這項計畫。

能創設這項「重大抉擇」計畫，讓我更了解，何謂以病人為中心的醫療。這是我在整個受訓時期（從就讀醫學院、當住院醫師，到擔任專科研究醫師）學不到的。

二〇〇八年，由於我是「重大抉擇」的醫務主任，我覺得我該去考緩和醫療的專科醫師資格。這一年，美國內科醫學會才認可緩和醫療是正式的專科。

一般而言，新成立的醫學會允許通過專科考試、有經驗的臨床醫師加入，成為創始會員，即使在該科沒有正式的專科研究醫師資歷也可。在墨菲的支持下，我通過安寧療護暨緩和醫療醫學會的專科執照考試。

二〇〇九年，我在紐澤西待了七年之後，和家人回到舊金山灣區。加州大學舊金山分校醫學院附設醫院有位緩和醫療醫師，突然要請一年病假，醫院急著找人。於是，我在此擔任第一年緩和醫療專科醫師。

很巧，十五年前，我就是在這家醫院的胸腔暨重症加護部門受訓。在走馬上任之前，我想，現在我不再一心一意想要延長病人的生命，而是要運用先前幾年幫助病人的技巧，來幫病人選擇與他們的偏好與價值觀最相符的治療計畫。

我現在已握有因應種種生命末期疾病症狀的辦法，就像年輕時當實習醫師跑「藍色警報」的急救程序。這些症狀，像是疼痛、咳嗽、癢、噁心想吐等，我都會立即處理，不像以前認為是次要的問題。我現在不再和急救小組在走廊飛奔，急著去救病人，但是我能給病人完全不同的支援。

結果證明這是一種救贖般的經驗。我走在同樣的長廊上，但已擁有整套全新的技能，可以給病人的幫助更多了。但我一開始還是跌跌撞撞的，在錯誤中摸索。我在第三次會診時了解到，即使我在重症醫學與緩和醫療這兩個領域的十八般武藝皆已練成，照顧生命末期病人還是很不容易。

Z老太太的故事

我看到一四〇七房那位病人，第一個念頭仍是：這位老太太需要插管，愈快愈好。問題是，我只是來會診的醫師，看如何讓她舒服一點，而不是延長她的生命。

一個小時前，照顧Z太太的醫療團隊告訴我，Z太太是個八十二歲的寡婦，因為罹患肺炎，已到生命末期。Z太太已經表明，不願靠維生系統活下去。我掛上電話，感嘆此一時，彼一時也。我們重症部門的醫師通常會盡力讓垂死的病人活下去。現在，同事對我的請求則是遵循老太太的意願，讓她安詳離去。

我現在已知，如何幫病人減輕呼吸困難的痛苦，甚至可以不用呼吸器。一點嗎啡可緩和呼吸急促。若是能有個安靜的環境，或許再加上一點抗焦慮劑和風扇吹來的陣陣微風，病人就舒服多了。了解呼吸急促是什麼情況造成之後，我還有其他選擇。

然而，也不是這麼簡單。

Z老太太神似女星安妮．班克勞馥，即使疾病纏身，也不失優雅。顯然，她在住院前還去美容院整理頭髮，只有一綹頭髮散亂，跑到發紫的嘴唇上。

我翻閱她的病歷，發現她幾乎沒生過什麼大病，直到幾天前，才因為腸阻塞被送來急診。她幾乎沒吃什麼東西，還是大吐特吐，吐了好幾個小時。接下來的三天，腸阻塞的問題解決了，但她得了吸入性肺炎。

此時，我發現Z太太的嘴唇青紫，呼吸急促。她因為缺氧而陷入譫妄，語無倫次。情況實在不妙。

有個菲律賓女人坐在床邊啜泣。我向她自我介紹，問道：「你怎麼認識Z太太的？」她用不流暢的英語解釋說，過去八年，她一直在Z太太家做幫傭。三年前，Z先生過世，她就照Z太太的請求，住進她家。

「她只有一個人，好孤單。她先生死了，她沒有孩子，也沒有朋友。她一直很悲傷，也不想說話。我想讓她開心一點，但是……」她聳聳肩，然後舉起Z太太的前臂，指著內側一串刺青數字。

我的心沉了下去。這位老太太是納粹大屠殺的倖存者。她看起來很像我奶奶。我的直覺是救她。我要使她脫離什麼呢？然而，我自己也不知道。

橫跨兩個世界

我不知道的事可多著呢。

我細看Z太太的病歷，這才得知她和她的雙胞胎姊妹曾經關在奧斯威辛集中營，被人稱「死亡天使」的納粹醫師門格勒（Josef Mengele）抓去進行瘋狂的雙胞胎人體試驗。她的子宮遭門格勒摘除，腹部變得畸形，不時因為小腸阻塞住院治療。她的雙胞胎姊妹命喪集中營，而她是家族中唯一活下來的。第二次世界大戰之後，她和另一個納粹大屠殺的倖存者結為連理。兩人移民美國，從此過著安穩的生活。但她丈夫過世後，由於兩人膝下無子，她成了孤單老人。

她的經歷在我腦海掀起風暴。肺炎是可以治療的。如果立即插管，讓她得以呼吸，或許她就可脫離險境。

但是，等等。我被叫過來支援，是要給她緩和醫療，不是加強治療。

緩和醫療通常是要為病人減輕治療的負擔與不適，而不是積極治療。此刻，我走錯方向了。我想，在這上班的第一天，我就輕舉妄動。

我把照顧這位病人的團隊找來，聚集在她的病房外。

「今天早上，她的情況更糟了，」年輕的主治醫師解釋：「於是我告訴她，如果不接受插管，轉到加護病房，就選擇緩和醫療，那會舒服一點。她說，她想要舒服一點。」

「她真的了解你說的嗎？」我問。我已盡量調整語氣，以免同事認為我們在批判他。緩和醫療團隊的另一個角色是支援在壕溝中作戰的醫師，協助他們照顧病人。我覺得我幾乎快混淆自己的角色了。「她的血中二氧化碳濃度很高，已經神智不清。再者，她是納粹大屠殺的倖存者，她或許害怕有人要害她。因此，我們或許該給她鎮定劑，幫她插管。」

顯然，我說的這些讓醫療團隊不安。在Z太太剛住院的時候，由於她的精神還不錯，醫療團隊把焦點放在肺炎的治療。但她的病情一再惡化，醫師的治療也就更積極，不但調整抗生素，也增加呼吸治療的頻率。但是醫師還沒有機會跟她好好談談，如果治療結果不理想，該怎麼辦。等到醫療團隊不得不跟她討論這個棘手的問題，她的精神情況已經很糟了。

雖然神智不夠清楚，她還是拒絕插管，因此醫療團隊認為她傾向緩和醫療，而非積極治療、延長生命。他們給Z太太打了嗎啡，讓她的呼吸緩和下來。她變得安靜，也比之前平靜，大家都鬆了一口氣。接著，醫療團隊找我，是因為我是緩和醫療專科醫師，他們需要我支持他們的決定，看怎麼做能讓病人更舒服。然而，我只是使他們更為難。

「我無法幫她插管，」主治醫師說：「我覺得她在做決定時，知道我在說什麼。」其他同事在交頭接耳。

「我不能百分之百確認她了解，」站在後頭的呼吸治療師說道：「老太太的意識很不清楚。」

「聽我說，」年輕主治醫師說：「我花了很多時間陪她，盡全力想要說服她積極接受治療，但她真的不想插管。如果為她插管，我覺得是不顧病人意願，強迫她這麼做。」

「你們考慮過用 **BiPAP** 面罩撐到天亮看看嗎？」我問。這種面罩會緊緊覆蓋住病人的鼻子和口腔，是一種非侵襲性的正壓呼吸器。如能適應這種面罩，就不必插管。但是由於這種面罩可能讓病人覺得不舒服、恐懼，而且病人身邊還需要有人時時監看，看面罩是否滑落，或者病人是否嘔吐到面罩，因而吸入嘔吐物造成吸入性肺炎，因此只有精神警醒的非重症病人能夠使用。我知道使用這種面罩的風險，由於可以選擇的做法很有限，我想這可能值得一試。或許這麼做可以讓老太太活下來。

於是，我衝到加護病房，請他們挪出一張病床給老太太。雖然一般使用這種面罩的都是普通病房的病人，但由於老太太情況特殊，而加護病房的護病比（nurse-to-patient ratio）

較高，在加護病房，隨時有護理師注意她的情況，應該比較理想。

我一踏入加護病房，就碰到曾在這裡指導我的醫師，那時他是加護病房的主治醫師。我上次見到他，已是十幾年前的事了。我跟他解釋說，我又回到這裡，但已改走另一個專科。他禮貌性的點點頭，但是我要求他分配一張病床給Z太太的時候，他一臉疑惑。「她是DNR（不施行心肺復甦術）的病人，不是嗎？如果是，那就不必送來這裡了。」我提醒他說，因為這位病人使用BiPAP面罩，需要護理人員特別注意，特別是她的精神狀態不太好，意識時有時無。

「但是，」他說：「急診現在已經滿了，隨時有病人要送過來，我不能挪出病床給一位拒絕急救的病人。」我只好摸摸鼻子，離開加護病房。走出去時，陪我去的呼吸治療師自告奮勇，說他願意留在普通病房，注意老太太使用BiPAP面罩的情況。「我幾乎一整晚都會待在她身邊。」這雖然不是理想的安排，但我們似乎已別無選擇。

醫療決定很少是單選題

那晚，我溜出醫院，心裡一直在想：我是不是愈幫愈忙？Z太太依然呼吸急促，神智不清。醫療團隊覺得我在扯他們後腿。而我現在做的，已經與緩和醫療的原則背道而馳。

我們在普通病房這麼做，真是大有問題，但我實在想不出更好的辦法。

第二天早上，我擔心的事果然來了。Z太太嚇壞了，陷入譫妄，在床上掙扎，面罩歪了，完全沒有作用。

護理師說：「老太太害怕面罩會讓她窒息，一直把面罩扯下來。我整晚都在幫她重新戴好面罩。」

我知道，沒有加護病房的嚴密照護，我救不了Z太太，而我甚至不知道她是否希望我們努力讓她活下去。其實，我真的不了解她。她或許真的希望舒服離去，而我恐怕把自己的價值觀投射在她身上。我也許被她的悲慘人生故事影響。或許由於我的家人、我的親友和她一樣，都是納粹的受害人，如果能救她一命，在我潛意識中猶如彌補了一樁無可衡量的錯誤。

我是否受到加護病房本能的操控，而無法做到以病人為中心？事後回想起來，不管我所持理由為何，我的做法非但沒能奏效，只是弄巧成拙。

於是我做了個決定：我要扮演好緩和醫療醫師的角色，不讓Z太太受更多的苦。我可以運用自己的專長，讓她舒服一點，現在我將這麼做。我打電話到緩和醫療病房，說道：「我要把病人送過去，請準備好嗎啡點滴。」

四小時後，Z太太嚥下最後一口氣，頭髮整齊，面容安詳而美麗。

我將永遠不知道，這麼做是否正確，但我已學到一課：醫療決定很少是單選題，只有一個正確答案。醫療團隊已盡最大的努力，了解病人不想要插管。就照顧病人來說，做法往往很兩極，不是積極救治，就是放手，讓病人安詳離去。儘管Z太太不希望接受心肺復甦術，但如果她能在加護病房使用BiPAP面罩，由護理師和呼吸治療師密切注意她的情況，是不是能夠好轉？只是我們永遠無法知道答案了。

醫療團隊告訴我Z太太這個病例時，我心想，好險，她沒被送到臨終輸送帶上。但是事後回想起來，她依然在另一條輸送帶上，只不過這條輸送帶進不了加護病房，而是朝向另一個終點。不管終點為何，都不夠人道。

在我最初接受醫師訓練之時，我努力的目標只有一個，就是不惜代價，讓病人的心臟繼續跳動。後來，我成了緩和醫療的信徒，我的終極目標變成讓病人「好走」。然而，不管是哪一種，都不是標準答案。

在我行醫的過程當中，讓我最感到驕傲、帶給我最多成就感的，就是和病人的心意相通，了解他們要我做什麼，我也設法實行。有時，我必須全力以赴，積極為病人治療；有時，則是讓病人待在緩和醫療病房，在家人的陪伴下，安詳離去。常常，我甚至必須雙管齊下。

以病人為中心

不管走上哪一條路，醫療照護都必須以病人為中心。這種照護方式是以病人做為主要考量，看能給他們什麼，不管醫師的訓練為何、偏好為何、或有什麼樣的個人史，更不該以病人待的地方為準。譬如因為病人是加護病房第五床的病人，如果心跳停止，就該施以心肺復甦術；或是病人的轉移性癌症已到末期，就該在她的脖子插上導管。那就錯了。我們也不該認為凡是診斷得了癌症的病人，都該接受有毒性的化學治療來殺死癌細胞。

同樣的，如果病人的目標是希望擁有生活品質，醫療團隊則不可認為，那就不必為病人治療潛在疾病了。Z太太這個病例十分棘手——我們不知道如果她完全清醒，自己會做什麼樣的選擇。儘管這個治療過程教我不安，我仍相信我們都是為了她好。顯然，如果我們能在她神智清楚時跟她溝通，了解她的偏好和意願，將會比較好。

以病人為中心的醫療照護，和我們在畢業典禮上誦讀希波克拉底誓詞時，提到的行醫原則相符，這也是每一個專科的核心精神。所有的醫師，不管身在何處，都該把這樣的原則放在自己的心靈和心智當中。

因此，這不只是緩和醫療的原則，整個醫療文化、每一家醫學院、每一位住院醫師的訓練計畫、每一項臨床研究計畫，都該依循這樣的原則。我們不只是希望為病人延命，也得兼顧病人的生活品質。最好的醫療照護方式不是單軌的，而是為病人考量——為每一位病人都要如此考量。

我花了整整十年的工夫，才有此了悟。

第三章

被拋棄在選擇之洋

那些腫瘤科醫師不是為她看病、照顧她的醫師嗎？

或者，他們眼裡只有癌症，

一旦她的癌症到了無可治療的地步，就撒手不管了？

尊重病人的自主權

瑪麗安的頭巾教人驚豔。那是色彩瑰麗、有金線裝飾的布料做的。瑪麗安是我們醫院的住院醫師。幾年前，她在巴基斯坦家鄉念完醫學院後，來到美國受訓。這兩年，我們變得很熟，她也喜歡跟著我學習。瑪麗安聰明伶俐、努力上進，也很可靠。

那天，瑪麗安的病人就快撐不下去了。其實，那位病人這幾個星期狀況一直很差。加護病房的團隊本來就像油門踩到底般，積極為她治療，但現在所有的維生系統似乎只是在拖時間，延長病人的痛苦。病人的器官一個個衰竭——今天，腎臟不行了。儘管壞消息接連不斷，家屬依然非常樂觀。家屬起先還算客氣，之後講得愈來愈直接。他們說，他們相信奇蹟，希望我們全力以赴，上帝必然會像從帽子抽出一隻白兔的魔術師，展現神蹟給我們看。

腎衰竭的下一步，就是開始進行血液透析，也就是俗稱的洗腎。我們會把病人的血液引流到體外，流到透析機器，去除血液中的代謝廢物和水分，再送回體內。也就是用機器代替損壞的腎臟。一般而言，一個星期都得透析個幾次。為了讓全身血液在幾小時內透析完畢，就得使用較大的導管。對重症病人而言，插入這樣的導管不但風險高，病人也會很痛苦。

我對醫療團隊說，從這位病人的情況來看，血液透析其實沒有起死回生之效，因為潛在的疾病，讓病人的身體器官一個接一個迅速崩壞。我們討論之後，一致認為洗腎幫助不大，只是檢驗數據暫時會好看一點。說到底，洗腎只會增加死亡風險，讓病人白白受苦。但基於我們對家屬的了解，我們擔心家屬會堅持洗腎。

於是，我們開始設想因應策略。我提議說，我們不要主動提到洗腎，只要簡單說到病人的腎臟愈來愈差。萬一家屬提到洗腎，我們再強調這麼做沒有好處，因此我們還是繼續採用風險較低的治療方案。這位病人是瑪麗安負責的，於是我問她，她覺得該如何面對家屬。

她面帶微笑，低下頭來，然後抬起頭看著我。「你真的想要知道我的想法嗎？」

我點點頭。當然啦。

「恕我直言，你們美國人實在讓我忍不住要笑出來。我們居然花了半個小時，討論該如何避免做一件沒有意義的事。在巴基斯坦，如果我們認為某一種做法對病人沒有幫助，就不會提。病人也不會問，他們相信我們的判斷。」

瑪麗安指出的，再明顯不過，也有點令人難為情。但是我心中也充滿自豪。我要很驕傲的說，我們擁有尊重自主權的文化，即使我們的做法不一定正確。

自從跟瑪麗安談了之後，我開始調查來自其他國家的住院醫師和同事。我才了解，美國的做法其實很獨特，和其他國家不同。比起其他工業國家，我們總是追求最好的醫療。最近，有一項研究比較了七個富裕的工業國家，發現二〇一〇年美國因癌症而到生命末期的病人，有百分之四十，生命的最後六個月都躺在加護病房。這樣的比率與其他六個國家相比，都超出二倍以上。在美國死於癌症的病人躺在加護病房的天數，也是其他六個國家的二倍。

病醫權力關係大翻轉

從醫學史的角度來看，我們今日的行醫方式和以前已大不相同。直到二十世紀中葉之前，所有的醫療決定都掌握在醫師手上。這是一種醫療父權主義。一般大眾都認為醫師訓練有素、醫學知識廣博精深，因此會為病人做最好的安排。病人很少質疑醫師的做法，都小心遵循醫師的指示。

而醫師則必須擔負照顧病人的責任，不會棄病人不顧。一九〇三年美國醫學會發布的醫學倫理規章（第七條），就有這樣的規定：

醫師不得因為病人得了不治之症而放棄病人；因為持續不斷的關心對病人來說或許也

有很大的幫助，病人的家屬也會因此獲得安慰。即使是得了致命的疾病，到了生命末期，醫師也能設法幫病人減輕疼痛，緩解精神痛苦。

醫師在病榻旁陪伴病人，直到深夜；醫師去病人的家探視、吃病人家屬準備的餐點。這些行為看在病人眼裡，莫不是很大的慰藉。醫師很了解病人。在數十年的光陰，病人若有不適，通常都是找同一位醫師診治。那時的醫師多半是所有的疑難雜症通包，不但會看病、接生，也照顧瀕死的病人。他們不但照顧病人本身，也關心病人一家。反之，今天的醫師分科極細，每一位醫師只專注在一種器官及其生理學。

二十世紀的美國插畫家洛克威爾（Norman Rockwell）為《週六晚間郵報》雜誌畫了三百二十三個封面，彰顯「美國的理想和價值觀」。在他筆下，所有的醫師幾乎都是六十幾歲、白髮蒼蒼的男性，看來精明睿智、溫文儒雅、耐心體貼。他們會坐在病童身邊，聽憂心的家長述說，然後為孩子診療，像是測量脈搏、看看體溫計，甚至關心病童的布娃娃。有他在，父母就安心了。

雖然有人認為洛克威爾的作品媚俗、或是屬於中產階級品味，他描繪的眾生百態確實打動很多美國人的心弦。雖然有點不好意思，但我還是不得不承認，那樣的醫學文化讓人發思古之悠情。如果我病了，我希望這樣的人陪伴我——他很了解我，只要我需要，願意一直陪我，而且會隨時提高警覺，注意我的病情。

自一九六〇年代開始，美國醫師的形象出現很大的轉變。醫師的頭髮變長了，裙子變短了，美國醫師的人口特徵全然改觀。一九六五年，醫學院新生只有百分之九是女性，到了一九七五年，女性新生已超過百分之二十；今天，則已接近百分之五十。

醫師和病人的人口特徵一度相符，之後的差距則愈來愈大。黑人病人不再被限制不得在白人醫院看病。猶太醫師留在大醫院的也愈來愈多。現今，醫師外貌看來可能和病人完全不同，說不一樣的語言，關於疾病、治療和溝通，也有不同的文化規範。

不只醫師有了改變，醫療的權力結構也不同了。女性運動、民權運動和反戰運動，都強調平等和權力去中心化。這種精神也滲透到醫療的父權世界，特別是之前權力的濫用引發公憤。例如，納粹醫師以猶太囚犯為對象，以研究為名，進行慘絕人寰的實驗——此事已成邪惡的象徵，讓人知道，醫學在沒有任何限制和規範之下，會如何禍害人間。

另外，直到一九七二年，世人才得知，自一九三二年，美國公共衛生局就和阿拉巴馬歷史最悠久的黑人大學塔斯基吉大學合作，以免費治療梅毒為餌，誘騙貧窮的黑人男性梅毒病人參加實驗，而未告知受試者，這項實驗的目的只是在追蹤梅毒病人未接受治療的病程發展。即使在一九五〇年代青黴素已是治療梅毒的標準流程，研究人員仍刻意隱瞞，未提供受試者任何醫療協助。這項實驗沒有知情同意，研究人員只是冷眼旁觀病人惡化，最後死亡——同樣的，這也是以醫學研究為名的迫害。要不是新聞媒體揭發這個事件，這項實驗也許還會繼續下去。

幾千年來，醫師就是權威，但這些醜聞引發震驚與恐懼，所有的人都承諾，絕不容忍這種違反個人自主權的事例再度發生。就算是老派醫師的良善父權主義，可能也有問題。醫師如何確定得了乳癌的八十六歲病人，不想聽到「癌」字？因此，傳統的醫病權力關係開始傾圮，醫師不再握有所有的牌，而病人只能一味信賴。

醫療照護不是「多多益善」

與布蘭克推動「重大抉擇」計畫之前，我並沒特別注意生命倫理的議題，也沒認真上這方面的課。我們在我家餐桌上待到凌晨，啜飲冷掉的咖啡，不斷修改稿子，布蘭克也趁機為我上生命倫理速成課程。我終於了解生命倫理的四大原則：

「行善」原則要求醫師以幫助病人做為出發點；
「不傷害」原則明白指出，醫師要避免傷害病人；
基於「正義」原則，醫師或社會必須公平分配醫療資源，使全體民眾獲得最大利益；

「尊重自主」原則就是讓病人有權自己做決定，免於強迫。

我知道這四個原則是並行的，沒有等級之分，醫師必須就每一個案例來衡量。例如，為了救病人一命，需要進行危險的手術，或許無法同時兼顧「行善」和「不傷害」這兩個原則。古典生命倫理學要求醫師衡量這四個原則，盡量滿足病人的需求。

然而，到了二十世紀下半，病人的自主原則已凌駕其他三個原則之上。因為基於這個原則，醫師將決定權交還給病人，其他原則還是取決於醫師的作為。

理論上，這似乎是一大進步。事實上，卻適得其反。在我們的醫療文化當中，「多多益善」已根深柢固。病人有了自主權，就會一味追逐醫療市場能提供的一切。

從一九三〇年代開始，新科技的發展日新月異，以令人難以置信方式，改變了這個世界，而我們樂見其成，而且照單全收。一般人都認為，某種療法既然已經出現，必然是有助益的。美國消費主義更助長了這種趨勢。如果有人拿東西出來賣，我們都會有興趣。我們愈來愈會搜尋訊息和機會。如果我們生病了，就會設法尋求最好的醫療照護。在這個網路時代，我們會利用谷歌搜尋、維基查尋，我們會從梅約醫學中心（Mayo Clinic）和美國癌症治療中心等機構的網站，尋找資料和門路。有些有錢人甚至會飛過大半個美國，在有如豪華度假村的診療中心住幾個月接受治療。就我所見，即使康復的機率只有萬分之一，這樣的機率仍會引誘很多人掉入陷阱。我們希望名醫或是最厲害的醫療團隊為我們診治。我們想要得到能夠獲得的一切。

一般病人無法了解，就醫療照護而言，不是「多多益善」，更多的治療介入可能帶來更糟的結果，也會帶來更多的痛苦。大多數的病人，尤其是垂死的病人，需要專業諮詢人員的意見，以了解炫目的新科技其實是有局限的。然而，醫師為何默不作聲？首先，醫師本身不一定對「多多益善」的治療哲學免疫。此外，提供更多的療法給病人，似乎是為病人好，代表醫師真的在努力。

「多多益善」不只是病人和家屬了解和贊同，醫療團隊也是。大家似乎因此看到了希望、能力和信心。再者，如果醫師建議不要那麼積極，病人和家屬則很可能會以為醫師想幫醫療保險機構省錢。我可以作證，這種事經常發生。當然，醫師也會害怕少做了什麼而惹上醫療訴訟。雖然我不曾被病人告過，但跟「多多益善」相比，做得少還是會讓我擔心挨告。基於這些原因，在涉及醫療決定時，醫師已經知道要退到後座，以免被抨擊侵犯到病人的自主權。

上述種種因素加總起來，一場完美的風暴於焉成形。有關醫療處置，大家都期待醫師全力以赴，能用的儘管用，沒有限制。至於治療，幾乎沒什麼討論，只有一紙制式的風險知情同意書。由於病人對治療來者不拒，草草看過就簽字了。「就醫無障礙」已成為新的醫學倫理。因此，新的病醫關係已變得像買賣交易。我們是醫療自動販賣機，請點選機臺上提供的各種治療。你按了D3，好，我們就依此為你治療。

一位醫師只治療一個器官

就我所見，沒有人是壞人。洛克威爾畫作中的老醫師，是在較大的社會網絡之中看病人，為病人治療；而在醫學工廠訓練出來的現代醫師，只是專門治療某一個器官，而不是治療病人這個人。即使病人已經快死了，你仍可以帶著眼罩、視而不見，單單只治療一個器官，那還是容易得多！

美國內科醫學會從一九三六年到二〇一〇年，創立了二十一個專科，每一個專科都有一套複雜的工具。專科醫師就是專精某一個領域的大師，似乎能力遠超過什麼科都看的一般科醫師，收入也比較豐厚。因此，所有的醫師都努力鑽研某一個專科。我在哈佛醫學院附屬的布里根醫院當住院醫師，一九九五年共六十名醫師完成訓練，只有三人選擇當一般科醫師，其中一位後來還是決定當腸胃科專科醫師。醫師就像瞎子摸象，看不到在聽診器另一端的那個人。

同樣的，病人也會被希望蒙蔽，認為愈積極治療，存活的機率愈大。「你是不是希望我們盡力去救你妹妹？」暫時保住她的肺，並不等於讓她擁有生活品質，然而即使是好心的醫師也可能沒明白說出這點。努力搶救一個器官，很可能被焦心的病人或家屬解讀為：這個器官保住了就能恢復健康。在醫護人員忙成一團的情況下，病人如何能開口說：「等等，我們是不是可以先討論一下？」

更何況，還不知道要問誰呢。末期病人因為一個個器官衰竭了，於是負責各器官的專科醫師一一前來會診。一位得了癌症的朋友告訴我，幫她診治的腫瘤科醫師不是來看她，只是來看她的癌症。每一位醫師都基於自己專精哪一科，而提出治療建議；結果這些治療只會變多，不會變少，總有多插一支導管，或是再加上一種藥物的餘地。到最後病人都糊塗了，不知道有多少醫師在為自己治療。我的病人常跟我抱怨說，那麼多醫師來來去去，他們已搞不清楚誰是誰、來自哪個團隊。一旦新科技或治療未能奏效，那些醫師就一個個離去，不再過來了。

會診也可能使病人被蒙在鼓裡。身為緩和醫療醫師的我，有時就覺得難以呈現疾病的全貌給病人看。在目前的醫療文化之下，專精於某種疾病的專科醫師都強調，自己給病人的治療才是最重要的。例如，腫瘤科醫師會診住院中的癌症病人，即使病人已到末期，化療很可能沒有多大幫助，依然會要求病人接受化療。

儘管在自己家裡或護理之家接受安寧療護，對癌末病人有很大的幫助，但如果病人接受了像化療這樣專注於疾病的療法，則無法接受安寧療護。醫療團隊並不是同時提出化療和安寧療護這兩種選項，供病人做決定；通常是，像化療這樣的積極治療會優先提出來。提出這樣的建議給病人時，病人幾乎都會接受。因此，我會等腫瘤科醫師提出明確的意見之後，才跟病人討論更大的治療計畫，包括安寧療護。有時，我真是無法保持沉默，就會建議病人向腫瘤科團隊提問，請他們說明在這種情況之下接受化療，有何好處和負擔，然後我再提出安寧療護的選項。由於我只是會診醫師，這麼做可能讓醫療團隊覺得沒面子。但是如果病人不能掌握所有的訊息，如何做出明智的決定？

我在加護病房照顧重症病人時，總是覺得不得不請多位專科醫師前來會診——感染科可以幫助我找出最強效的抗生素，腸胃科可以找出腸道的出血點，而心臟科能判斷是否能使病人那虛弱的心臟恢復正常跳動。在這種體系之下，我們已經把對各個器官最有經驗的醫師都找來了，也知道他們的看法，這樣算是仁至義盡了吧。但那些專科醫師總是建議更多的治療。而開始治療後，這些醫師就走開了，只剩下我和奄奄一息的病人努力奮戰。其實我能做的，不外乎把病人送上臨終輸送帶，讓他的肺部充氣、把一直往下掉的血壓拉上來，直到病人死亡為止。

這就是病人要的，不是嗎？

病情愈嚴重，病人愈覺得孤獨

錯了！研究顯示，在生命末期，病人了解愈多，想要的治療愈少。有一項研究調查了二百三十位醫療委任代理人，委託他們代理的親人皆仰賴呼吸器存活。研究人員發現，臨床醫師和家屬的溝通品質愈好，則愈不傾向依賴維生系統。另一項研究指出，病人如果了解做心肺復甦術可能有哪些副作用，則比較不願這麼做。大多數人高估了病人接受心肺復甦術之後的存活率。如果知道存活率的確實數字，約有半數的人則比較不想這麼做。總而言之，如果病人比較了解治療的好處和負擔，則不再對治療躍躍欲試。

我發現，病人的病情愈嚴重，也就變得更孤獨。他們被臨終輸送帶送到冷冰冰的加護病房。雖然這裡有更多的醫護人員，但是病人與人的互動變得很少。在加護病房，很少人說話，每一個人都戴口罩、穿隔離袍，忙得不可開交。儘管病人是來這裡尋求幫助的，但是在情感上卻覺得非常孤立無助。

二〇一五年三月，網路瘋傳一張急診醫師在救護車停車位旁，手扶著圍牆，低下頭，蹲在地上的照片。他因為救不回年輕病人而悲痛到不能自已。這位不知名的醫師讓社會大眾深深感動。為什麼？我想，這是因為美國人渴望醫師真的關心病人，視病猶親。這張照片和洛克威爾插畫作品中的醫師一樣觸動我們的心弦。我們都需要這樣的醫師。

一旦死亡逼近，無可否認，最終的拋棄必將來臨。病人和家屬壓力愈來愈大，深深陷入沮喪。由於已到無可治療的地步，醫師一一撤守。病人和家屬則覺得自己被誤導了。當醫師的我們，沒時間去面對自己的不安或挫折，只能繼續照顧下一位病人。病人即使靠維生系統，生命徵象仍不穩定，醫師可能發牢騷說：「這一家人很難纏，要求很多。」家屬則認為，明明還有其他辦法可以試試，醫師為什麼不做？面對這種情況，說實在，醫師已經麻木。

醫師必須開口說出壞消息

自從好幾個月前，琳達因為心臟瓣膜出了問題，愈來愈虛弱，因此和她老公約翰去一家有名的大醫院就診。在琳達住家附近為她診治的心臟科醫師，建議她到這家大醫院，由最厲害的醫療團隊為她進行手術。術後三個月，琳達仍躺在加護病房，靠機器維生。

約翰是土木工程師，他的第二職業就是老婆的醫療發言人。他仔細研究心臟結構和心臟病療法，每天花很多時間跟醫師討論種種細節，包括生理學、實驗室數據、藥品劑量。如今，琳達面臨一個又一個可能危及性命的併發症。約翰不知道他老婆其實快死了。

六個月來，約翰都把老婆的病情和治療經過寫在電子紀錄本上，巨細靡遺。我和約翰都認識的一位朋友，把約翰做的紀錄拿給我看。我終於有機會跟約翰談一談的時候，他沮喪萬分，筋疲力竭。旁觀者清，由於他老婆有一連串嚴重的問題，恐怕已不久於人世，但沒有任何醫師告訴他這點。我盡可能用溫柔的語調說出我的意見。他聽了之後，似乎已心裡有數，沒有我預想的驚訝。我建議他找緩和醫療醫師來會診，他們的建議證實了我的感覺：持續的治療只是為琳達帶來痛苦，沒有什麼好處。約翰決定該放手了，因此要求撤除維生機器。不久，琳達就過世了。

約翰一直覺得困惑、陷入悲傷，幾年後才走出來。

雖然約翰已盡力去了解醫師提出的每一種療法，但在持續治療的忙亂下，他一直沒能面對琳達即將死亡的事實。醫師仍在盡力救治琳達，儘管如此，琳達已在臨終輸送帶上。醫師一直低頭看著病歷，沒抬起頭來看看這個可憐的丈夫，說出他最想知道的事實。醫療團隊肯定早就知道琳達不久於人世了。

多年來，我不知遇見過多少位像約翰的家屬。他們盡心盡力照顧生病的家人，也有醫療知識。他們認真研究各種療法，但是沒有醫師誠實導引，恐怕白費工夫。這種引導需要醫療經驗，大多數的醫師都有經驗，但更重要的是，他們必須能夠開口說出壞消息，重新評估照護目標。

為琳達診治的醫師，每一位都是治療某個器官的專家，然而只是見樹不見林，沒能觀照整個病人。目前，緩和醫療就是這種宏觀技能的核心。我希望有一天，每一位醫師都能擁有這樣的能力。

新運動：拒絕治療的權利

隨著病人接受高科技醫療的機會漸增，另一種抗衡的運動也逐漸生成。這種運動倡導一種非常不同的權利：拒絕治療的權利。

一九七五年，二十一歲的昆蘭（Karen Ann Quinlan）變成植物人，之後在紐澤西州的一家醫院靠機器維生。她父母是虔誠的天主教徒，認為女兒必然不想這樣活下去。但是該州法院認為，基於對人民的保護，即使和醫療委任代理人的意願相悖，醫院仍應盡力讓病人存活。莫里斯郡的檢察官甚至威脅說，如果醫院在昆蘭父母的要求下，撤除昆蘭的維生系統，則會以謀殺罪起訴她父母。紐澤西最高法院在冗長的辯論後，判定昆蘭的父母勝訴，他們有權撤除昆蘭的呼吸器。昆蘭的呼吸器移除後，又活了十年，透過永久的人工灌食管獲得營養和水分，直到一九八五年才死於肺炎。

這是有史以來第一個主張病人或其醫療委任代理人，有權拒絕維生系統的案例。這個被廣泛引用的案例是很重要的轉折點——醫師除了不惜一切代價延長病人生命，也必須尊重病人的其他選擇。有些人因而注意到醫療照護應該更細緻些，不能一味依賴技術。一種新的運動於是誕生，儘管進展不快，依然延續到今天。

幾年前，在一次家庭聚會上，我坐在泰瑞對面。她以前是緩和醫療社工，現已退休。我們就美國的臨終醫療照護，交換經驗。接著，她告訴我一個可怕的故事。

一年前，泰瑞一直在想死亡的事。雖然她身體還健朗，但親人都不在附近，因此擔心如果她生病，不能表達意見，可能會被醫療系統「挾持」，臨終備受折磨。有關瀕死前的過度醫療，她再熟悉不過。她已下定決心，萬一她沒有機會恢復健康，無法過著獨立自主的生活，她絕不想依賴機器活下去。她預立了醫療指示書，言明：

本人如有下列狀況，則不願以人工方式延長生命：（一）得了不治之症且病情將在短期內惡化、導致死亡；（二）失去意識，而且經過醫療評估將無法恢復意識；（三）治療的可能風險與負擔將超過預期效益。

接著，她告知所有親朋好友這個決定。只是人算不如天算，在她預立了醫療指示書後不久，就因胸部劇痛被送到醫院。她最恐懼的莫過於這一刻。之前，她已在腦中演練過，也記得把預立醫療指示書帶到醫院。她把醫療指示書交給急診的心臟科醫師，明確告訴醫師：「我不要接受心肺復甦術。」醫師不可置信的看著她，以為她瘋了。醫師說：「你希望我們幫你解決這個問題，而且不要接受心肺復甦術。」醫師解釋說，她得了心肌梗塞，最好利用心導管介入，做氣球擴張術或置入血管支架撐開冠狀動脈阻塞之處，並警告說，由於搶救心肌梗塞的黃金時間只有九十分鐘。時間攸關性命，片刻延緩不得。

醫師說，但是心導管介入術並非萬無一失，如果她拒絕心肺復甦術，他就無法處置。因為導管可能戳破動脈壁，其他併發症包括引發危險的心律不整、心臟輸出的血液無法正常灌流到各個器官、中風、心肌梗塞等。再者，如果阻塞得太嚴重，無法利用氣球擴張，甚至當下會決定改成開心手術。由於隨時可能會有狀況，必須要給他應變的彈性，如果她拒絕心肺復甦術，就騎虎難下。

醫師說，時間一分一秒的溜走了。如她接受這種治療，復原的機率很大，風險很小，但是她必須明確表明意願。她願意嗎？

泰瑞堅持，她不願接上呼吸器，無論如何都不願這樣。她看過太多了，就她所見，結果都不如預期。「我願意接受導管介入術，但是萬一出了什麼差錯，就不要救我了，讓我走，可以嗎？」

醫師說，不行。「我不能讓你死在手術檯上，」他說，如果她不想接受導管治療，他可以請急診醫師開給她治療心肌梗塞的藥物，但效益遠不如導管介入。說完，他好像急著要離開了。

泰瑞攔住他，「那就做吧！」她說。於是她被十萬火急的推到導管室，因為從心肌梗塞的病人進入醫院、到施行氣球擴張術，必須在九十分鐘之內完成。結果一切順利。泰瑞不必使用呼吸器，過了週末就可以出院了。儘管如此，她還是滿懷恐懼，因為在治療過程中，她可能變得沒有聲音，不能表達自己的意見，也沒有選擇的餘地。這個醫療體系讓她覺得很無助。

你要上船、還是下船？

許多專科醫師，如心臟科醫師和外科醫師，都會要求病人二擇一：「如果你不照我的方式，那就不要找我治療了。」這就像是開關。如果同意接受手術，那就不能拒絕心肺復甦術，也不能要求緩和醫療諮詢。反之，如果病人決定不接受心肺復甦術，就像前面提到的Z太太，就不能接受較積極的治療，儘管能緩和症狀或是延長生命也不行。

如果出了差錯，不如預期呢？儘管醫師已經盡力，她還是被送到加護病房，靠機器生存，那該怎麼辦？這不是她極力避免的噩夢嗎？她預立的醫療指示書何時能生效，以撤除維生系統？這種事真的發生過嗎？

泰瑞既已預立醫療指示書，你可能想知道：為什麼泰瑞的心臟科醫師不願照她的心願去做？我不知道這位醫師的動機，但我想，這可能和「三十日死亡率」的手術統計數字有關。醫療體系會統計每一位醫師的病人術後三十日內死亡的比率，藉以評估醫師的能力。聯邦老人醫療保險（Medicare）和各州的衛生署都會參照這個比率來支付醫療費用，讓民眾了解：某一醫師或某家醫院的表現，是否低於該州或全美國的平均值。

理論上來說，病人在考慮接受手術時，會選擇病人死亡率最低的醫師或醫院。問題是，這種統計數字不但會衝擊到醫師生涯及其服務部門的聲譽，也會阻礙醫師提供以病人為中心的醫療。有報導曾指出，由於外科醫師擔心「三十日死亡率」會變高，直到術後第三十一日，才願意讓病人接受緩和醫療諮詢；在此之前，則會想盡方法讓病人存活。我們不禁要問：醫師在做治療決定時，主要是考量到自己的名聲，還是病人的需求？

臨終輸送帶：從插管、到氣切與胃造口術

病人第一次插管，通常是在慌張忙亂之下，例如呼吸困難被送到急診室、或是住院期間突然呼吸窘迫。暫時從口腔插管、建立人工呼吸道是適當的做法。如果對病人及其意願一無所知，當然還是先救命再說。

雖然插管後，命救回來了，病人卻可能因此走上一條不歸路。對快死的病人來說，這一刻猶如踏上臨終輸送帶的第一步。我們成功擊退死神，延長病人生命，因此要撤除病人的呼吸器幾乎就像褻瀆神明。兩週後，病人來到下一個關口：氣切與胃造口術。

插管只是暫時的，最好在兩週內拔除。過了兩週，內管前緣的氣球會對脆弱的氣道造成永久損傷。這也就是為何病人若已插管兩週，仍無法自行呼吸，通常就得接受氣切，以便和呼吸器建立一個比較永久、穩定的連結管道。

氣切通常必須在開刀房中進行，醫師會在甲狀軟骨（喉結）中央切一個開口，直接把氣切管插進去，如此一來，管子就不必經過口腔和咽喉。氣切管是利用繫帶固定在病人頸部側面。氣切管和臨時的插管一樣，都必須與呼吸器連接，但氣切管比較牢靠，病人也會比較舒服，咽喉不再一直插著塑膠管，清潔口腔會比較方便，也能從嘴巴進食。

至於胃造口術，則是取代暫時性的鼻胃管，在病人腹部打一個通至胃內的小洞，再把灌食管從腹部直接插入胃內，以補給營養。儘管這條插入胃部的塑膠管和氣切管可長期使用，很多病人再也離不開這些管子，直到死亡才得以撤除。

任何重大的醫療介入處置，都該根據病人的情況、價值觀和意願，進行審慎的評估。有時因為情況危急，醫師急著救人，醫療處置就像反射動作——例如病人血壓高到致命，就會立即設法降壓，或是病人送過來的時候已呼吸窘迫，儘管病人身分無法辨識，第一個動作還是插管。不管如何，病人若是已接受兩週插管，接下來是否要氣切或是進行胃造口術，都該仔細評估。

氣切和胃造口術的影響甚巨，如果病人考慮接受這樣的處置，也該和醫師長談，或許也可詢問緩和醫療專科醫師的意見。這可不是「一個在知情同意書上簽字，另一個就動手術」那麼簡單。其中還有一大陷阱：靠機器存活的病人，通常手臂必須綁起來，以免病人扯掉呼吸管或導管；而且，插進病人身體以輸送氧氣或營養物質的塑膠管，也是細菌入侵的捷徑，因此病人的肺、或是膀胱、腎臟和皮膚，很容易反覆感染。

在病人已接近死亡之時，不管是醫師、病人或是家屬，都難以接受全面撤退。這也就是為什麼幾乎沒有人放棄積極治療。醫師盡可能利用醫療資源，家屬全力支持，病人也願意冒險一試，開刀房預訂好了，醫師將組織切開，處理完畢後，縫合好。一旦手術完成，風險也克服了，對醫療團隊而言，接下來竟要放棄維生處置，簡直不可思議。他們好不容易才讓病人活下來，與維生機器建立共生關係，如何能撤掉這些管子？對家屬來說，手術明明已成功救回家人一命，如何能倒退？

為什麼會這樣？我想，一個原因是家屬在這種醫療介入扮演關鍵角色。插管的情況比較單純，如果情況危急，醫師要求插管，病人和家屬都會配合，反正插管幾乎不會對病人造成永久傷害。但是氣切和胃造口術就嚴重多了，而家屬竟會同意醫師在親人身上切開一個洞，然後把管子插進去。或許因為家屬別無選擇，再者他們相信這種管子的力量。

然而，這些管子插進去之後，就一直在那裡了，直到病人死亡。由於病人離不開呼吸器，而且必須由有經驗的人員來管理、維護機器，因此病人就得待在加護病房、長照機構或護理之家。一旦你身上插了管子，幾乎回不了家。其他風險包括：再也無法嘗到食物的滋味、大小便無法自理、不能自己洗臉、刷牙、洗澡；看護在你的病房看遊戲節目，你也無法關掉電視。你失去尊嚴。你將在病房孤伶伶死去。

如前所述，插管兩週後，就會面臨是否接受氣切或胃造口術的關鍵點。但是病人或家屬往往沒和醫師討論清楚，就接受這些處置。當然，醫師會明白告知風險，但病人或家屬還是在知情同意書上簽字，卻未討論更基本的風險。

醫師這邊有難言之隱，特別是他們缺乏溝通訓練，不知如何傳遞壞消息。此外，如果胃造口術或氣切是病人或家屬要求的，醫師不會被同事責難，也不會挨告。從生理學的角度來看，這麼做是合理的，也代表積極救治病人，讓病人活下去。

然而，儘管有些人可接受永遠靠呼吸器存活，仍有很多人認為這是被凌遲的噩夢。若是病人有這樣的恐懼，醫師就必須誠懇跟病人談談。

三大處置：呼吸器、餵食管、心肺復甦術

我曾經照顧一位因史蒂文斯—強生症候群（Stevens-Johnson syndrome）而瀕臨死亡的病人。這種病症會導致皮膚脫落、壞死、黏膜靡爛，就像受到燒燙傷。好幾個星期以來，她因皮膚潰爛、出血，每天都需要輸血。由於她的病情很糟，可能撐不了幾天，醫療團隊告訴她兒子，萬一她心臟停止跳動，不要做心肺復甦術比較好。醫師說，這只是恐怖的折磨，一點幫助也沒有。但她兒子堅持要做，他告訴主治醫師：「非做不可，如果不做，我就告你。」儘管主治醫師把這個案子送交倫理委員會，病人還是在開會做出決定的前一星期病逝了。死前一刻，胸部被按壓到血淋淋。醫師真的不願這麼做，但在病人兒子的堅持下，還是做了。

美國人認為有些醫療處置是他們享有的權利，不管醫師是否認為這些處置有助益。我稱之為「三大處置」，也就是呼吸器、餵食管（鼻／腸管）以及心肺復甦術（包含電擊和胸部按壓）。第四個處置也許是血液透析（洗腎）。大多數的醫師覺得，如果病人或家屬堅持要做，他們難以阻止。這些處置不但被視為權利，事實上已成為死前的儀式。

似乎其他科的同事比較沒有這種不得不做的壓力——如果病人神經預後不良，家屬並不會強迫心臟科醫師為自己的親人電擊去顫；如果病人頭部出血，但我的神經外科同事認

為手術沒有幫助，則會拒絕開刀，即使病人可能因為持續出血而死亡；各部門的外科醫師也是，如果他們認為手術沒有助益，就有權刪除手術的選項。但在加護病房，如果家屬堅持要讓病人使用維生機器，我們往往無法拒絕。

我不確定為何會如此，但我相信主要原因可能有兩個。首先，就算病人顯然已經快死了，沒有人願意擔負病人死亡的責任。就拿呼吸管來說，你只能選擇要插，或是不插。插了之後，病人就能繼續呼吸，存活下去；不插的話，病人就會死亡。這可說是一翻兩瞪眼的決定。因此，如果拔掉呼吸管、撤除維生機器，參與這個決定的醫師就可能遭誤會，說這樣的決定導致病人死亡。我們可以理解，很多家屬都不願撤除病人的維生機器。儘管病人不願靠機器活下去，不知有多少家屬對我說：「我無法下決定撤除呼吸器。」不管是醫師或病人家屬，要做出撤除的決定，需要很大的勇氣、道德與品格的力量，只要有一個人堅決反對，就會陷入天人交戰。

另一個關鍵是知識。一般人知道呼吸器是做什麼用的，也了解為何要用餵食管。每個人都知道，沒有氧和營養，人就無法存活。而且，幾乎每個人都在電視影集《急診室的春天》裡，看過醫師一聽到藍色警報就立即行動，以電擊和胸部按壓，把病人從鬼門關前拉回來。但根據統計數字，接受心肺復甦術的存活率其實很低。對我們診治的病人而言，心肺復甦術常常沒有好處，而餵食管更可能使很多病人受到傷害。強行把人工營養物質注入垂死病人的胃裡，很可能導致吸入性肺炎。然而，很多人都不知道這些事實，甚至施行這些處置的一些醫師也不知道。如果醫師主動提供這樣的治療，一般人怎麼知道這是不適當的？我的一位同事是生命倫理學者，他指出這種醫療介入方式已經過時，就像歷史文物，該送進博物館了，已有愈來愈多醫學文獻證明這些處置有害無益。

大多數人都不知道用電擊器去顫，電擊板可能會黏在皮膚上。一般人也不知道腦出血要緊急手術打開頭蓋骨，以減輕顱內壓力。說到前述三大處置，很多人只是一知半解，這樣的知識可能會害慘了病人。

「我要你盡一切努力」的慘劇

三十九歲的查爾斯有病態肥胖的問題。他有很多兄弟姊妹，由於他是老么，家人一直把他當作寶貝。他重達三百六十三公斤，至少一年沒下床。他的體重一直增加，是多個因素相加、惡性循環的結果，包括槍傷造成的肢障、憂鬱症和不良飲食習慣。

病態肥胖會引發很多健康問題，通常從氣管受到壓迫開始，特別是在睡眠的時候，接著一連串的器官出現功能障礙，就像骨牌效應。

查爾斯住進紐澤西州這家醫院的加護病房時，已經有多重器官衰竭的跡象。他心臟無力、雙腿水腫、加上慢性潰瘍，組織液不斷從繃帶滲出。身軀沉重加上慢性病，查爾斯幾乎長年臥床。過去一年，除了曾回家幾天，大多數的日子都待在病房。住院診斷結果也愈來愈嚴重。早先是呼吸問題或低血壓，只要在加護病房住幾天，就可轉到普通病房；最近幾次住加護病房的時間則很長，有時甚至要用呼吸器。上次住進加護病房則是已出現敗血症。感染源一直是謎，因為他的身軀過於龐大，進不了電腦斷層掃描儀。通常，要為病態肥胖的病人做電腦斷層掃描，我們會把病人送到附近的動物園，利用獸醫的儀器。但查爾斯情況不穩定，我們不能把他送過去。我們利用點滴給他輸液和抗生素，雖然一開始有些幫助，不久還是撐不了，他的血壓一直往下掉，情況看來不妙。

在我接手照顧這位病人的前一天，他開始腸胃道出血。出血點一樣難以斷定。若能利用電腦斷層掃描腹部，找出腸道壞死的地方，應該會有幫助，但是他現在更嚴重了，根本無法移動。查爾斯血壓太低，我們已經用點滴給了三次的升壓劑，且劑量用到最大了。心電圖顯示他的心跳不規則——這是心臟衰竭的前兆。此外，他的腎臟也不能作用，因此他已接受血液透析。由於查爾斯的心臟負荷過大，血液回流受到影響，無法回流的血對肝臟形成很大的壓力，造成肝功能異常。肝臟是製造凝血因子的大本營。肝功能差，出血就會更加嚴重。

我的團隊第一次向我報告查爾斯這位病人的情況，我就知道這將會是一場硬仗。打從一開始，我們就知道不可能利用手術找出出血點，為他止血——因為病人不能做電腦斷層掃描，外科醫師無法幫他開刀，特別是他的情況很不穩定。我明白這位病人非常棘手。根據我的經驗，多重器官衰竭、加上止不住的大出血，只有一個結果：死亡。

我告訴我的團隊，病人預後看來凶多吉少。有幾個人點點頭。我問他們，病人知道自己的情況嗎？眾人無語。過了一會兒，住院醫師才打破沉默，說道：「我們已經跟病人和家屬談過，但他們一直說，希望我們盡一切努力。」我告訴他們，由於病人情況很糟，一般心跳停止的積極處置對他很可能沒幫助。更何況，他還沒插管。他現在用的只是BiPAP面罩，很快就不行了。下一步該怎麼做？我們該幫他插管嗎？

「我來跟他談談吧，」我說。

我一走進查爾斯的病房，就發現我見過他。他在幾個月前住院時，我曾照顧過他。之前，他還能對我微笑。現在，氧氣面罩下的那張臉已被焦慮扭曲。我走到他身邊，我的不織布隔離衣窸窸窣窣的擦過病床。我把戴著手套的手放在他的肩膀上，跟他打招呼：「哈囉！」從他的表情看來，他認出我了。

「查爾斯，你還記得我嗎？」我問。他點點頭。「我幾個月前照顧過你，」我停頓了一下，然後才說，看到他病得這麼嚴重，我實在很難過。我還說，我擔心這次似乎不容易過關，「醫師已經盡力了，但是你的情況似乎愈來愈糟。」

「但是，我不想死，」他的眼睛睜得斗大。

「我也不想讓你死，」我說。我停了一下，又說：「但是因為你的狀況實在不好，所以我必須跟你討論，看下一步該怎麼做。」

他哀求我：「拜託，我真的不想死。」

我站在病床旁，幾位住院醫師在我後面。我覺得無能為力，我救不了這位病人。查爾斯還年輕，家人都很愛他，他拚命想活下去，但我就是救不了他。儘管我有很多高科技的工具、我對人體生理學瞭如指掌，我也很想讓他活下去，但我真的做不到。跟在我後頭來加護病房學習的住院醫師和醫學生，看到這種情況，也不得不承認醫療科技再怎麼神奇，也有失靈的一天。

我深呼吸，然後跟他說實話。我再怎麼痛苦、再如何難以啟齒，還是得告訴他，死亡已經逼近。我問他，現在，對他來說，最重要的是什麼？跟家人在一起？希望舒服一點？還是看看孩子？然而，查爾斯不肯討論這些，只是一直說：「讓我活下去，我想活下去。醫師，拜託，我知道你能讓我活下去。」

在加護病房，病人這樣指示「我要你盡一切努力」，往往讓醫師無言以對。當然，我們有很多東西可以提供，也很重視病人的要求。然而，關於治療目標的重要討論，常常談不下去。醫師覺得應該依照病人的要求，尊重病人的自主權，但是加護病房的病人往往很害怕，甚至深陷恐懼，特別是在聽到壞消息的時候。在那種情況之下，我認為不能把病人的話當成聖旨。病人要我們盡一切努力，盡最大的努力，如果這樣的努力沒有多大幫助，我們就該給病人多一點時間、多一點機會，來適應面對死亡的驚愕和沮喪。我已了悟，常常病人或家屬懇求我盡一切努力的時候，他們的意思其實是希望我們陪伴在他們身邊，不要拋下他們，他們希望藉由我們的幫助，獲得舒服與平靜。

這時，他們尋求的治療是有尊嚴的離開人世。當然，有人不是這樣。這些人認為治療的價值在於延續生命，即使這樣活著只是痛苦。但就我的經驗來說，這樣的人其實很少。因此，在病人瀕危時，我會告訴病人，我可以怎麼陪伴他、照顧他，直到最後一刻來臨。但是查爾斯一直像唸經一樣，說道：「醫師，拜託，救救我。我知道你能救我。」我了解，我得說得更具體一點。他現在非常嚴重，也許今晚心臟就停止跳動。

我真的不想給查爾斯更多的困擾和痛苦，但我真的需要從他口中得到明確的答案。查爾斯堅持「我要你盡一切努力」，那很可能觸發種種激烈的急救處置，而這些處置對他來說，只會造成傷害——胸部按壓會壓斷他的肋骨、電擊會燒焦他的皮膚，至於插管，肥胖病人頸圍大，失敗的風險很高。查爾斯真正想要的是什麼？就算過了這一關，他能接受靠機器存活嗎？能忍耐多久？一天？一個星期？還是一個月？他能忍受家人不在身邊嗎？如果痛苦不堪呢？不能獨立活下去呢？他必然會在急救中死亡，在人世的最後印象則是喊叫聲和驚恐。他大可選擇家人坐在他床邊，靜靜握著他的手。我希望他能覺悟，有機會安詳離去。每一個人都該有這樣的機會。

但是查爾斯無法或不願跟我談。不管我提出什麼處置方式，用何種方式提出問題，他只是說：「拜託，救我。」

「如果你依靠呼吸器活下去，你願意嗎？」

「醫師，救我。」

「萬一你心跳停止，我認為我們不該做胸部按壓。」

「救我吧，醫師，你知道你能救我。」

他只是哀求我讓他活下去，其他的，什麼都不肯說。他到底要我怎麼做？他現在神智清楚，可以自己做決定。在現今的醫療文化之下，如果他不做決定，就還需要給他各種治療。我帶的住院醫師認為該怎麼做，我們已有很多訊息可參考。我們走出病房時，一位住院醫師帶著焦慮和沮喪的語氣跟我說：「他要我們盡一切努力。家屬也都同意。沒問題，我可以幫他插管、為他做心肺復甦術。這就是他想做的。」

她沒問題，我有問題。至少，現在還不行。

「我要你盡一切努力」這幾個字到底是什麼意思？很多醫師在這樣的指示下，真的卯足全力搶救病人——不斷按壓胸部，打了腎上腺素和碳酸氫鈉，一百焦耳、二百焦耳⋯⋯

電擊再電擊。有時花了十五分鐘，有時努力了三十分鐘或更久，總是希望能夠起死回生。

這都是以病人自主的名義做的「尊重病人的意願」，因此是合乎人道關懷的做法。儘管我很擔心病人做出錯誤的選擇，他在恐慌之下出現的幻覺，只會為他帶來更多痛苦，但要他放棄急救，似乎很殘酷。我不能要他放棄，只好把他交給住院醫師。我很無奈的聳聳肩，繼續看下一位病人。

那日稍晚，有位住院醫師來找我。她想知道我們能否連絡外科醫師，看他們是否願意考慮為查爾斯開刀。「他一直在出血，」她說：「現在只能開下去止血。」出血就像水龍頭漏水，通常不會自行停止。他已在垂死邊緣，在沒有電腦斷層掃描的導引之下，要切開那麼厚的肌肉和脂肪層，風險實在太大。

她提醒我：「但這位病人要我們盡一切努力。這是唯一的選擇。」

「還有死亡！」我說。她無話可說。我可以感受到她的無能為力，我了解。我也覺得很難受，我真的無法為這位病人解決問題。

到了第二天早上，查爾斯已無法溝通，必須由家人來當醫療委任代理人。我在加護病房長廊盡頭的會議室，跟他們討論。這是個大家庭，查爾斯有很多兄弟姊妹，加上他們的成年兒女。他們都來了。我很簡要的做了說明，讓他們了解查爾斯的病情快速惡化，恐怕很快就熬不下去。我說，萬一他心跳停止，為他做心肺復甦術只會帶來更大的傷害。我解釋說，他要求心肺復甦術，恐怕是因為他不知道還能有什麼做法。我提出另一個方案，也就是盡量讓查爾斯舒服一點，不要讓他接受心肺復甦術等痛苦的處置。我講完後，他的家人驚愕到不知道說什麼。但我想，他們只聽到我說的前半段話——也就是查爾斯快死了。接著陷入一團混亂。查爾斯的一個堂兄弟開始對我吼叫、咒罵，「你最好為他急救！聽到了嗎？你們當醫師的，應該盡全力救他！」我在為自己辯護時，他的一個哥哥跟我爭吵。其他人開始叫囂，有人甚至從桌子的另一邊爬過來，撂狠話，幾乎要出手打人。我趕快叫住院醫師出去，然後呼叫警衛。

這時，我決定撤退。我想，我要是再提出心肺復甦術的問題，只會更糟。查爾斯和他的家人依然執迷不悟。現在，我們只能計劃該如何全面防禦。不管如何，我們還是得把這位病人送上臨終輸送帶。

接下來幾天，每次跟夜間值班醫師交班，我總覺得是把燙手山芋丟給別人。為查爾斯急救，無異於給他迎頭痛擊。每天早上，我在查房時，看他情況愈來愈糟，知道他前一晚如何心律不整，又輸了多少血。看他死前受到這樣的折磨，我實在於心不忍。我曾說過這樣的誓詞：首先，勿傷害病人。很遺憾，我無法做到這點。很遺憾，在這位病人及家屬的堅持下，我的急救處置只會為他帶來傷害。

我看不出有任何解套的辦法。教科書告訴我們，如果我們覺得治療計畫與自己的道德觀與醫學觀不符，最好把病人轉給其他醫師。但那是教科書，不是現實。所謂己所不欲，勿施於人。我為何該把自己不願做的事推給別人？如果我的同事也不願這麼做呢？

到了週末，鮮紅的血開始從查爾斯的鼻胃管流到牆上的抽吸罐。幾乎有好幾杯的量。雖然出血速度很快就慢下來了，但查爾斯的消化道頂端和最下方仍在出血。只好輸更多的血，並給他更多的凝血因子。他身上貼了許許多多的OK繃。最後，實驗室告知我們，血液和凝血因子的庫存快不夠了。對創傷中心來說，這樣實在很不妙。到了某個時候，實驗室必然不會再供應給我們。醫院不會讓我們繼續把如此珍貴的醫療材料，用在垂死的病人身上。聽到這個消息，我倒是鬆了一口氣。我擋不了那三大處置，或許情況發展到這個地步，家屬終於能睜大眼睛看清楚，治療之門一扇扇關閉了。

實驗室還是供應到最後，而查爾斯在心臟停止跳動之前，接受了積極急救，包括心肺復甦術和電擊。儘管同事知道再怎麼努力也沒用，還是用兩百焦耳為他電擊多次。不知道急救那時，他是否還有意識。

那天，我沒值班，但這種情況，我不知已看過多少次，將來必然還會看到更多。此時此刻，呼吸器、餵食管和心肺復甦術這三大處置，在美國仍有神聖不可侵犯的地位。如果病人要求，我們通常還是會提供給病人。由於查爾斯不斷求我們要盡一切努力，我們不得不照他的話去做，但這樣的結局也許比死亡本身來得糟。

永遠回不了家的病人

去年我去醫學院友人住的城市開會，順便和他共進晚餐。我們就像把錄影帶快轉，追憶過去二、三十年的生活點滴。

雖然我們倆都曾在胸腔科受訓，之後卻走向不同的道路。我一直在大醫院工作，他則大都自行開業，同時也在長期急性照護機構（long-term acute care facility, LTAC）擔任顧問醫師。雖然多年來，我已把很多依賴呼吸器的病人轉到長期急性照護機構的呼吸病房，我竟未曾踏入長期急性照護機構一步。那些機構和醫學中心猶如兩個世界。我沒有理由去那裡參觀。我想，我知道我在那裡會看到什麼，而且我根本不想看。這位友人描述的和我的想像完全一致。

他說，那裡的環境就像工廠，一個又一個安靜無聲的人，躺在相鄰的房間，機器呼呼在運轉。他幾乎沒看過家屬來探視，而他的病人通常沒有意識或無法溝通。我想起很多在加護病房長住的病人也是這樣。起先家屬常來探視，後來見復原無望，就愈來愈少來了。畢竟每天探視舟車勞頓，更何況看了也只是痛苦。不管如何，儘管家屬沒辦法來，病人的身體常常還能撐很久。

友人接著描述說，他的病人一般都是老人，長期患病，得靠機器存活，通常不會有絲毫意識上和行為上的反應。他說，照顧這些永遠回不了家的病人，讓人倍感心酸。在這一具具日漸衰毀的軀殼上，重複進行一樣的處置，你只覺得心灰意冷。

我在加護病房照顧的病人，如果情況穩定，也做了氣切，出院後就會被送到長期急性照護機構的呼吸病房。雖然有些人最後可以脫離呼吸器，甚至回家，但是大多數的病人，特別是慢性病、轉移性癌症、過於虛弱的，則會一直待在那裡，直到死亡。萬一出現急症，像是泌尿道感染、嚴重壓瘡（褥瘡）或是呼吸器相關肺炎，都還可以治療，長期急性照護機構就會再把病人轉回來加護病房，等情況穩定，再回長期急性照護機構。即使這些病人依然沒反應或是依賴呼吸器，但若能使他們情況穩定，我們這些在加護病房工作的人就覺得像打贏一場勝仗。不過，我確實從沒去過長期急性照護機構，看這些與機器共生、在無聊中默默受苦的病人。

聽友人的描述，教我不寒而慄，希望能多知道一點。我查到的資料，讓我倒吸了一口氣。從一九九七年到二〇〇六年，長期急性照護機構收治的病人數，從一萬三千人飆升到四萬人以上，足足增加為三倍。在這四萬人當中，有百分之三十是部分或完全依賴介入處置，如呼吸器；有百分之五十以上的病人長期依賴呼吸器。到二〇一〇年，在美國長期依賴呼吸器的病人，已超過十萬人。這個數字還會繼續上升。

最讓我不安的是，根據一項針對一百二十六位氣切病人所做的研究，顯示醫師和照護者的預期大有不同。對很多病人來說，接受氣切那一天，就是依賴呼吸器的開端。對病人預後，家人和照護者比較樂觀，醫師的看法則比較保守，例如：預期病人在一年後仍會存活（百分之九十三的家人和照護者如此預期，百分之四十三的醫師如此預期），預期能獨立生活（百分之七十一的家人和照護者如此預期，僅有百分之六的醫師如此預期），以及預期生活品質良好（百分之八十三的家人和照護者如此預期，僅有百分之四的醫師如此預期）。雙方的預期顯然差距很大。我了解我也是把這些病人送上臨終輸送帶的人，把他們送到悲傷的終點。但我有其他選擇嗎？從某個角度來看，長期急性照護機構就是臨終輸送帶的倒數第二站。除了那些機構，哪裡還能容納源源不斷輸送過來的病人？

就算是世界級的醫院，也是臨終輸送帶系統的一環；儘管重病病人能在這樣的醫院接受最好的診治。畢竟，醫院不管有意無意，常會給無助的病人虛假的希望。

這種醫院有精湛的設備、高超的醫療技術，可以處理很多複雜的情況。不少病人都受益於他們提供的治療。但只要有這樣的醫院，他們就會告訴你：總有下一站，總有什麼可以嘗試的。滿懷希望的病人從各地飛到醫院附近的機場。醫院會派廂型車來接，把病人送到醫院治療。很多病人大老遠來到這裡，因為家鄉的醫師已無計可施。還有一些病人則是在確診後，立刻下定決心，來這裡尋求最專精的治療。他們進入像大飯店一樣美侖美奐的建築物，大廳飄揚著豎琴聲，自助餐廳供應的都是珍饈美饌。各科醫師被召喚來到病人前面，他們抓抓下巴——但就像對待約翰和琳達，最簡單的事實常避而不談。

在我看來，這些在醫療最前端的醫院，有責任要對病人誠實。但就像約翰和琳達，既然尋求最積極、最棒的醫療團隊之助，很難按下停止的按鈕。

長期急性照護機構的呼吸器，只是延長氣切病人性命的手段；那些給人希望的豪華醫院，更是不擇手段要讓病人活下去。兩種機構都讓脆弱的病人，對這個醫療體系產生不切實際的期待：在最後一刻扭轉病情、奇蹟康復。但這不是陰謀，也不是詐騙，只要你蓋出這樣的機構，病人就會魚貫而來。輸送帶會把病人送到這裡，這裡需要打造裝卸碼頭和倉儲設備。我們蓋好這樣的機構，病人自然就來了。

醫護人員的臨終選擇

對「臨終過度醫療」這齣劇碼，我們這些在加護病房工作的醫護人員，總是坐在第一排的座位觀看。我已聽過很多同事憂心忡忡說道，他們不想在臨終時，受到那樣的折磨，但我很少看到有人真的採取行動，預防有一天走到那一步。

幾年前，我參加一場叫做「正念加護病房」的研討會。主持人是德高望重的加護病房醫師李維（Mitchell Levy）。這位醫師也是佛教徒。參加的醫師很少，大多數都是女性護理師。但是看到這麼多加護病房醫護人員齊聚一堂，尋求解套的辦法，我很感動，覺得這就像一種新希望。

午休時間，我和幾位加護病房護理師一起吃飯，分享自己照顧病人的經驗，特別是臨終病人。我們感嘆，現在過度醫療已是家常便飯，不知哪天會輪到自己。

這時，一位幾乎沒說過話的護理師低聲說：「我已經刺青了。這種事不會發生在我身上。」我一時反應遲鈍，不知道她的意思，於是問道：「你說什麼？」她小心翼翼的把襯衫上面拉開一邊，露出左胸上方的花體字：「No Code（拒絕急救）」。我盯著那刺青，目瞪口呆。我聽過很多同事放話說要刺青，但這次真的看到有人付諸行動。

雖然我們給查爾斯那樣的治療，其他病人大都也接受那三大處置，但我認識的醫護人員大抵不會接受這樣的治療。其他醫師也注意到這一點。二〇一一年，洛杉磯有位退休家庭醫師穆雷（Ken Murray）在論壇上發表了一篇文章，隨即被人大量點閱、分享而爆紅。他說，他發現他的醫師朋友選擇的死法和大多數的病人不同。這個現象令人震撼：為什麼照顧臨終病人的醫師，不願像自己的病人那樣死去？

穆雷醫師那篇文章講述的，是發生在他朋友身上的事，但之後有人開始追蹤研究。二〇一四年五月，史丹佛大學的研究人員佩里亞柯（V. J. Periyakoil），調查了近一千位即將完成專科訓練的年輕醫師。每十位幾乎就有九位表示，他們在臨終前不願接受心肺復甦術等急救。其他研究也發現，我們做醫師的人，甚至不再主動提供這樣的選擇給病人。

最近，《美國醫學會期刊》發表了兩項有關醫師自身臨終選擇的研究，比較醫師的選擇和其他人有何不同。雖然研究顯示的差異比我想的要來得小，但確實有所不同。和一般民眾相比，醫師較少在醫院或長照機構病逝，且醫師在死亡之前住進加護病房的也比較少。醫師的臨終選擇確實和病人不同（或許護理人員也是如此）。我們雖然「不惜一切代價」救治病人，但是輪到自己病危的時候，則不想接受那樣的治療。

我和穆雷醫師有相同的憂慮。我相信我有許多同行也是。眼睜睜看著別人受折磨，我們心裡真是不好受，特別是自己出手，讓病人受折磨時。我們都覺得自己像是裝配線的員工，我們接收到的唯一命令，就是讓輸送帶繼續往前走。我們沒有其他技能或訓練，可以找出另一個辦法。

如果我們注意看，就會發現自己在傷害病人，而不是幫助病人。我們不得不面對這種道德困境——這就是行醫最悲哀的地方。

醫師怎麼不見了？

友人八十歲老母最近去世。老太太不但有帕金森氏症，還加上乳癌復發，癌細胞已轉移到全身。在她死亡前兩個月，她的腫瘤科醫師又幫她做化療，並稱之為「緩和化療」。她的醫師說，這次做化療不是為了消滅癌細胞，而是為了增進生活品質。其實，對惡化很快的轉移性癌症來說，這麼做不但沒好處，反倒會造成傷害。此外，只要正在接受化療，不管是不是「緩和化療」，就不能接受能減輕種種不適的安寧療護。

因此，這次化療沒有幫助，並不讓人驚訝。事實上，她似乎變得更虛弱。去世前三個星期，她告訴腫瘤科醫師，她不再接受治療。她無法想像再做一次化療。腫瘤科醫師答應了。接著，家屬要求讓她接受安寧居家療護。

兩天後，她躺在家裡的床上，覺得舒服多了。安寧緩和護理師在她家進進出出，她的孩子也都從外地飛回來看她。她對兒子說：「我想，我的腫瘤科醫師可能不怎麼喜歡我，才會逼我一直做化療。」

這是個既鮮明又悲傷的故事。老太太經過多年的積極治療，最後覺得被她依賴的醫療體系拋棄了。的確，現在安寧療護團隊正在照顧她，家人也在她身邊，但先前為她診治的那些醫師呢？那些腫瘤科醫師、一般科醫師……他們陪伴她走過最黑暗的患病時期，在她沮喪時給她希望，但現在怎麼都不見了？他們不是為她看病、照顧她的醫師嗎？或者，他們眼裡只有癌症，一旦她的癌症到了無可治療的地步，就撒手不管了？她一向信賴他們，現在最需要的也是這些醫師的關心，但他們卻不見了，只是把她交給安寧療護團隊。

紐約西奈山醫院緩和醫療醫師邁爾（Diane Meier）說得一針見血：問題在於，有些醫師認為如果不再針對疾病積極治療，等同放棄。邁爾醫師說，她曾經和一位腫瘤科醫師合作，共同照顧一位轉移性腦癌的末期病人。那位腫瘤科醫師提議讓這位病人做化療，但他也對邁爾醫師坦白，他知道化療不會有效果，然而如果不給病人化療，病人可能會有被拋棄的感覺。幸好，那位腫瘤科醫師懸崖勒馬，讓病人回家，接受緩和醫療照護。但是還有很多病人的醫師，根本沒跟緩和醫療的醫師合作，這些病人該怎麼辦？我知道很多醫師為病人治療，不是為了療效，只是要讓病人感覺到他們的關心。我也做過這樣的事。

友人八十歲老母就困在「多多益善」的框架中，其實她自己的判斷已經足夠，但她就是不相信自己。所以，她還是要兒子幫她預約那位腫瘤科醫師的門診，再討論她的決定。她甚至對兒子說，如果她覺得身體好一點了，也許考慮再做一次化療。諷刺的是，預約門診的前一個星期，她就過世了。在目前的醫療體系之下，病人覺得被拋棄的原因很多，最悲哀的一種就是病人已把積極治療的價值內化，失去內心的羅盤，最後放棄自我。

第四章

幻想的共犯

如果醫師只提出統計數字，沒說明預後的情境和現實，等於是幻想的共犯，讓病人誤以為希望就在眼前，不久就能康復。

這叫「保護我的病人」？

幾年前，外科醫師請我去會診一個腹部中了數槍的年輕人。我在加護病房看到他時，他已在那裡躺了七個月。外科醫師跟我說：「拜託，幫他處理一下疼痛的問題。現在還不能跟他談治療目標。」

外科醫師難得找我們會診，只要是他們的病人，很少會讓其他科的醫師插手。以我的經驗來看，病情比較嚴重的外科病人臨終之際，多半痛苦不堪，身上插著好幾條連接機器的管子，疼痛難耐。我想，這樣的病人最需要緩和醫療醫師的協助，只是外科醫師極少找我們幫忙。如果外科醫師肯開口請求協助，我們當然會盡全力。

但就這次的情況而言，顯然病人的疼痛問題只是冰山一角。這個年輕人有四名子女，他的人生已經毀了。他下半身癱瘓，消化道遭子彈破壞，沒有復原的可能。由於無法透過嘴巴進食，以獲得足夠的卡路里，過去七個月來皆仰賴點滴，輸注身體所需的營養物質。他一直消瘦，現在已瘦成皮包骨，就快活活餓死。也許他的生命只剩幾個星期或幾個月，但治療列車已經啟動，就不會停下來。

我問外科醫師，除了疼痛處置的問題，我能跟他談更進一步的問題，讓他知道他即將死亡的事實嗎？雖然這是令人難過的事，但他總得有心理準備，想想生命的最後時光要怎麼過。

「不行，」外科醫師說：「這樣他就放棄了。」她站在通往病房的玻璃自動門前。我說，病人也許想知道他目前的情況究竟如何，才能好好跟孩子溝通和告別。

「不行，我一定會想辦法讓他撐過去，我不希望他陷入沮喪，」她說。

但這不合邏輯。我求她：「拜託。」

「我真的必須保護我的病人。請你不要影響他，」她說。接著，她就客客氣氣的請我不要再管這位病人的事。

之後，我沒再照顧這位病人，但是緩和醫療社工艾倫，依然待在照顧這位病人的團隊裡。病人又撐了幾個月，大部分的時間都在加護病房，非常虛弱，不時需要用呼吸器。直到死前，他一直在「接觸隔離」的狀態中，皮膚貼在骨架上，身體脂肪和肌肉像被吸乾。原本負責照顧這位病人的外科醫師已離職，到另一家醫院服務，因此這位病人由其他主治醫師診治。但治療的方向一直不變，就像蒸汽火車，全速前進。

在病人快死亡那天，由於他母親向工作單位申請照顧親屬假，必須填寫請假表格，因此請求社工人員協助。那天，剛好艾倫幫值班社工代班。她們倆站在病房外的時候，病人母親跟艾倫耳語，好像怕別人聽到一樣。「我想，他已經快不行了。」病人的手臂出現和手臂等長的血栓，血栓跑到頸部和咽喉大靜脈，遲早會到達心臟，使心跳驟停。加護病房的醫護人員都知道躲不掉，所以在他的病房前擺了一部急救車，隨時準備為他急救。大家都知道，只是避而不談。

艾倫實在無法再忍受下去。儘管此時她沒有立場和家屬談論死亡，還是忍不住跟病人母親說，沒錯，她的兒子快死了。

病人的母親靜靜的點點頭。艾倫問她，是否想在最後一刻陪伴兒子，讓他自然離去？病人母親點頭，表示同意。於是艾倫走出去，告知外科醫師家屬的決定。當然，他們很驚訝，同時也鬆了一口氣——萬一這個可憐的病人心跳停止，他們就用不著按壓他的胸部。下午四點十五分，醫師在病歷上注明「不急救——允許自然死亡」。病人在五點零七分過世。至少在病人生命的最後五十二分鐘，我們終於誠實面對死亡。

永生的陷阱

最古老的希臘神話，講述黎明女神艾娥絲和她的凡人愛人提索納斯的故事。這個故事告訴我們，迷戀永生有多麼危險。根據荷馬的〈愛神禮讚〉，艾娥絲請求宙斯，讓她的愛人提索納斯得以永生不死。宙斯答應了。就在艾娥絲轉身離去之際，她才發現自己犯了一個大錯：她沒為她的愛人請求青春永駐或是永遠健康，只是讓他不會死去。提索納斯果然得以永生不死，但是據荷馬的描述，永生不死簡直比死亡還糟：

> 等到堤索納斯垂垂老矣，動彈不得，連舉起手臂的力氣也無……艾娥絲讓他躺在房裡面對閃亮的門口。堤索納斯喋喋不休，但口齒不清。他的四肢不再靈活，完全虛弱無力。

這個神話述說人類對永生的幻想，但追求永生不死只會帶來禍害。從古希臘到現代的好萊塢，都看得到人類對永生的著迷。在童話故事裡，人可以永遠美麗、青春永駐，而目前已有人體冷凍機構將瀕死的人體冷凍起來，希望藉由未來的科技解凍重生——到那時，所有的疾病都能治癒，死亡也可無限後延。

一百年來，延命科技的進展使人相信永生的可能。不管是醫師或是大眾，都認為醫療照護的目的就是不惜一切代價讓人活下去，為瀕死者延命。艾娥絲不夠深思熟慮，害愛人堤索納斯陷入永生的陷阱。現今的醫療科技也讓很多瀕死的病人，困在求死不得的關卡。

很多人想到自己終將一死，不免打從心底恐懼起來。現在，我們已握有種種可以延遲死亡的高科技工具。卡薩瑞特（David Casarett）醫師曾經在《新英格蘭醫學期刊》的社論中，探討「治療的幻想」（therapeutic illusion）——這個名詞最先出現在一九七八年，意謂「病醫雙方對治療過度熱中」。卡薩瑞特論道，「確認偏誤」（confirmation bias）強化了這樣的幻想。「確認偏誤」指的是：人常會傾向尋找能支持自己理論或假設的證據。

我們不願面對殘酷的現實，寧可相信希望，不管希望是多麼不切實際。美國人普遍都有這樣的邏輯：只要我們認為某種療法是好的，就多多益善。

就醫師方面而言，醫師幾乎不會故意疏忽或有不良動機，他們訓練有素、埋頭苦幹，只要發現病人有任何問題，就會積極治療。對病人和家屬來說，積極治療就能帶來改善和痊癒的希望。但醫師經常高估病人的情況——例如能再存活多久，以及身體功能的恢復比率。根據二〇〇〇年《英國醫學期刊》刊登的一篇研究報告，醫師對病人餘命高估了五點三倍。有另一項研究指出，有關自己的病程軌跡和預後，可靠的訊息往往來自候診時遇見的病友，而非來自診療室裡的醫師。

如果你連自己瀕臨死亡都不知道，如何計劃善終？經過數千年，堤索納斯的神話已漸漸變成現實人生。

病人還這麼年輕……

多年前，我曾和一位很有天分的年輕實習醫師合作。他的一位病人是年輕女性，因罹患重症住進本院。我們接手時，病人已經快死了，儘管已有多位經驗豐富的醫師積極為她治療，她的情況依然很差。她的血酸高得離譜，光看數值，幾乎不敢想像她還活著。她的腎臟已經衰竭，肺積水嚴重，因此給她的氧氣很難進入血液，而她的血液稀得就像摻了水的櫻桃汁。我們已量不到她的血壓。她的心臟幾乎不收縮。在這器官全面衰竭的過程中，她的心臟隨時可能停止跳動，一命嗚呼。

但我們每次都把她救回來，在十二個小時之內，六度電擊她的心臟，使她起死回生。雖然我們知道最終還是救不了這個女人，但是我們團隊的每一個人都充滿鬥志，拚命把病人從鬼門關前拉回來。由於我們的主要目標是讓她的血壓上升，沒有人提到給她止痛藥或抗焦慮劑，因為這樣的藥物可能會使她的血壓下降。

我想，不能再這樣下去。我把住院醫師拉到一旁，告訴他們：我們該改變做法，家屬在休息室憂心如焚，我們該跟他們說實話，我們必須投降，如果不認輸，繼續戰鬥下去，只會增加病人的痛苦。我拿起一張不施行心肺復甦術同意書。「我要建議家屬，下次她的心臟停止，不要再急救了。」

負責照顧這位病人的住院醫師瞪著我，一臉不可置信的表情。為了讓這病人活下去，他已盡了最大的努力。他想繼續戰鬥，我卻打算把他的手綁起來。聽我這麼一說，他垂頭喪氣，走出加護病房。

對他來說，這就是放棄了。對這個行業來說，放棄有如褻瀆神聖。我了解，因為多年前的我，也是如此全心全意服膺重症醫學訓練的教條。他認為這場仗得繼續打下去，才能顯示我們已為病人盡心盡力。他相信「治療的幻想」。

病人在住進加護病房兩天後死亡。沒有人感到驚訝。

我看過不少醫師都曾拚死拚活，想讓病人活下去——包括我自己、以及我在加護病房的同事，甚至連緩和醫療的同事也是。即使我們知道救不了，但還是不願放手。可能病人是個很好的人，也許是家有幼兒的年輕媽媽，或者像前面提到的Z太太，納粹大屠殺倖存者。如果病人還很清醒，沒一直昏睡、陷入譫妄或精神錯亂，我們很難承認病人快死了。每個人都容易受某些偏見影響。即使我們像是為了病人好、同情病人才這麼做，其實可能是在傷害他們。

卡拉才二十九歲，兩個孩子還很小，根本就沒時間生病。她和她的移民老公，非常勤奮，為了生計從早忙到晚。儘管幾乎沒有人幫他們，生活還過得去。然而近一個月，卡拉覺得疲倦不堪，甚至到無法工作的地步。接著，腹部疼痛。她肚子變得很大，就像懷孕。但顯然不是如此。卡拉的先生帶她來我們醫院求診。此刻，我們在護理站。她的腹部電腦斷層掃描，令我們看得目瞪口呆。

這是我見過最嚴重的卵巢癌病例。腸子扭絞，癌細胞已擴散到腹壁，惡性腹水足足有好幾公升。這時，她已經很虛弱，一個星期沒下床了。現在她躺在病床上，孩子窩在她身邊。孩子只要稍微動一下，她就顰眉蹙額。

從組織切片看來，這是一種侵略性極高的癌症，化療或其他療法只是徒勞。由於我是緩和醫療團隊的顧問，駐守病房的一般內科醫師找我會診，以幫她控制疼痛。過兩天，腫瘤科醫師會在腫瘤委員會討論她的病例，看是否再讓她接受化療。我怕遭人白眼，總是留心自己的一言一行，但這次還是忍不住向醫療團隊建議，或許我們可介紹緩和醫療給這位病人。依照傳統，我們通常是在腫瘤科醫師放棄化療之後，才會這麼做。

那位內科醫師的反應，讓我嚇了一跳。「她才二十九歲，兩個孩子還那麼小，我認為現在還不是提緩和醫療的時候。」如果腫瘤科醫師這麼說，又另當別論，畢竟他們總是強調化療的效益。但那句話是出自內科醫師之口。我以為他會用較寬廣的角度來看事情。

病人年紀輕輕，是個母親，而且人很好——這些都會觸動醫師的心弦。於是，她再接受一回合的化療，稍後因為噁心和嘔吐的副作用，又住進醫院。她極度虛弱，完全無法下床，這時她才開始了解安寧療護。

我的感覺是，這位可愛的年輕媽媽早已瀕臨死亡，但醫師難以接受這個悲傷的事實，病人的選擇因此受到限制。

醫師也害怕犯錯

除了和病人的關係，其他情緒（如自傲或罪惡感）也會影響我們給病人的治療。譬如醫師已積極治療病人，像是幫病人開刀、進行器官移植等處置，比較會忽略不良預後。或者，醫師犯了錯，導致病人病情惡化，儘管再怎麼治療都無濟於事，醫師或許覺得自己有責任繼續為病人治療。這麼做是關心的替代品，也是為了撫平自己的悔恨。

在我看來，影響醫師行為最重要的一個因素，就是害怕犯錯。只要我還當醫師，有幾個病例將永遠在我腦海中盤旋——我原本認為這些病人預後極差，了無希望，沒想到他們克服所有困難，存活下來；或至少，他們的情況不像我想的那麼糟。因為這樣的經驗，後來看到類似的病人，我就會有顧慮，不敢說出真話。

這樣的病例只要五根手指就可數完，但我一輩子都忘不了。

急診室把喬治轉到加護病房，由我們接手照顧。這是嚴重腦出血的病人，出血的範圍和部位都很棘手，看來凶多吉少。如果病人能活下來，很可能半邊身體癱瘓，通常還會出現重度認知障礙。

病人現年四十五歲，有高血壓、但一直沒治療。他太太發現他倒在孩子的臥室，左半邊臉癱了，眼神空洞，年幼的孩子在他身邊走來走去。她打電話叫了救護車。到了醫院急診室，醫護人員隨即為他打上點滴、掃描、插管，好讓他的生命徵象穩定。從最初電腦斷層掃描的片子看來，的確像是一場浩劫——他的腦部有一大團血塊，腦部組織因而偏到一邊，往下壓迫到腦幹。如果腦疝繼續發展下去，病人必死無疑。我看到這位病人時，第二張電腦斷層掃描的片子剛出來，顯示他的腦部還在出血，神經預後很糟，存活機率不高。

神經外科醫師在喬治的病床旁徘徊，把壓力監測器插入他的顱骨，建議使用甘露醇和增加換氣次數，以降低腦壓，並進行一系列的神經檢查。很多人都搖頭嘆息，皺著眉頭。我和神經外科主治醫師討論各種做法。血塊已經擴大，對腦部施加更大的壓力。開刀移除血塊不一定能改善病人的神經功能，但有時病人情況不穩定，為了救他一命，醫師還是會決定開刀。

出血點在大腦中央，就像海底火山。出血部位與他身體另一側的運動功能有關，因周遭血液壓迫而嚴重受損、並出現發炎現象。喬治一定會癱瘓，只是在這節骨眼，我們不知道他的認知功能被破壞到何種程度。神經外科醫師如果要幫他開刀，深入出血部位、移除血塊，免不了會傷到健康的腦部組織。病人情況已經很糟，這樣的風險猶如雪上加霜。由於現在病人已經穩定下來，我們決定暫緩開刀，因為手術的風險太大了。神經外科醫師三三兩兩離開了，走出病房前留下指示：如果病人情況惡化，就再次幫他掃描。

現在，我和病人的太太在一起。她先前一直站在病房一角，看大家忙進忙出。她雖然嚇壞了，不知所措，但看來對我們做的一切很有信心，相信對她先生有幫助。一般而言，家屬不像我們想的那麼擔心。我擔心的反而比較多。這不能怪他們，畢竟沒有人向他們解釋，每個醫護人員都忙著做自己的事，讓情況看起來還是有希望。她看著我，雖然一臉緊張，還是擠出一絲笑容，然後靜靜在一旁等待。我不知道她到底知道多少——她了解她先生的大腦偏到顱骨的一邊，可能不會回復原狀了嗎？即使他活下來了，她是否能想像他終生殘廢的樣子？如果他再也不能抱孩子，不能說話，無法自己吃飯，也不能自己洗澡呢？於是我問，她對她先生的病情了解多少。

「如果再出血，好像就要開刀了，」她以充滿希望的語氣告訴我。

「嗯，」我說：「我想，他們擔心開刀也許沒有幫助。開刀造成的傷害，恐怕會大於好處。」

她非常震驚。「萬一他不醒來呢？他的嘴巴怎麼會那樣？他看起來像是中風。」

「的確是中風，」我輕聲說。

她了解中風是什麼意思，臉色變得慘白。「醫師應該可以處理這種情況吧？」

接下來的一個小時，我回答了她提出的種種問題，包括她先前沒想要問的。我老實說她先生的預後不樂觀，很可能再也不能回復到原來的情況。手術清除血塊，不一定能夠使失去的神經功能復原。在最好的情況下，他就是整個身體左半邊癱瘓，經過積極復健，也許能走路，但這是無法保證的。她問：「他能再騎哈雷嗎？」她看起來飽受驚嚇。我說，我無法想像他能再騎車，並解釋說，他甚至可能死亡。即使他存活下來，必然必須面對神經功能嚴重損傷的問題。我覺得，她得了解可能會有很不幸的結果，她得有心理準備，她先生可能昏迷不醒，因此必須住進長期急性照護機構，待在那裡幾個星期、幾個月、或甚至幾年，靠呼吸器存活。

我接著說：「外科醫師考慮開刀，幫妳先生移除腦中的血塊。我擔心即使可以止血，但他永遠不會再醒來了。我想，妳最好別對手術抱太大的希望，認為手術之後他就可以恢復，跟從前一樣。」我問，她先生是什麼樣的人。對他來說，生命中最重要的事情為何？

「跟孩子在一起吧，」她說：「他是個很愛孩子的好爸爸。」她看著我的眼睛，問我：「如果今天躺在這裡的是妳先生，妳會怎麼做？」

我一直害怕這樣的問題。雖然我的答案不一定對她有幫助。我解釋說：我相信我先生重視的是生活品質。他會考慮，什麼樣的生活品質是值得他努力追求的，以及他願意做哪些妥協。如果身體和臉部的一側癱瘓呢？他應該可以接受。基本生活自理能力有問題，需要他人協助呢？這也還好，只要他能住在家裡，仍有一點溝通能力，心智能力大抵完好。如果能看到孩子，聽他們講述學校發生的事，接受擁抱，玩填字遊戲——這樣的人生還是值得活的，他會願意為了這樣的目標奮鬥。我先生是個非常樂觀的人，心智強大。就我所見，他是最愛孩子的父親。我想，他會想盡辦法增進新生活的品質。如果他必須住進呼吸照護病房、或是在長期急性照護機構被綁在床上，我相信他寧願死去。要是他無法思考、推理、表情達意、與人交流，他就不想活了，即使能夠利用機器或手術延長生命，他也不要。如果我決定讓他活下去，而他已喪失心智，只剩軀體，我將會有很深的罪惡感，因為這根本不是他要的人生。

我很簡要的把這些想法告訴她，並說：「即使手術能延長妳先生的生命，我擔心術後生活品質差強人意。」

她點點頭。

讓她承受這些，我的心情實在沉重萬分，但我不得不這麼做。我必須去照顧下一位病人了。幾個小時之後，我又給叫到喬治的病榻旁。他的心跳速率突然往下掉，反應也更差了。神經外科醫師也在。

「怎麼了？」我問站在一角的神經外科住院醫師。

「電腦斷層掃描的結果看來更糟了。D醫師準備把他送到開刀房。他別無選擇。」

別無選擇？我想知道就這樣的決定而言，有多少選擇的餘地。神經外科醫師是否跟病人的太太討論過術後的生活品質？跟她談過生死問題嗎？她同意開刀嗎？病人的太太站在房間的角落看著我。現在，手術已在準備中。她簽了手術同意書，把她先生送上輸送帶。接著，喬治就被十萬火急推出病房，往開刀房前進。我伸出手臂，搭著她的肩。

第二天早上，我一走進加護病房，護理師興高采烈的跟我打招呼。「他對我們豎起拇指！」她雀躍的說。哇！太不可思議了。即使他還在用呼吸器，能豎起拇指代表他有希望復原，能夠享受人生，至少認知能力和情緒大抵完好。這個動作透露的訊息，甚至比任何正式的神經檢查要來得多。儘管困難重重，手術還是成功了。至少目前看來是如此。

在興奮之餘，我不禁百感交集。萬一我和她太太談過之後，她不同意動手術呢？如此一來，我會不會就害死她先生？害她的三個小孩失去父親？我陷入自我懷疑。我無法想像自己會再阻止病人接受手術了。

喬治這個病例給我當頭棒喝。我認識的每一位醫師都曾有這樣的經驗——病人的情況似乎愈來愈糟，沒有希望了，竟然神奇復原。由於我們無法百分之百確定結果會如何，除非病人的心臟終於停止跳動，否則醫師不會面對殘酷的事實。醫師依然會繼續扮演救死扶傷的英雄角色，幻想病人可以永生。

喬治在復健中心待了一段時間，然後出院回家。我最近打電話到他家，他太太告訴我他這幾年的情況。她已經不大記得我是誰了。她說，是的，我先生還活著，他在家。他的腦子沒什麼問題。由於她的語氣有點冷淡，我覺得自己像是一頭熱。接著，她才說，她先生覺得走路很辛苦，行動不便讓他難為情而且很沮喪。他成天坐在沙發上看電視，再也不能騎心愛的哈雷了。曾經，朋友是他生命中最重要的人，現在他不跟他們來往了。他也會酗酒。以前他很愛孩子，一直陪伴在孩子身邊，現在只會罵他們。他們的長女已經十幾歲了，由於不受管教，她只好把女兒送到寄養家庭。「我成了單親媽媽，」她說：「但多了一個易怒的大孩子。」

我說：「不過，他還活著，腦袋也沒問題。孩子也有父親。」

電話那頭沉默了好一會兒。

我說，知道他們一家受這樣的苦，我實在很難過。

「妳沒虧欠我們，」她說：「你們是他的救命恩人。」

後來，我請醫院的社會服務人員跟她連繫，看能否幫上什麼忙。但這次的談話讓我心情沉重。我想知道答案，卻發現更多的問題。

統計數字呈現不出殘酷景象

如果我們想在這個充滿不確定性的世界找到某種確定性，由於醫師骨子裡是科學家，自然會傾向相信數據和機率。即使統計數據讓人覺得像是可在一團曖昧不明中抓到什麼，然而要是脫離脈絡，就會產生誤解。

傑若米現年五十七歲，得了遺傳性神經疾病，肌肉因而萎縮無力。近十年，他看著同樣罹患此症的父親和兩個姊妹住進長期急性照護機構，仰賴呼吸器存活，最後死亡。他和弟弟布萊恩同住。罹患這種病症的病人，一般壽命都不長，但在布萊恩的細心照顧之下，傑若米已超過預期壽命好幾年。傑若米十年前確診，肌肉日益軟弱無力，現在已出現很多末期症狀——胃部腫脹引發吸入性肺炎、糖尿病及可能致命的心律不整。

我第一次看到傑若米時，他已住院一星期。他弟弟說，這一個月他根本無法下床。住院那天，甚至不能坐起來。急診室為他做電腦斷層掃描時，他的心臟一度停止跳動，原因不明。接著，醫師為他插管，給他強效升壓劑，然後把他轉到加護病房。

插管、接上呼吸器之後，傑若米比較清醒了，也變得躁動，好幾次要拔掉呼吸管。我們只好給他鎮定劑，以對付譫妄和躁動，也把他的雙手綁起來。會這樣約束病人的行動，其實是為了保護病人。對不了解加護病房的人看來，這麼做似乎很殘忍，但是病人自己拔掉呼吸管，則很可能會導致嚴重的呼吸道併發症，如缺氧、呼吸衰竭，甚至死亡。

醫療團隊已盡全力，想各種辦法治療他的肺部感染，評估肺積水的情況，給他最好的營養支持，好讓他能自行呼吸，脫離呼吸器。然而，每天他都無法通過自主呼吸測試。於是，醫師只好重新開啟呼吸器，讓機器幫助他呼吸。

幾天後，醫療團隊和家屬討論從插管改為氣切。住院醫師用充滿希望的口吻說，如果傑若米的體力愈來愈好，就可以移除氣切。主治醫師也引用一篇研究報告的數據，說像他這樣的病人，百分之二十可以脫離呼吸器，自行呼吸。醫療團隊希望傑若米是那百分之二十的幸運者。家屬也同意了，他們支持傑若米繼續奮戰。

我在加護病房給一位有意接受緩和醫療的病人提供諮詢時，負責照顧傑若米的住院醫師找我會診。她說，傑若米的腳會抽筋，問我該開什麼藥物。她簡要報告傑若米的情況，然後我們一起去看他。由於傑若米頸部肌肉嚴重萎縮，無法抬起頭來，會在枕頭上晃來晃去，因此醫護人員幫他把床頭角度抬起一點。他的臉部肌肉鬆弛，眼皮半閉，無氣無力。我難以想像他能在沒有機器的幫助之下自行呼吸。

我們走出病房。

「有沒有人跟他談過，他可能無法離開呼吸器？」我問住院醫師：「多年前他就知道自己得了什麼病。我想知道，他是否曾對依賴機器存活這件事表達過什麼？」

「我們想要問他，但他一直神志不清。」

由於病人持續惡化，加上他已超過這種疾病的預期壽命，脫離呼吸器的機率如有百分之二十，那真是一項奇蹟。儘管如此，仍有百分之八十的機會永遠得依賴機器。我想知道在病人接受氣切之前，他本人或是他的家人是否了解這樣的事實？

「要不要再問問看?」我問。

好幾個人點點頭。

此時，加護病房主治醫師從長廊另一頭奔向我們。除了傑若米，他還有七位病人要照顧，其中兩位情況不好。我問他，我們能跟傑若米談談嗎?他拍了一下我的手臂，露出如釋重負的表情。

「謝謝，太好了。我現在忙得焦頭爛額。但家屬同意氣切，希望我們不久就能讓他脫離呼吸器。今天晚一點，我們會再會診外科醫師。」

看來，下一步就是氣切了。大家都覺得這樣對傑若米最好。由於賭注很大，我很高興有機會跟傑若米談談，確定我們做的沒錯。

我走回房間。他閉著眼睛。「傑若米?」我呼喚他。

他的眉毛些微上揚。這個男人年輕的時候是游泳好手，儘管現在變得瘦小，雙腿的形狀仍像運動員。但他非常虛弱，肌肉軟趴趴，臉皮下垂，眼睛幾乎張不開。不過那些微上揚的眉毛告訴我，他的神智是清楚的。

「你的呼吸不大好，」我說:「你自己感覺得到嗎?」

他那鬆弛的下巴，微微往下移動。

「傑若米，我們擔心你體力太弱，無法自行呼吸。醫師考慮幫你做氣切。」我比了一下脖子。「你同意嗎？」

沒反應。

不管我怎麼嘗試，都無法讓他回答我的問題，得知他的意向。有時，他會微微點頭或搖頭，我想，他終於清醒了。但接著他又昏睡了。我不知道他是因為太累才這樣，還是因為鎮定劑的關係，或者心力交瘁到無法開口的地步。不管怎麼說，他現在無法決定。我向家屬招手，請他們跟我到會議室。

在這裡陪他的是他的兩個弟弟，女兒則是早上才從波特蘭坐飛機來到這裡。我們簡單自我介紹。我問，他們對傑若米的病情有何了解。

他的弟弟布萊恩頭低低的，說道：「傑若米還不能自行呼吸。他真的很討厭插管。」

我點點頭。「沒錯，他現在呼吸困難，非常虛弱。」

「可是上星期他過生日，我們幫他慶祝，他看起來很好啊，」布萊恩說：「真難以相信，他現在竟然不能自己呼吸了。」

我了解布萊恩的驚訝。即使在神經病症不斷惡化之下，病人依然可能自我補償，甚至是無意識的這麼做，特別是呼吸功能。橫膈膜是呼吸的主要引擎，這個組織變得衰弱後，身體就會運用肋骨旁的小肌肉以及頸部，好讓氣體在肺部進出。但這些肌肉撐不了多久。只要一丁點食物或唾液不慎進入肺部，或是必須費力，都會導致呼吸困難。我向布萊恩解釋說，因此，先前傑若米看起來還好，並不表示他的呼吸功能沒問題。

「我知道醫生已經跟你們談過，要幫他氣切的事，」我說。

布萊恩點點頭。「他們說，這樣他會比較舒服，有助於口腔清潔，他甚至還能說話或吃東西。」

「沒錯，」我說：「氣切管要比插管來得舒服，特別是長期依賴呼吸器的人。不過，有人永遠都不能脫離了。」

「永遠？」他驚愕問道：「他不會接受這種情況的。醫生曾說，這也許是暫時的。」

「我不會這麼說，」我說。

現在該是好好討論數據的時候。有百分之二十的機會可以脫離呼吸器——這樣的機率的確誘人。滿懷希望的家屬也許不想看到事實的另一面，亦即病人仍有百分之八十的機會將永遠依賴呼吸器。對一些人而言，也許值得嘗試，但其他人未必這麼想。統計數字終究只是統計數字。傑若米有自己的偏好和價值觀，他該為自己做主。

布萊恩接著告訴我，傑若米不知多少次要他承諾，說不會讓他像他們的父親、姊妹和其他親戚那樣，躺在長期急性照護機構的病床上，靠呼吸器維生。傑若米深怕他也會面臨這麼一天。

「他現在非常生我的氣，」布萊恩坦承：「他不肯正眼看我。我很內疚。」

我了解布萊恩的感覺。布萊恩不願放棄任何成功的機會，不管這機會多小，如此一來卻違背了他對哥哥的承諾。如果哥哥有機會存活，你如何忍心讓他死去？

我讓布萊恩的家屬留在會議室，讓他們多一點時間商量。二十分鐘後，他們出來了，他們希望再次跟傑若米談談。在他們看來，不管做不做氣切，風險都很大。他們不希望傑若米失去存活的機會，也不願強迫他過著他無法忍受的人生。他們更無法想像要他接受氣切手術，然後又決定移除呼吸器。這就像切開一個傷口，而且永遠無法把傷口封起來。這責任太大，他們無法承擔，他們必須了解傑若米本人的意願。

傑若米打了鎮定劑之後，就變得平靜了。我們走進病房時，他用期待的眼神看著我。我從來沒看過他如此警醒過，彷彿他已知賭注多高。但他仍不肯看布萊恩一眼。我指著床角，問他我是否能坐下來。他點點頭，腳移動了一丁點兒，表示歡迎。

我吸了一口氣，再度討論呼吸器的事。

「傑若米，這機器似乎讓你很不舒服。」他緩慢、堅定的點點頭。「我們一直在討論氣切的優缺點，」我指著自己的喉嚨。

此時，他猛然搖頭，表示他不要氣切。

「傑若米，你確定不想再試試嗎？也許等到你體力恢復一點，就能拔除氣切管了。」

他再度用力搖頭。

「你知道嗎？如果我們現在幫你把呼吸管拔出來，你很可能會死亡，」我指著他口中那根充滿霧氣的呼吸管，「可能是今天，或是再過幾天。」

他點點頭。

布萊恩走過來，把手放在他哥哥的腿上。「傑若米，你真的希望這樣嗎？」傑若米再度點點頭，看來毫不猶豫。「但是傑克還沒趕到。如果他不能見你最後一面，絕對不會原諒我們的。」傑克是他們的弟弟，住的地方有好幾個小時的車程。傑若米在沉思，胸膛隨著呼吸器規律起伏。

「傑若米，你能等到傑克趕到嗎？」我問他。他盯著自己的膝蓋，繼續考慮。過了一會兒，終於抬起頭來，微微聳聳肩，緩慢的點點頭。

幾個小時後，傑克和他太太趕到了。不久，我們就為傑若米拔除呼吸管。呼吸治療師幫他把喉嚨抽吸乾淨，幫他調整姿勢，讓他比較容易呼吸，然後就把呼吸器推走了。傑若米露出疲倦的笑容環顧四周，翹起大拇指比了個讚。他對女兒招招手，要她靠近一點，然後氣若游絲的對她說：「請大家冷靜。」

即使已拔除呼吸管，他那天的情況還不錯，我不由得覺得驚訝。傑若米呼吸微弱、但很平穩。我準備回家時，看到他坐在床上，面露微笑。傑克站在他後面，幫他按摩肩膀。布萊恩站在床的另一邊，哼一首歌給他聽。直到第二天早上，他看起來也很好。這日，家人一直在傑若米身邊陪伴。護理師不斷進出病房，幫他拍打枕頭，對訪客微笑。病房傳出笑聲，他們也一起吃東西，回憶往事，幾乎像是在慶祝。那天晚上，傑若米坐起來，覺得呼吸困難，隨即與世長辭。他走得很快、很平靜，也很自然，家人都在他身邊。

幫助病人做決定，就像彎道滑雪，既不能太大膽、又不能太保守——你提出的大膽建議，可能踐踏到另一個人的偏好；若是太保守，又沒能給病人所需要的指引。因此，統計數字讓我們覺得安心。我們只提出中立的數據和訊息，沒有任何偏見或建議。如果賭注不大，冷冰冰的事實也許有幫助。例如，前列腺癌第一期的病人考慮接受放射線治療或手術切除時，可能想要知道這兩種處置的整體風險和結果。

然而光看統計數字，不一定看得到永遠躺在病床、依賴維生機器的殘酷現實。醫師若告訴你，有百分之二十復原的機率——這個數字當然重要，尤其是攸關生死的情況。但是病人及家屬也必須正視現實：這樣的機率意謂，無法活命的機率為百分之八十。病人必須好好想像自己可能面臨的景況：與外界隔離的長期急性照護機構、雙手被綁起來、皮膚潰爛，以及長期躺在病床上、依賴呼吸器的種種併發症。

如果醫師沒仔細解釋，大多數的病人及家屬都無法想像這些情況。如果我們只提出統計數字，沒說明預後的情境和現實，等於是幻想的共犯，讓病人誤以為希望就在眼前，不久就能康復。病人就這麼糊里糊塗走上險路，陷入萬劫不復的深淵。

行醫讓我學到多種羞愧

山繆爾年紀輕輕，卻得了老人病。他的祖母和父親都服藥控制高血壓，但他就是不想吃藥。多年來，他總是斷斷續續吃藥，有時接連好幾個月一顆都沒吃。最後，山繆爾的中大腦動脈因長期壓力過大而破裂。救護員看到他的時候，他已陷入重度昏迷。送急診時，他的腦部血塊已大到把左邊的腦部組織擠到右邊。外科醫師在開刀房幫他切開顱骨減壓，並設法保護他腦部還完好的部分。現在，山繆爾躺在枕頭上，腦袋裹著繃帶。

我看到他的時候，他已在加護病房躺了三個星期。他母親經常在他身旁。有時，山繆爾的意識稍稍清楚一點，能依照指令握緊左手，但其他時間幾乎都沒有什麼反應。他經常在熟睡。雖然已住院一段時間，腦部組織還腫脹得很厲害，顱骨無法植回，且身體右側完全癱瘓。如果腦部能夠復原，只有癱瘓，已是萬幸。最壞的結果呢？沒有人知道。

我第一次看到山繆爾是在巡房的時候。住院醫師報告說，他母親表明要放棄心肺復甦術。「我們一直沒為他氣切，因為他母親還不確定是否要這麼做。」住院醫師表示不解，他認為，只要病人還有一點腦部功能，我們就該盡全力救治。一般病人插管兩週，若還不能拔管，我們就會為他氣切。現在，他已經插管三週了。加護病房醫師覺得實在有點久。

那天稍晚，我走進山繆爾的病房，向他母親自我介紹。她解釋自己為什麼做這樣的決定。「我想山繆爾受不了這樣的苦。我能想像他在街上坐著輪椅，一邊前行，一邊拿著威士忌酒瓶猛灌。如果我讓你們救回他的命，會覺得像是把他推向一條不歸路。」山繆爾像是有先見之明。以前，他曾和母親去加護病房探視靠呼吸器存活的一個親戚。那時，他就對他母親說，他不願接受這樣的人生。他說：「我絕對不要這樣活下去。」

「我真的很害怕。如果我同意讓他氣切，他就永遠無法脫離呼吸器了，」她悄悄對我說：「他會恨我。因為他連結束自己的生命都無能為力。我知道做母親的不該說這種話，但是有時候我真的希望他死掉。」

我也是個母親，如果我被迫面臨那樣的選擇，我不知道自己會怎麼做。做媽媽的應該不會希望孩子死去。但我能體會她的心情。看著自己唯一的孩子活在那種極端的情況下，當然會不忍，這樣的衝擊加上兒子早有告誡——這些實在沉重到難以負擔。

第二天，我看到神經外科醫師和他的團隊在病房外。他們剛完成檢查，正在對山繆爾的母親解釋。

我也加入。「為什麼你認為他會順利康復？」我問。

神經外科醫師轉過頭來對我說：「他的腦部功能還在。他剛剛緊握我的手。」

我問，他認為病人還能有更大的進步嗎？

「現在，沒有人知道，」他說：「我們能做的就是等待。」

但我想，山繆爾希望這樣子嗎？或者他寧願現在死去？如果他的母親決定按照神經外科醫師說的，我們當然可以用藥物和機器讓山繆爾繼續活下去，然後看看接下來幾個月或幾年的發展。但是，還有很多問題必須考慮。我鼓起勇氣，提出幾個難題。如果山繆爾因為遭受危險的感染，而出現敗血性休克呢？我們該盡全力讓他的血壓上升嗎？萬一他腎衰竭呢？我們幫他洗腎嗎？每次碰到新的併發症，我們繼續積極處理嗎？到目前為止，他母親一直拒絕氣切，最後決定到底為何？

他母親很認真聽我說，思索我提出的每一個問題。但神經外科醫師說道：「我想，限制病人的醫療是不合倫理的。如果這麼做，我會良心不安。」

他母親的臉浮現羞愧和沮喪。她很快就重新振作，點點頭表示同意。同時，我心中湧出一種不舒服的感覺，甚至摻雜著羞愧：我怎可質疑不計代價救治病人的手段？

我也了解那位神經外科醫師的觀點。他有很多病人因為嚴重腦傷再也無法醒來，如果有一點意識，通常也無法照醫師的指令做動作。因此，從他的角度來看，山繆爾的情況還不錯。如果他的大腦消腫，也許就能有重大進步。

但我們必須考慮另一種可能。山繆爾可能恢復的情況有限，也有可能死亡。他已經在加護病房躺了三星期了。就算一切順利，要復原必然得花上好幾個月或好幾年。由於腦部持續出血，他已經三度回到開刀房接受手術。對接受顱骨切開術的病人來說，在加護病房或長期急性照護機構躺愈久，就愈容易受到嚴重感染。天曉得他會如何。再者，由於他腦部出血嚴重，就算是積極復健，自主活動能力也很難恢復。像他這麼重視獨立生活和社會地位的人，能夠接受嗎？

我自己也頗為煎熬。對門外漢來說，手能緊握似乎沒什麼，但在我們看來，卻有如奇蹟。我想，如果是我兒子，我絕不會放棄，必然會要求醫護人員全力救治。但山繆爾是她兒子，不是我的孩子。

不久，我就離開加護病房，讓山繆爾的母親自己做決定。但我依然對這個病例念念不忘。這個例子提醒我，不擇手段全力救治會有什麼風險。如果能延長生命就好，不顧慮生活品質，那就不必再討論下去，病人只能接受既定的治療方式。如此一來，不僅可能違反病人的意願，甚至使之成為人質。然而，就在我寫下這段文字之時，我仍覺得質疑繼續治療，就像褻瀆神聖。

等我回到加護病房，山繆爾已轉到復健機構。他在那裡待了很長一段時間，才跟母親回家。一年後，我追蹤這個病例。我翻看神經外科門診紀錄，發現病人依賴輪椅，口齒不清，生活起居（如吃飯、上廁所、洗澡）完全倚賴母親和居家照護員，睡覺也得有人把他從輪椅抱到床上。讓我覺得不忍的是，根據病歷記載，山繆爾變得很情緒化，動不動就淚流滿面。

我不知道答案，只有更多的疑問。

羞愧是厲害的老師，能迫使醫師和家屬不顧事實，變成樂觀的共謀。羞愧會觸發我們內心深處的痛苦，使我們不願意再待在不確定的領域。於是，我們以精心排練的話語與行為，進入熟悉的安全地帶。

行醫讓我學到很多種羞愧。因為做錯了而覺得羞愧，甚至只是差了一點，也羞愧。不能救回病人的性命，覺得羞愧；讓病人活下來迫使他面對痛苦的人生，也讓人羞愧不已。就連質疑積極救治是否適當，我也羞愧不安。我不禁懷疑，我帶的住院醫師是否覺得我是個脆弱的悲觀主義者，只會扮演烏鴉嘴的角色，甚至是個冷酷無情的人。

每當我大膽說出病人預後情況不佳，或是質疑積極救治是否必要，這些羞愧的念頭就會在我的意識邊緣徘徊。羞愧是人性，卻使我們忽略自己的本心。

誠實為上策

「小心，」加護病房的護理師跟我說。那時，我正要走到會議室跟家屬討論，病人則已瀕臨死亡。「最好請警衛陪你一起去，」護理師說，她聽說家屬有好幾個是幫派份子。「那群人正在等你過去，個個都像凶神惡煞。」

病人因為多年酗酒，已經肝硬化。過去一年多次進出醫院，多半病情嚴重。現在，他已經快死了。當然，我們已盡力治療，他食道依然出血不止，而且血液稀薄，無法凝血。此外，他已面臨敗血性休克。我們真是無能為力。我走進會議室，一股濃重的酒味混合菸味和大麻的氣味，侵入我的鼻腔。會議室一共有三十八個人。幾個人正走來走去。我聽到他們一臉怨念的嘀嘀咕咕：「醫師最好趕快解決問題，不然就等著瞧。」雖然我告訴自己保持平靜、露出微笑跟他們打招呼，內心還是有揮之不去的恐懼。

幾位住院醫師和專科研究醫師站在我後面。我沒聽護理師的話找警衛，現在有點後悔了。我走到會議室中央，腦子拚命排練要說的話。要說什麼，我還沒打定主意。我是否應該依照原來的計畫，告訴他們，病人已經快死了？還是說明種種治療方式？我們給他輸的血小板和新鮮冷凍血漿已有十袋之多。因為他腎衰竭，所以也為他做了血液透析。我想，聽我解說之後，他們至少暫時不會找我麻煩。畢竟該做的，我們都做了。對住院醫師，這也是戰鬥口號——我們步出會議室之後，就有一個努力的方向。我希望那些家屬能聽得懂我的語言。

我感覺到自己正冷汗直流。我實在害怕。不只是怕這一大票面露兇光的家屬，更擔心站在我後面的住院醫師對我的評判——他們或許看我嚇得直冒冷汗，或是救不了這位病人，而認為我是個沒有能力的主治醫師。

我還是決定依照自己的第一個直覺。我說，我們能試的都試了，現在他真的已經快死了。會議室變得鴉雀無聲，家屬全都驚愕得說不出話來。有人在我背後說：「醫師，你得好好醫好他，聽到了沒有？」儘管我仍然冷汗直流，我還是繼續解釋：我們沒有機會讓他繼續存活，他距離死亡只有咫尺之遙。我提到接下來的選擇，解釋說，我們為他輸的血已經沒有幫助。我問說，還有誰必須來這裡見他最後一面？時間非常寶貴，刻不容緩。

沒想到，家屬開始平靜下來。驚慌和絕望的感覺漸漸消失，家屬開始問我問題。接下來的二十分鐘，他們擬好計畫，看如何盡快通知其他親戚，讓他們快點趕過來。會議結束時，幾個家屬走到我面前，擁抱我，並跟我說：「謝謝你告訴我們實情。」

儘管對家屬說壞消息時，不免會遭受阻力、失望、甚至憤怒，然而根據我的經驗，家屬幾乎總是很感激我們說出事實。儘管我也想傳遞樂觀的消息，不想說壞消息，但我發現誠實幾乎總是最佳策略。我們必須鼓起勇氣告訴家屬，事與願違，病人的情況急轉直下。我們必須願意承認：死亡終將來臨，怎麼躲也躲不過。

但問題不一定是醫師方面。由於病人和家屬的緣故，醫師常常覺得難以吐實。根據二〇一二年出版的《內科醫學年鑑》，顯然預後樂觀是醫療委任代理人能接受的，也了解這樣的情況；若是醫師認為預後悲觀，則不同意，或是認為沒那麼悲觀。如果統計數字顯示病人痊癒或存活的機率很小，家屬通常會認為親人是特例，認為那樣的數據不值得參考：

「我父親是真正的鬥士。」或是「我姊姊曾死裡逃生，必然能夠再度擊退死神。」

事實上，病人比較喜歡報喜不報憂的醫師。根據一篇最近發表在《美國醫學會腫瘤科期刊》的研究報告，如果醫師傳達的是樂觀消息，病人對醫師的看法就會比較正面，若是悲觀消息，病人對醫師的看法則趨於負面。在這篇嚴謹的報告中，病人認為：傳達樂觀消息的醫師比較有同情心，反之，帶來悲觀消息的醫師比較冷酷，即使醫師用同樣的態度傳達這樣的消息。由於在醫院之內不乏抱持樂觀態度的醫師，也難怪醫師要傳達壞消息給病人時，可能會有顧慮。

有時，即使我們說的是壞消息，病人還是會誤解為好消息。

困在自己指令裡的病人

貝禮叔叔一生多采多姿。他是我先生的叔父，曾在二戰期間流連於歐洲劇院，並多次跳傘深入敵方陣線，將準確的坐標傳給盟軍空襲部隊，助盟軍得勝。凱旋歸國時，他成了英雄人物，後來讀哈佛法學院，成為成功的律師。這樣的人生令人豔羨不已——不但功成名就，還有很多親朋好友。

貝禮叔叔的父親是個老派醫師，醫學知識與專業備受尊崇。在他們的家族，他的話就像聖旨，現代醫學則是奇蹟。雖然貝禮叔叔選擇當律師，他對父親的醫技深信不疑。多年來，他一直是布朗克斯郡醫學會的法律顧問。在他接近生命的盡頭時，他則把對父親的信心轉移到一般醫師身上。雖然他病情一再惡化，也讀了我寫的一些有關臨終醫學的文章，仍拒絕與我討論。我感覺，他似乎退縮到童年，相信醫學的奇蹟。他已經夠害怕了，不想再想一些有的沒的。他會眉飛色舞的說，他是走進達郝集中營的第二個人。他可能有一些遠親在那集中營受盡折磨，但就是不肯談自己臨終時的意願。那是永遠無法觸及的禁忌話題。隨著身體狀況愈來愈糟，他甚至變得更加頑固，關於重大的醫療決定，不只是不肯跟我談，也不願跟他的兒女談。

因此，即使已面臨死亡，他仍要醫師盡全力為他治療，完全不肯聽孩子和我的勸說。儘管已接受積極治療，他的身體依然惡化得很快，器官一個個宣布失守。最後，他心跳驟停，醫師為他做了十一分鐘的心肺復甦術。心跳恢復之後，則依賴機器存活。種種檢驗顯示他再也無法醒來，但心臟科醫師仍建議切開阻塞的冠狀動脈，置入支架，因為他先前指示過，要醫師盡全力救治。從技術上來看，這是可行的。貝禮叔叔的兒子偉思，不知該如何是好，於是打電話給父親的家庭醫師，請求他的指引和支持。

「如果是我，我會說，拜託別管我了，」那位醫師說：「在心跳停止十一分鐘後，你不再是原來的你。但他要求這麼做，我們還能怎樣？」

偉思最後決定叫停。由於他父親已經陷入昏迷，就由他來做決定。他了解，他得拯救落入自我陷阱的父親。偉思痛苦不堪，但在家人的支持下，他終於做出違反父親意願的決定，在父親不了解的現實之中，重新詮釋他的話語。偉思非常煎熬，最後幾乎每一個人，包括所有的醫師和家人，都同意他做的決定是正確的。拔管後不久，貝禮就與世長辭。

我有一位病人名叫文森，他也和貝禮叔叔一樣，不了解現實，困在自己預先立下的醫療指示裡。然而為了尊重病人的自主權，我們只能讓他留在噩夢之中。

十年前，我在紐澤西醫科暨牙科大學附設醫院的加護病房工作時，第一次見到文森。那年，他已八次進出醫院，當時是第九次住院。他就這樣不斷來回醫院和位於同一條街的安養中心。他被送進醫院時總是病情危急，我們為他插管，支持他的生命徵象，治療他的感染，讓他血壓上升。情況穩定後，就把他送回安養中心。他就像是老舊輪胎，沒幾天或才過一、兩個星期又爆胎了，救護員只得趕緊把他送回來。

我看到他時，他幾乎都在昏睡。唯一顯示他還活著的徵象，是在幫他換藥和翻身時。儘管我們已給他額外的藥物，疼痛還是觸發了休眠的神經元，他的一對藍眼睛瞪得斗大。文森身邊沒有家人，也沒有朋友，因此沒有人能為我們的治療目標提供意見。唯一可參考的是一張他在十年前，也就是七十五歲那年，親手寫的預立醫療指示書。這張醫療指示書用兩根釘書針，釘在文件上。

正如前述，預立醫療指示書是有法律效力的文書，允許一個人選擇自己希望接受的醫療照護方式。在病人無法言語時，預立醫療指示書就代表他的意願，醫護人員則依照預立醫療指示書來為病人治療。安養中心通常要病人準備好預立醫療指示書，並以預立醫療指示書完成率高而自豪，認為這代表他們尊重病人意願。

然而，安養中心提供的病人預立醫療指示書都像是一個模子出來的，幾乎每一張都寫著：病人希望接受積極治療，以延長生命，不管病人預後如何，幾乎所有的治療方式都是可以接受的。上面還有兩個見證人的簽名，字體工整，通常是安養中心住院處員工和社工人員，極少是醫師。

儘管可悲，這是有道理的。與病人討論他們的價值觀和意願，了解他們在病危之時希望怎麼做，這件事並不容易，不但費時，而且令人痛苦。由於只要病人還活著，就可以接受安養中心的照顧；換言之，只要病人還活著，安養中心就有收入，因此讓安養中心的員工幫忙完成預立醫療指示書，是否恰當？

就安養中心的病人而言，文森的預立醫療指示書很典型。但我特別注意到一點：他的預立醫療指示書寫在一張從筆記本撕下的紙張上，曾折疊多次，紙的中央和折痕最深的地方已經破了。上面的字是文森用藍色原子筆親手寫的，字跡雖然有點抖，但筆壓穩定，字形清晰，與他當時的年齡相符。

他在指示書上寫著：「此致將來為本人治療的醫師：希望您盡全力為我積極治療，盡可能讓我活下去！」

因此，文森的指示成了醫師的治療方針。文森前三次住進加護病房，是因咳嗽致使食物跑進肺部，出現肺炎，接著引發敗血性休克。第三次住院時，外科醫師在他的上腹開一個可通到胃內的小洞，再將灌食管從肚皮插到胃部，以進行灌食。如此，一天二十四小時都能輸注營養物質到他的胃裡。這似乎是合乎邏輯的做法：讓食物不要接近氣管，直接輸送到他的消化道中。沒想到這麼做卻更糟。胃部充滿營養物質，反而容易回流到肺部。因此，第四、五、六次住院都是灌食引起的肺炎。

文森的身上插了更多管子——由於他太虛弱，無法自行呼吸，脖子上縫了一條氣切的呼吸管。又因慢性泌尿道感染，膀胱也留置了一條導尿管。

文森就像《小人國遊記》裡困在沙灘上的格列佛，從頭到腳都覆蓋著微小的生物——也就是頑固的細菌，即使我們用了兩、三種最強效的抗生素，都無法鏟除這些細菌。就算在抗生素的強力轟炸下，某一種感染終於控制住了，但另一種感染隨即開始蔓延。

為了盡可能減少危險細菌進一步的擴散，我們不得不將他隔離。他再也感受不到另一個人的皮膚碰觸到他的身體，只有拋棄式的乳膠手套和隔離衣的輕撫。

我們這些加護病房的醫師，總是努力使病人活下來，面對隨時可能冒出的問題，就像打地鼠一樣，來一個，打一個。這些都是以病人的自主權之名。要不是我親眼看到極為駭人的一幕，我也只能繼續幫文森治療。

文森第九次住院是由我來照顧，我幾乎無法完成理學檢查。我從來沒看過身體潰爛到這麼嚴重的病人。文森已瀕臨死亡。即使在護理師的細心照護之下，他的肌膚依然鬆弛脆弱，受到壓迫之處已潰爛壞死，潰瘍深及肌肉和骨頭。文森的肩膀和腳後跟也都化膿、壞死了。我將他翻過身來，發現他的脊椎尾端到臀部左側爛成一個大洞，皮膚和肌肉都不見了。即使我是老練的加護病房醫師，第一次看到，也不免目瞪口呆。我決定停下積極治療的腳步。

我相信文森在預立醫療指示書時，必然不知道會有這麼一天。他無法想像，即使他的身體拚命往死裡去，我們還是憑藉先進的醫療設備讓他活下來。現在，他正承受巨大的痛苦，僅存的毅力已完全流逝。

由於這個案例，我開始公開質疑我們是否該盲目相信病人的自主權。我開始懷疑，這位病人在十年前寫下的醫療指示書，是否能成為他的醫療處置最佳指引。我把醫院法律顧問、安養中心的醫師、醫院倫理團隊及曾照顧過他的幾位醫師，都找來開會。每一個人都穿著黃色隔離袍，輪流進去病房看他。所有的人都驚愕到說不出話來。

最後，我們還是沒能逆轉文森的預立醫療指示書。我們只能一面為他治療，一面等待法院的審議。到了下一個月，審議結果尚未出爐，文森就死了。或許依照他親手寫的預立醫療指示書去做，才合乎醫療倫理；但我確信，這位可憐的老先生必然不知道，他在世上最後的日子會受到何種折磨。即使我是加護病房醫師，也無法想像這樣的噩夢。

我不是唯一忘不了這個悲劇的人。十年後，我在《紐約時報》發表了一篇文章，講述這個故事。文章見報後不久，我收到紐澤西一位律師的來函，她就是當時曾參與這個案例討論的醫院法律顧問。儘管我更改了一些細節，以免讓人辨識出病人的身分，她依然知道是哪位病人，她對那個事件仍記得一清二楚。目睹文森的痛苦之後，她就把這個案子呈報給郡法官，請求撤除這位病人的維生治療，儘管這麼做違背病人手寫的預立醫療指示書。她在寫給我的信上感嘆說：「十年後，同樣的問題仍在。」她說，她目前在某間醫院的生命倫理委員會服務，提供緩和醫療與生命末期問題的教育與法律諮詢。儘管我們無從得知文森走向生命的終點時會做何選擇，這個案例及引發的問題對我們都帶來很大的衝擊。

文森和貝禮叔叔的差異可謂天南地北。一個是無家可歸的酒鬼，一個是哈佛出身的大律師；一個孑然一身，一個事業有成、子孫滿堂。但是這兩個人最後都孤零零死在加護病房，身上插了一堆管子，神智不清，痛苦不堪。這兩個人也都因為自己立下的指令，而走上悲慘的臨終之路。

不管是文森留下的紙條、或是貝禮叔叔的立誓奮戰到底，他們的指令皆被視為不變的真理。接下來的治療照護計畫就像自動駕駛一般，任何人都無法改變，不管是親人或是有經驗的醫師。問題是，病人最初陳述自己的意願之時，還有很多事情不知道，也沒想到那麼多。

鬥士與明星團隊無謂的奮戰

華特羅患癌症，於是找了多位名醫，組成一支明星團隊為他治療，沒想到這樣反而害了自己。

幾年前的夏天，我和家人要去度假。我開著車，沿著長島高速公路往紐澤西前進時，突然接到一通十萬火急的電話。由於親朋好友都知道我是緩和醫療方面的專家，加上我有求必應，因此經常接到病人家屬打來的電話。

「齊特醫師，你得跟我朋友的太太談談。那個朋友現在非常難受，他太太不知道該怎麼做才好。我可以讓她插撥進來嗎？我跟你說，這個朋友是真正的鬥士。千萬別提到死亡或是瀕死，用加護病房專業用語就行了。」

這劇碼我挺熟悉的。我說：「好吧，讓她插撥進來。」這時，我錯過第一個紐澤西交流道出口，之後又錯過好幾個出口。我緊握方向盤，繼續往目的地前進，我先生幫我把手機放在我耳邊，整整拿了九十分鐘。

華特是個七十歲的老人，有錢有勢，而且是社稷棟梁。半年前，經診斷發現罹患胰臟癌，在紐約一家名聲很好的醫院接受積極治療。華特的太太插撥電話進來時，語氣充滿驚慌，她說華特一直嘔吐，神智不清，而且經常痛苦呻吟。當時是星期六晚上，他們無法連絡上醫師。星期一早上，華特就要回醫院進行下一回合化療。

我深吸了一口氣。聽來病人虛弱到無法翻身，更別提坐一小時的車去醫院做化療。我建議他太太去住家附近的醫院急診室，先處理症狀。她拒絕了，「華特需要他在哥大長老會醫院的醫療團隊。」從她的口氣聽來，那家長老會醫院有如麗思飯店。「你聽過B醫師嗎？」

我沒聽過。她因此緊張起來，又提到好幾位醫師的名字，同屬他們結集的精銳部隊。「他們是最優秀、最積極的醫師，這就是華特要的。我女婿認識德州大學安德森癌症中心的執行長。他告訴我們，他們都是一流的醫師。如果我帶他到附近醫院的急診室，急診醫師必然會要他住院，我們就離不開紐澤西，下星期就不能去紐約做化療了。」

根據美國臨床腫瘤醫學會的建議，任何一個轉移性癌症的病人，不管症狀是否嚴重，醫療團隊中都應該有一位緩和醫療醫師，來幫忙處理症狀，以減輕病人的不適。畢竟，積極治療往往會有很多痛苦的副作用，任何「明星團隊」應該都知道這點。我問她，他們團隊裡是否有這麼一位醫師？「對華特來說，還言之過早。他真的想要奮戰下去，」她說：「緩和醫療等於放棄。B醫師說，我們還沒走到那一步。」

這個人的命運在我眼前展開，我看到救護員和急診室。老先生最後還是會轉到加護病房。他就像恐慌的泳者，在海浪中掙扎。他將拚盡氣力，接受更多的治療。即使他本人撐不下去，他的家人依然會幫他執行計畫。最後，他依賴維生機器存活，直到死亡為止。

華特的治療只是通往死亡的不歸路。我愈了解他的情況，事實就愈清楚：他的癌症打從一開始就非常凶惡，蛛網般的惡性腫瘤不斷從胰臟蔓生，伸入周遭的組織層。這不是手術可切除乾淨的，化療恐怕也沒什麼助益，只會加重病人的痛苦。但病人家屬依然決定和「明星團隊」在紐約最豪華的醫院一起奮戰，他們的確盡力了。但華特情況愈來愈糟，也就要求更多。沒問題，只要你要求，醫院都會配合，給你更多的門診治療、更多的化療、更多的承諾。不管你求什麼，就必得著。

這時，我已錯過第三個出口。我先生幫我拿電話的那隻手已經麻了，後座的孩子也累了，躁動不安。彷彿有人叫我下一個上場，打一場注定會輸的比賽。「明星團隊」呢？天曉得他們在哪裡。

由於我已筋疲力竭，我直截了當告訴華特的太太。我說：「妳先生就要死了。」電話另一頭震驚到久久無語。我解釋說，華特時間不多了。儘管醫療團隊已經使出九牛二虎之力，依然不見起色，現在也不可能出現逆轉。

我接著告訴她，我們真正能幫得上忙的地方。華特這幾個星期出現的症狀可以和緩下來，甚至可能消除。所有末期症狀，像是痛苦、噁心、嘔吐、譫妄、對未知的恐懼等，有九成都是緩和醫療團隊可以應付的。典型的「明星團隊」忙於與癌症奮戰，留給病人嚴重的症狀。他們似乎覺得，除了戰勝癌症，其他都是兒戲。但數據顯示，接受緩和醫療的癌症病人，與繼續接受積極治療的病人相比，壽命平均延長了兩個月。

現在，華特的太太完全不知道該怎麼做才好。我知道她的難處：她一方面希望依照丈夫努力奮戰的意願，另一方面已不曉得這麼做有什麼意義。

我建議我們一起和B醫師談談。即使華特要接受緩和醫療——在自己的家中接受症狀控制的治療，也得確定他的醫療團隊已無積極治療癌症的計畫。我想，B醫師當然樂意看到華特夫婦能從痛苦中得到解脫。但是華特的太太擔心他們的選擇會讓B醫師失望。「他會覺得我們對他失去信心，」她憂心說：「他或許從此不想管我們了。」儘管我一再保證，她還是不想打電話給B醫師。

第二天早上，孩子留在飯店看電視，我去華特家。我看到他的狀況後，堅持立刻打電話給B醫師。華特的太太極度焦慮，在房間角落踱步，我用擴音幫她撥電話給B醫師。我自我介紹一下，然後代替家屬表達他們對他的感謝之意。接著，我告訴他華特的情況已經惡化，似乎再做化療只會帶來傷害。他同意嗎？

B醫師答非所問：「我真正想知道的是，華特的腹痛是癌症進一步擴散、還是腹膜炎造成的？」而我只是希望他回答，他是否同意採取緩和醫療。我再試一次，「家屬想知道你是否認為現在接受進一步化療是有幫助的。如果沒幫助，家屬決定讓他接受緩和醫療，就從今晚開始。」

「如果家屬想要採取緩和醫療，那是他們的決定，」他聽來很惱火，「不管他們想做什麼，都可以。」華特的太太緊張起來。明星團隊的大將似乎很不耐煩，比賽還沒結束，他可能就會離場。於是，我利用另一種策略。「如果華特接受緩和醫療，覺得好多了，是否能放棄緩和醫療，再接受化療？」我還沒講完，B醫師就嗤之以鼻，說道：「這是不可能的。」

我轉向華特的太太。這果然證實了她的擔憂。

有錢有勢的人能獲得最多的醫療資源。他們自認為神通廣大，可以依照自己的意願，扭轉現實，讓好事發生，壞事消失。他們找來最棒的團隊，發號施令，要他們勇往直前，努力殺敵。這支團隊就像一部強大的機器，一旦啟動，就很難停下來。

那天下午，我們為華特召集了另一種「明星團隊」。我們把一張醫院病床推進他的臥房，兩位緩和醫療護理師把他抬上病床，為他擦澡，給他藥物。他的大兒子從科羅拉多趕來。華特的嘔吐和譫妄症狀漸漸消失，他也不再痛苦呻吟。

華特又活了三天，最後在自己的房間過世。去世前，他握著太太的手，一起聽他最喜歡的歌劇。

華特向來好勝，一生有許多豐功偉業。這種不認輸的精神卻差點使他在無盡的痛苦中死亡。得知診斷之後，他的反應就是奮戰到底，克服所有的障礙。如果他自組的「明星團隊」讓他比較清楚實際情況，他是否會改變目標，不再積極求勝？這就不得而知了。但我確實知道，在這齣劇中，每一個人都相信永生，然而就算是最有錢有勢的人，也無法活在紙牌屋裡。

理想狀況：病醫共享決策

先進的醫療設備支持我們永生的幻想。只是這樣的設備沒能提供足夠的時間和空間，讓病人及家屬好好溝通。

我記得曾經在胸腔科門診看到一位病人。她是個開朗樂觀的老太太，但是不管走到哪裡，都得拖著一個手提式氧氣瓶。光是扶著她從候診區走進診療室，就得花五分鐘。我拿著椅子跟在後頭，讓她隨時可坐下來喘口氣。她告訴我，她想坐飛機去看剛出生的孫子。我翻看她的病歷和肺功能檢驗報告，發現她的肺氣腫已是末期。她能活在世上的時日已經不多，不像她自己想的那麼長。不久，她將肺衰竭，到時候就得幫她插管。直到死亡，她都不可能脫離呼吸器。

我必須跟她討論這個重大決定——她願意接受插管，還是拒絕。下午四點了，在她後面，還有三位病人等著看診。那時，懷孕八個月的我，挺著大肚子看診。我請她在兩個星期內再回來看診，計劃到時候再跟她好好談。可惜這樣的安排太晚了，她還是住進加護病房，插管了，一直插到過世。

即使我們有足夠的時間，大多數醫師仍不知道要如何跟病人說壞消息。葛文德醫師在《凝視死亡》一書坦承自己缺乏這方面的訓練。雖然我和他同時在波士頓布里根婦女醫院當住院醫師，該院的內、外科訓練計畫都是首屈一指的，但是我們都自覺溝通能力不足。葛文德醫師在書中提到，由於他覺得和病人討論臨終或末期病症的種種敏感問題很困難，因此向緩和醫療醫師布洛克（Susan Block）請教。布洛克醫師告訴他：「你必須了解，和病人及家屬談話就像手術那樣複雜，需要相當的技巧。」

然而，從來沒有人告訴我們，這種談話有多麼重要，也沒有人訓練我們如何進行這種談話。而且，我們與病人進行這種談話都是無償服務；直到二〇一六年一月，醫師與病人討論臨終選擇，才開始能申請給付。然而醫師在這方面的表現仍無品質衡量指標。這樣的談話每半小時，聯邦醫療保險給付七十八美元；相形之下，皮膚科醫師做一次切片檢查，最多花十分鐘，且幾乎不需要和病人交談，就可申請一百零六美元。

我們往往到了最後關頭，才來做決定——亦即在加護病房出現危機之時，但在那個時間點和環境之下，實在難以做出最好的決定。由於病人器官衰竭或是已依賴維生機器，臨終決策往往受到情緒和焦慮的影響，而非深思熟慮的結果。加護病房的中央是一根金屬做的柱子，連接電源供應器、抽吸器、氧氣裝置、空氣壓縮機等機器，以供病人之需。要說服病人或家屬放棄使用這些設備，就像要快渴死的人不要喝水。

然而，我們的病人很多得了慢性疾病、或病況一再惡化，已拖了很多年，其實可以更早跟病人討論他們的臨終決定。例如，所有肺氣腫的病人都可能面臨呼吸衰竭，為什麼不在治療之初，自動排定一系列的討論？

向來直言直語的護理師墨菲，就曾這麼說：如果可以在上游救人，為什麼要等到人掉到河裡，載浮載沉的時候，再來設法打撈？加護病房實在不是談論臨終選擇的好地方，我們偏偏經常必須在這裡談。

在一個理想的醫療世界裡，所有的醫療決策應該來自所謂的「病醫共享決策」（shared decision making），亦即醫師和病人詳細討論，讓病人選擇符合其價值觀和偏好的治療方式。病人了解自己的病情、了解可能的結果和預後，也知道各種治療方案的利弊。雖然這種共享決策不見得適用於每一個人，例如有些病人希望家人或醫師來幫他們做決定；但我相信，這是個值得努力的目標。這該在疾病早期進行，最好選一個安靜的環境，有時間和空間好好提出問題、詳加討論及處理情緒。醫師的任務是坦白解釋未來會如何，讓病人了解可能會出現哪些情況，包括最樂觀和最壞的。

儘管病人已經決定好了，隨著時間過去和病情改變，病醫雙方仍需重新考慮最初的決定是否妥當，有無修改的必要。有哪些選擇以及治療的目標，都該讓所有相關的人知道，包括醫療委任代理人和參與照護的醫護人員。實行病醫共享決策，就不會淪於老派的醫療父權主義、或是出現病人自主失控的問題。在我看來，病醫共享決策才能讓病人得到真正的自主。可惜，病醫共享決策仍然難得一見。病人不得不做重大決定時，往往已到了無法自我表達的地步。

在這種情況之下，我們只能依賴替代判斷，也就是在病人無行為能力、或是自己不能做決定時，由親屬來做決定，以符合病人的最大利益。這當然是不得已的做法，不如病人自己做決定來得理想。文化上的誤解、語言障礙、可疑的金錢動機、家庭失和、家庭創傷等等，都是替代判斷可能會出現的問題。我將在接下來的第五章和第六章，進一步探討這些問題。

目前，病醫共享決策還很難落實，畢竟醫療體系千瘡百孔、醫師訓練不足，也沒有足夠的時間與合理的給付方式。我相信問題的癥結在於：不管醫師或病人，都不想觸及敏感棘手的話題，單純希望有最好的結果。

為了重建這個體系，首先我們必須面對自己對死亡的恐懼，不要只是一味想要逃避死亡。

第五章
我們來自哪裡？

我們的成長背景會用無數種方式，影響我們的偏好和行為。
除非殷勤探問，否則你很難了解一個人。

溝通愈少，醫護品質愈差

我眼前這位六十五歲的老先生，綁了一頭我看過最美的髮辮。儘管他被綁在加護病房的床上，嘴裡插著呼吸管，依然面相莊嚴。他的髮辮就像流瀉在枕頭上的銀色瀑布——這是他兒子一手策劃的展覽。這兒子就坐在病床旁，日日夜夜都守著他。

兒子握著父親的手，似乎要把力量傳到他那虛弱不已的身軀裡。「拜託，老爸，呼吸吧。」有時，他會在情急之下催促父親。我們每次設法讓老先生脫離呼吸器，老先生一下子就累了。他已插管快兩星期，因此我們已經到了是否決定氣切的關鍵時刻。

接下來幾天，我每天都花幾個小時陪伴這對父子。老先生睡睡醒醒，不大能夠透過紙筆溝通。儘管如此，他偶爾會對我們眨眨眼，也會緊握我們的手，態度友善。兒子跟我說了一些他老爸的故事，他的家人、他的朋友、他喜歡什麼、討厭什麼。我這才發現老先生是個很健談的人，常去住家附近的咖啡館，一坐就是大半天，跟朋友天南地北聊天，也一起下棋、抽菸、喝咖啡。兒子說，他無法想像他老爸變得孤零零的，就算只有幾個小時，他也不忍。我後來知道，老先生不喜歡醫師和醫院，預約門診大都沒去。他曾語氣堅定的告訴兒子，他不願喉嚨被割一刀。

老先生這次是因肺氣腫發作住院——我想，這也是最後一次了。他或許再也不能像以前那樣過日子。這個原本充滿活力、交遊廣闊的男人，最喜歡做的莫過於坐在咖啡館裡談論人生。然而現在，除非他同意氣切，使用呼吸器維生，否則難以存活。他可能永遠無法回家，也不能再開口說話，或許再也不能張口進食。他可能獨自待在長期急性照護機構，人生的新配樂就是呼吸器有節奏的咻咻聲。

這對父子的選擇顯而易見：不要呼吸器，也不要長住在護理之家。目前使用的呼吸管是暫時的，不久就要拔掉，也不接受氣切。拔管當天或次日，也許他就撐不下去了。兒子說他想帶爸爸回家，在家中壽終正寢。此時，老先生張開眼睛，點點頭，緊握兒子的手。當然，這是理想的情況，但我無法保證他回得了家。無論如何，我們會盡力。不管住院或回家，現在我們都得給他最好的護理和呼吸照護，包括開給他治療呼吸急促的藥物和抗焦慮劑，盡可能讓他覺得舒服一點。他們了解。

我繼續待在病房，靜靜陪伴他們。幾分鐘後，我慢慢站起來。我得去看其他病人了。我輕拍他們的肩膀，讓他們知道我要走了。我走向門口。

兒子站起來。「醫師，」他說：「有件事想請教一下。我們可以去外面談嗎？」

我們走到走廊。他靦腆的說：「我知道你們已經盡力，但我還是想知道一件事。」

「沒關係，請說。」

「我想知道，你們這麼做不是為了省錢吧？」

聽他這麼一問，我的肚子像被重重揍了一拳，一時說不出話來。我看得出來，他也難以啟齒。過去幾天，我們已建立了相互信賴的關係。此刻，就像回到原點。似乎儘管我努力幫他們做決定，讓老先生不要受太多的苦，反而讓他們起疑，以為我不讓他們得到可能會有幫助的資源。接下來，我想到我的白皮膚。我深吸了一口氣，提醒自己，他們不是衝著我來的——這是非裔美國人在這個醫療體系世世代代受到忽視與剝奪的後遺症。我說：「很遺憾你會提出這樣的問題，但我了解為什麼。你有這樣的念頭，讓我很難過。對我來說，不管你們做了什麼樣的決定，重要的是，你們覺得自己做的是對的。我只是想幫你們做到這一點。」

「謝謝，」他說：「我只是想確定而已。我相信妳。」

不到一個小時，我們就把老先生的呼吸管拔出來了。雖然他的血氧濃度掉得很快，我們還是設法讓他不會覺得喘。第二天，他握著兒子的手，嚥下最後一口氣。我再也沒見到他兒子，然而直到多年後，他的疑問仍像陰魂不散的鬼魅，一直困擾著我。

種族在這個國家的醫學史，幾乎是無法避而不談的問題。受苦最深的正是長期遭受壓制與剝奪的少數族裔。

我大抵是在紐澤西的紐沃克和加州的奧克蘭行醫，我的病人很多是弱勢黑人。我很清楚黑人在美國醫療黑暗史中扮演的角色，直到今天，他們的待遇依然不如白人，例如：醫療照護的不平等，長久被醫療體系隔離、排斥，更別提以科學研究之名、行迫害之實，如塔斯基吉大學的梅毒實驗。膚色與說話方式都會牽動我的敏感神經。我了解白人醫師和黑人病人的權力互動關係。不管如何，我總是盡力為這個族裔服務。

研究結果明明白白告訴我們，黑人臨終的情況和白人有別，黑人傾向接受更積極的治療，儘管這樣的治療沒有幫助，只會帶來更多無法控制的症狀。黑人在醫院死亡的比例，要比白人高出百分之四十，也比較不願接受緩和醫療，也較少預立醫療指示書。

簡而言之，在這個國家，長久以來遭受剝奪的少數族裔寧願接受侵入性的醫療，承受較大的風險，即使這樣的治療無益，可能帶來痛苦，他們也不在乎。因此，他們臨終之際比較痛苦，較依賴機器，而且家人通常不在身邊。黑人及其他少數族裔在各方面很少能得到公平待遇，包括醫療，直到最近才有逆轉。諷刺的是，在資源開放和盲目崇尚病人自主權之下，到了生命末期，黑人要求比白人更多、更積極的治療，也因此深受其害。

為什麼會如此？目前已有很多解釋。根據二〇一三年皮優研究中心（Pew Research Center）對生命末期醫療決策偏向的調查報告，不同族裔的態度大相逕庭。總之，黑人希望得到的治療比白人要來得多。例如這樣的問題：「醫護人員是否應該不顧一切救治病人，讓病人活下去？」白人當中只有百分之二十的答案是肯定的，相形之下，百分之五十二的黑人認為應該如此。有一次我去參加美國安寧與緩和醫學會舉辦的年會，有一場會議的主持人是杜克大學非裔健康研究員強生(Kimberly Johnson)博士。強生博士就曾針對這種現象提出她的解釋:「白人在一九六〇和七〇年代開始接受緩和醫療,而這時黑人還在爭取就醫的機會。」與一無所有相比,多似乎就是好。還有其他因素,正如我們所知,溝通愈少,醫護品質愈差。為什麼白人醫師和黑人病人溝通差強人意,原因很多。

醫院的一位黑人社工曾勸告我,給黑人病人的治療,寧可積極,不要消極。如不予治療或中止治療,可能會造成雙方對立,削弱信任。通常白人醫師發現苗頭不對,就會趕快打住,不再繼續說下去,以免惹火病人。也許黑人病人根本不會主動提起緩和醫療。對病人來說,由於醫療體系長期以來對他們不友善,因此不見得會相信醫師說的。不管原因為何,如果溝通不良或是不願溝通,病醫之間就像雞同鴨講,甚至不歡而散。

醫學院沒學過的一課

病人是個黑人老太太,她的心臟很糟。近八個月來,她已五度因為肺積水住院。她的呼吸很不穩定,但這幾天,我們給她的藥物終於有作用了。她的腎臟也不好,但已開始大量排尿,肺部積水終於可以排掉。生命危險解除,她也就不必插管了。但下次再發作、被送進來,只是時間的問題。我們早該跟她討論插管的問題。

我走進她的病房。我這天很忙，所以不能待很久。我們計劃那天就讓她從加護病房轉到一般病房。現在，已有人在清掃樓上的病房，好讓她轉過去。老太太跟我打招呼，看來有點緊張。她微微坐起。通常我去看她時，她女兒都在旁邊陪她，但今天晚一點才會到。由於我擔心沒機會好好討論治療目標，因此決定現在跟她談。

我拉了一張椅子，坐在她旁邊。「你現在終於好多了，真是太好了，」我說：「過去幾天，你可能嚇壞了。」她很謹慎的點點頭。於是我單刀直入，提到呼吸器。她第三次住院時曾接受插管，因此可以從這點切入。我解釋說，她有心臟衰竭的問題，而且惡化得很快，下次插管，恐怕不容易脫離呼吸器。

「如果藥物作用的效果差，不能很快使你的呼吸恢復，你願意使用呼吸器嗎？」我問老太太。她的臉色變得難看，一直往後靠在枕頭上，似乎要離我遠一點。我不知道她是生氣，還是害怕。我問她有什麼想法，但是她不回應。她有失智症嗎？還是不了解我在說什麼？不管如何，她就是不回答。

這時，我發覺有人輕輕點了一下我的手臂。我轉頭，看到一位年輕的黑人女性——她是本院的社工實習生。她必然在我後頭站了好一會兒了。我不由得擔心：我是不是太冒失了？

「可以讓我試試嗎？」她輕聲問。

我站起來，指著那張空下來的椅子，說道：「拜託你了。」她坐在病人旁邊，握著她的手，對老太太微笑，不發一語。過了一會兒，老太太就放鬆了，也對她微笑。

接著，她們就聊了起來。

「梅寶小姐，」社工實習生用仰慕的口吻對她說：「您在哪裡做的頭髮？真可愛。」

我從來沒想過我會跟任何病人這樣說話，不只是這位老太太，我根本不可能會跟病人聊髮型的事。我也沒想到稱呼她梅寶小姐。你可能認為，病人不想跟我談，和種族沒有關係，她會排拒我，因為我太急躁了，而且不夠敏感。

從那時起，我開始注意克拉克（Betty Clark）牧師和米勒（Donald Miller）牧師跟黑人長者說話的方式。他們的語氣沉穩平靜，充滿敬重，甚至有點南方腔調。我這才了解，我必須放慢說話速度，用另一種語調和病人說話。對習慣東岸步調快的我來說，這實在是一大挑戰。我在醫學院沒學過這一課。我想，這麼多年來，我也許不時在無意中冒犯了病人。我答應自己，我會盡力改變這一點。

種族、宗教、文化、階級和語言——這些社會文化框架都會影響我們的醫療決定。因此，病人、家屬和醫師面臨艱難的決定時，也必須考慮這些因素。另一組變因則和個人與家庭有關，也會影響生命末期的醫療決定，如家庭動力的作用、病人的個性和創傷史等。

醫學院已開始教學生如何應對形形色色的病人。我在念醫學院的時候，在四年當中，有十小時所謂的「文化能力訓練課程」。這十小時是大概估計的。我曾問幾位跟我同輩的醫師友人，他們是否上過這方面的課程。幾乎每個人都告訴我：「沒有。」二十多年後，思及當年的文化能力訓練，覺得教室裡的文化之旅，猶如走馬看花。今天，很多醫學院已把文化訓練的教學目標改為以謙卑之心面對各種文化。在我看來，這似乎比較可能達成，也比較恭敬。新的做法是問問題、用心聆聽和學習，並承認我們永遠不可能是別人生活的專家。

但我們總得從某個地方開始做起。關於文化脈絡，我發現文化可簡單分為兩大類：一種是個人主義的文化（如北美洲與歐洲北部），另一則是集體主義的文化（如亞洲和歐洲南部）。雖然文化很複雜，這樣分類過於簡單，我經常發現的確如此，而且覺得這種分類有時挺有用的。集體主義強調家庭的需求要比病人自身的需求來得重要，主要是家人一起做醫療決定。至於先前已經討論過很多的個人主義，則是把病人放在醫療決策過程的中心地位。二〇〇〇年有一項研究，比較日本和美國的醫師對病人自主權的態度。百分之八十的美國醫師同意先讓病人得知診斷，之後再讓家屬知道，但是只有百分之十七的日本醫師同意。然而，這樣的文化差異並非固定不變。二〇一五年，日本社會比較能接受緩和醫療之後，同意先讓病人得知診斷的日本醫師比例，已大幅上升到百分之八十二。因此，雖然集體價值或規範仍是影響病人決定的有力因素，也可能隨著時間過去而出現變化。

總之，每一位病人都有自己的信仰、歷史、文化及其他常不可得知的變因。在這些因素交互作用之下，每個病人的醫療決策就變得複雜、而且常常出現矛盾。對於忙碌的臨床醫師或是還在訓練階段的醫師而言，一旦碰到難纏的病人和家屬，就很容易把種種困難或複雜的互動，歸因於「文化問題」，只想退縮。然而，根據我的經驗，這種「敬而遠之」有時可能是危險的。

被家屬劫持的人質

拉欣太太一個月前被緊急送到醫院，她的腸阻塞已嚴重到快漲破。歷經四小時的緊急手術之後，醫師幫她做了結腸造口，糞便排到肚子上的便袋，暫時繞過腸道阻塞的部分。她的腸阻塞是惡性腫瘤造成的，目前無法切除。主刀的外科醫師在手術報告上記錄了一連串卵巢癌肆虐、擴散的慘狀——惡性腫瘤幾乎占據了她腹部每一個角落和縫隙。由於惡性腫瘤已轉移到腹膜，充滿黃色脂肪的薄膜狀網膜覆蓋了一層厚厚的腫瘤組織，就像一塊烤餅。

病人很虛弱，營養不良，加上腸阻塞了好幾個月，造成免疫功能低下，術後就出現敗血性休克。腫瘤的魔爪也伸到了她的腎臟，她的腎功能衰竭了。

不知怎的，拉欣太太手腕的約束帶鬆了，她就自行拔出呼吸管。儘管如此，她的情況最終還是穩定了，可以從加護病房轉到普通病房。但她還是愈來愈沮喪，哀求家人讓她在臨死前回到祖國。隨著情況惡化，她放棄了這個夢想。但她拒絕進食，告訴護理師說她想死。由於她的家人向她施壓，她只好繼續撐下去。

我是本院的緩和醫療醫師，她的外科團隊請我來會診，協助病人和家屬決定下一步要怎麼做。外科團隊說，家屬正在做決定。家屬會說英語，但病人無法用英語溝通。在這個國家，沒有多少人會說她的語言。我們醫院有一位口譯員，我想請他來幫助，但我能看病人的時候，他又不能過來。如果無法說英語的病人能得到專業翻譯的協助，會更安全，病人的滿意度也會更高。可惜，我們不一定能及時得到這樣的服務。

我去看病人時，她靜靜躺在床上，把毯子拉起來蓋住頭部。她的家人在病床旁繞來繞去，非常保護她，隨時注意她的情況。拉欣太太顯然是這個家族的大家長。家人稱讚她的獨立和力量。他們告訴我，現在不是跟她說話的好時機。拉欣太太需要積極樂觀，找回自己的力量。他們解釋說：「在我們的文化，重要的事都是跟家人討論。」

眾所周知，如果醫師能了解病人的文化，治療的效果會比較好。這是合理的。在醫學院就讀時，在那旋風般的文化之旅中，我們接觸了中國、印度、非洲文化，從宗教信仰來認識各族裔對醫療、疾病、來生和溝通的觀點。我們也了解他們如何舉行葬禮，以及會在病人房間施行哪些讓我們大開眼界的醫療處置方式。我們的心得是：我們必須尊重病人的文化。若是因為文化差異而意見相左，為了病人著想，我們應該立刻讓步。如果病人或家屬堅持要接受某種治療方式，即使我們不同意，也得盡全力照他們的意見去做。

因此，拉欣太太的家人要我不要直接跟她說話，我接受這樣的指示。畢竟，沒有口譯員之助，我也無法跟她溝通。但我沒有進一步探究為什麼他們不希望我和她說話。然而我並沒有得到病人的同意，越過她而與她的家人討論要怎麼做。我們用手比畫、交頭接耳，最後決定到病房外面再談。

我向她的家人解釋說，她的癌症是侵襲性很強的一種。「但是，醫師已經開刀拿出來了，」她的女兒很肯定的說，她把手放在我的手臂上。「外科醫師說，他們在把肚子關上之前，都沖乾淨了。」沖乾淨是指在手術完成時，用生理食鹽水沖洗手術部位，把殘留的血和組織碎屑沖掉。她的家人誤會了。他們認為腫瘤已經切除，至少已經控制住了。

因此，我得負責告訴他們壞消息。我告訴他們，癌細胞已經擴散到身體各處，下一個器官很快就會遭殃。他們必須盡快做一些決定，特別是老太太是否願意接受加護病房的介入治療。我解釋說，老太太年事已高，加上癌症轉移，在病情危急之時，加護病房的種種介入處置——電擊、心臟按壓、呼吸器、升壓劑等，幾乎沒辦法把她救回來，可能會增加她的痛苦。更重要的是，她似乎不想接受這樣的積極處置，畢竟她拔過呼吸管，說她要留一口氣返回家鄉。

「你說得對，」老太太的美國孫女點點頭，對我說：「這或許不是她想要的。」她說她會跟她母親商量。她母親是老太太的長女，也是主要做決定的人，但她現在不在這裡。「明天我會告訴你我們的決定。」

我提出我的看法。我說，她外婆的願望才是最重要的，「如果她知道自己快死了，她會想要什麼？她知道積極治療可能必須依賴機器而活、直到死亡嗎？」

「我們明天會告訴你。」她客客氣氣說道。

但是第二天他們沒告訴我決定如何，再過一天，依然沒有回音。他們總是要找更多家族的人來商量，要問更多長輩的意見。他們說，現在做決定的關鍵人物是老太太的女婿，儘管我要求見他，但他一直沒出現。在接下來的一個星期，我繼續跟她的家人周旋。她的家人收拾自己的東西到走廊來跟我討論。我向老太太招手，但她完全沒有反應。她的缺席讓我不安，我甚至覺得內疚。我非常擔心，因為我再怎麼說明，家屬似乎還是不了解。他們不知道能有選擇的時間愈來愈少了，老太太的病情正在迅速惡化。

我決定，該打開天窗說亮話了。我們走到隔壁房間，我坐在老太太大女兒的旁邊。我說：「你母親快死了。」那個女兒瞪著我，接著把皮包放在一旁，將頭靠在膝蓋上，雙手撐著地板，嚎啕大哭。

他們依然沒有做出決定。現在，老太太的大女兒，也就是主要做決定的人，開始躲著我。外科住院醫師跟我說：「病人的女兒要求你不要再來找他們。她說，她已承受不了。她說，在他們的文化，如果女兒做的決定會導致母親死亡，這個女兒就會遭到詛咒。」

我跟口譯員和我的團隊在病房外面圍成一圈。我告訴他們，我認為現在該是跟病人說的時候了。我說，我們不能再讓老太太給蒙在鼓裡，否則必然會被困住。她似乎極不願意變成那樣的情況。難道她不該有選擇的機會？但口譯員搖搖頭。他說：「如果要我告訴病人，她快死了，我會覺得很不安。」他說，這有違他們的文化。

那我的責任呢？我的病人快死了，就快被送到加護病房。她待在那裡沒有好處，或許能再活幾天，但也只是和機器連在一起，獨自面對冷冰冰的死亡。我幾乎可以肯定的說，這不是拉欣太太想要的。而我就像被上了手銬，不能直接和她交談。說來諷刺，我可能必須搖身一變，扮演完全不同的角色，也就是她的加護病房主治醫師——我得親自監督她接受種種我認為無益的療法，而我相信她根本不想要這些。

談到瀕臨死亡及死前受到種種折磨的風險，身為醫師的責任是否能超越文化價值？我們是否可以繞過文化規範和期待，試圖揭露事實？雖然在很多文化當中，如果病人瀕臨死亡或是某種療法可能讓病人遭受很大的傷害，傳統的做法是透過家屬來讓病人知道，而非直接告訴病人，然而病人可能會在無意間成為被家屬劫持的人質。

當然，會發生這樣的情況，還有其他因素，不只是因為文化。我就曾遇過家庭背景跟我差不多的病人及家屬，例如做母親的在病危之際，女兒過於悲傷，不知所措，無法處理我們告訴她的訊息，也不能以母親的需求為重。在這種情況下，我不會因為文化的考量而裹足不前，反之，我會向前一步，探究問題。但我現在可以這麼做嗎？我可以不管文化層面嗎？

人道考量與尊重文化，孰輕孰重？

沒有簡單的答案。美國醫療文化比較重視醫師和病人之間的關係，而非醫師與家屬的關係。但我們也了解對文化敏感是很重要的。如果我不顧家屬的反對，拉了把椅子坐在病人旁邊，問她是否想知道什麼，家屬或許會勃然大怒。我可能會失去他們的信賴，這樣對病人有害無益。即使我真的接觸病人，甚至帶了一位願意幫忙的口譯員，是否真能跟病人建立良好的關係？

因此，我沒有嘗試。儘管我很擔心這位病人，還是決定放手。我承認，我接受放逐之後，倒是如釋重負。

幾天後，我在加護病房上班，經過五號房時，看到拉欣老太太。雖然她仍住在一般病房，還是來加護病房洗腎，因為這裡的護理人力較多，可得到較好的照護。由於她屢次拔掉脖子上的呼吸管，因此雙手被綑綁起來。她已放棄掙扎，靜靜躺在床上，讓機器把她的血吸出、淨化，再送回體內。幾天不見，她似乎變得瘦小。但她似乎比較警醒，似乎充滿絕望和恐懼。我們四目相接。儘管她的手腕被綁起來，還是努力對我招手。我不知道該怎麼做。這是我第一次單獨見到她。由於她不斷向我招手，我決定走到她身邊。我想，這麼做是對的，凡是有慈悲之心的人都該這麼做。我發現有位護理師剛好會說老太太的母語，因此帶她進入病房。

病人眼神驚恐，問我：「我到底是怎麼了？」

我久久才說出話來。「關於你的病情，你的家人認為我最好跟他們談，」我說：「你是不是想直接跟我談？」

她很緩慢的點點頭，看起來有點猶豫。

「你知道你的情況嗎？為什麼你會在這裡？」

「不知道。我想回到樓上的病房，跟我的家人在一起。我不喜歡這裡。」她停頓了一下，又問：「我是不是得了癌症？」

她的家人告訴我，多年來，拉欣老太太最大的恐懼就是罹患癌症。因此，他們盡量瞞著她，不讓她知道。她既然直接問我，我只好點點頭。我想，我們有很多要談的，必須談好一會兒，我希望能坐在她身旁，握著她的手。我請幫我口譯的護理師告訴病人，我去走廊拿一張椅子過來。我在走廊上找椅子的時候，看到老太太的兩個女兒走進加護病房。我站著不動，好像做了什麼壞事被逮個正著。她們問了護理師幾個問題，發現她們的母親已經知道罹癌的事。她們怒不可抑。即使我離她們有三間病房，仍聽得到她們大聲斥責護理師。「病人已經非常害怕，醫師竟然告訴她，說她快死了。這是哪門子的醫師，未免太不道德了吧？」

我覺得癱軟無力。我知道我該好好跟她們談，承認她們這麼生氣是有道理的，或許我還需要道歉。老太太已經夠可憐了，她們就在她身旁，我想撲滅她們的怒火。但是我麻木了。我不知道如何為我做的事善後。我想，即使我想補救，也只會把事情弄得更糟。於是我轉身，走出加護病房區。儘管我可以為我自己辯解，我仍覺得自己像是從後門偷偷溜走的小偷。

幾個星期前，我還是這個醫療團隊的一員時，曾把這個病例提交給醫療倫理委員會。他們還在為這個案子傷腦筋，最近又要召開會議。儘管我已經離開這個醫療團隊，我還是出席會議，解釋這個病例的背景和我自己的觀點。倫理委員會是由社區成員和各行各業的專家組成，以提供廣泛的經驗和知識。還有幾位則是照顧這位老太太的醫師、護理師和社工。我感覺與會者很快就分成兩個陣營，壁壘分明，一方認為應該無條件尊重家屬的文化需求，另一方則認為醫師要為病人的照護負起責任，透過文化的透鏡來解讀這個病例，可能會失焦，忽略其他重要問題。

最後，醫療倫理委員會建議我們進一步探究、了解文化背景。儘管這麼做和教科書說的一致，這個建議對病人的治療仍然沒有幫助，也未能顧及種種難纏的現實層面，包括複雜的動機、家屬無法承受、病人過於虛弱、而且所剩時間有限。

拉欣老太太在加護病房接受血液透析的下一週，就去世了。她被綁在病床上，孤零零待在無菌的房間。之前，她的血壓時好時壞，也就在普通病房和加護病房之間來來回回。家屬一直拒絕跟接手的醫師討論治療目標。

關於這個病例，我仍然找不到簡單或明確的答案。儘管家屬要我離病人遠一點，但我如果從一開始就能直接和病人談談，是不是會比較好？或者我該依照家屬的意思，尊重他們的文化，盡力為病人治療，然後默默希望拉欣老太太能平靜離開人世？由於我在這方面缺乏正式訓練，實在難以知道正確答案。其實，我懷疑也許沒有真正的答案。

是否到了某一個關頭，醫師能把生而為人的簡單現實，置於文化差異之上？我的意思是：優先考慮文化需求，是不是反倒變成不人道？

把責任推給上帝？

五十八歲的德魯是海地人，出現呼吸衰竭，被女兒和女婿從家裡送來醫院。他本來獨居，但在過去一年愈來愈虛弱，常常跌倒、難以從椅子上站起來，到頭來甚至無法爬樓梯到樓上的臥房，因此住在女兒家，已住了半個月。他女兒告訴我們，過去幾天，他甚至無法用叉子把食物送到嘴裡，只能像狗一樣低著頭吃盤子裡的東西。

在我們這個地區，很多病人因為沒有醫療保險而遲遲不就醫，心想也許身體自然會痊癒。德魯也一樣。德魯先生住院的那天早上，已經無法深呼吸，由於血中二氧化碳濃度太高，變得嗜睡、神智不清。急診醫師立刻幫他插管。有了呼吸器之助，他血中的二氧化碳濃度很快就下降了，也清醒了。

第二天早上，我在巡房時看到德魯。他已十分警醒，也能回答口譯員的問題。他的慢性肌肉萎縮情況，顯示他的疾病已進展了很長一段時間，只會愈來愈糟，不大可能好轉。他似乎很害怕，露出渴求答案的眼神。在接下來的幾天內，我們將幫他做各種檢驗，並會診神經科醫師。每天都有新的檢驗要做。因此，我和他的互動主要是著眼於如何能讓他覺得舒服及確立診斷。我無法告訴他這個壞消息：無論如何，他的病情將會繼續惡化，這是無法扭轉的。

過了兩個星期，我們依然一無所獲，無法確立診斷。我們已經排除一些比較明顯的原因，如感染或中風。神經科醫師認為，德魯先生的病症應該屬於一種進行性的神經肌肉疾病，可以預期的是病程將會是直線式的不斷惡化。從各種症狀看來，德魯先生的病已是末期。為了確診，神經科醫師必須做更多侵入性的檢驗，包括肌肉切片、神經傳導檢查等。無可諱言，這樣的檢查會為病人帶來痛苦。但是，就算確立診斷，並不代表我們就知道怎麼治療了。我和神經科醫師坐下來討論，我問她是否認為德魯先生的疾病有逆轉的可能，以及他是否有希望脫離呼吸器。

她揚起眉毛，「當然不可能。但我們還是必須確立診斷。」

她的語氣冷漠得教我吃驚。顯然，她比較關心的是確定病症為何，而非躺在床上的病人。我解釋說，我們必須跟他一起做決定，看是否繼續使用維生系統或是考慮移除，設法處理他的症狀。

她斜眼看我，「如果拔掉那些管子，他會死……這有什麼好說的？」

「我不想用這種方式活下去，」我說：「病人也能拒絕靠機器活下去。如果不讓他有所選擇，我會不安。他也許希望順其自然，或者不想這樣。不管如何，那都是他的決定，不是嗎？」

神經科醫師仍不以為然，「我不想幫病人安樂死！」她說。

病人插管就快滿兩個星期，下一步就是決定要不要氣切，因此現在該是評估照護目標的時候了。我想提供病人另一種選擇，包括拔掉呼吸管、脫離呼吸器，用最自然、舒適的方式離開人世。

我在德魯先生床邊跟他女兒、女婿討論。我握著他那枯槁的手，透過口譯員告訴他，由於還無法確定他到底得了什麼病，我能想像他有多沮喪、多恐懼。他點點頭，等我說下去。我回顧他的病史，解釋說，雖然我們仍無法確定病因，所有的醫師都同意這是無可逆轉的疾病。為了確立診斷，我們還得進行其他痛苦而且有風險的檢驗，但結果還是一樣。我在那裡坐了好一會兒，解釋各種選擇：請外科醫師氣切，建立一個永久的呼吸通道，然後住進護理之家；或是拔掉暫時性的呼吸管，脫離呼吸器，積極治療所有的症狀，包括焦慮、呼吸急促、疼痛、口渴等。我一邊講述這些可怕的消息，一邊注視德魯先生的臉。他一開始是驚恐，接著浮現希望，最後則是面無表情，不再點頭，也沒有任何反應。我讓這一家人好好商量。德魯先生的女兒和女婿在病榻旁禱告了二十分鐘，之後那個女兒來找我，跟我說：「我們回家再好好想想。」

第二天，病人的女兒和女婿沒來醫院。第三天，一樣不見人影。我無法連絡他們。即使有口譯員，也幫不上什麼忙，德魯先生只是躺在那裡，盯著天花板。我沒有時間坐在他身邊陪他、握著他的手，我只能吩咐我的團隊給他抗焦慮劑。

幾天後，我們仍然無法跟德魯先生溝通。他看來如此憂傷，我也不忍心強迫他。似乎我不得不跟他的醫療委任代理人談，儘管我已多日沒見到他的女兒和女婿。一天，我打電話到那個女兒的家，她終於接了電話。她很沉默，依然不願提供任何消息或決定。我說，她父親很焦慮，如果可以，盡可能來醫院陪陪他吧。我還說，我們還在等他們表示意見，才知道下一步要怎麼做，畢竟我們已經面臨要不要氣切的重大決定。她說，她會在禮拜天來醫院，告訴我們「最後決定」。再過兩天就是禮拜天，那天我沒值班，輪值的是另一位醫師，他負責好幾個病房，恐怕沒時間跟他們討論。真是不能再拖了，病人插管已超過兩個星期，插管太久，病人的氣管組織可能會發炎潰爛。我告訴她，我們無法等到禮拜天再討論。「但是再早，我也不行，」她說：「我星期一會過去。」語畢，隨即掛上電話。

她到底是怎麼回事？否定？恐懼？我不知道，我發現，我現在別無選擇，只能再去找病人。他現在沒有家人支持，我又要他一個人做決定，這麼做似乎有點過分，但我實在沒有更好的辦法。

我在口譯員陪同下，設法了解德魯先生的想法和感覺。這次，儘管他想要表達，但是溝通障礙太大了。他太虛弱，無法握筆寫字；因為插管，也不能說話。每次我問他問題，他就像被汽車大燈照到的鹿，一臉驚恐。我試了幾次，但他那充滿憂愁的雙眼，教我難以注視。最後，我決定給他高劑量的抗焦慮劑，讓他盡量沉睡，直到他女兒過來討論。

星期一，他女兒和女婿終於來了。我發現他們站在病房外等我。護理師後來告訴我，他們一直站在病房外，沒先進去看父親。那個女兒站得筆直，緊抓著皮包，說道她決定她父親應該接受氣切和胃造口術，然後轉到護理之家。

「我是很虔誠的教徒，」她說：「如果我不盡力延長我父親的生命，我就不能原諒自己。我的上帝告訴我，我不能害死我父親。」

我提醒她，害死她父親的是疾病，不是她。但她已做了決定。說完，她就轉身，和她先生走出加護病房。我再也沒見過她。第二天，德魯先生進開刀房接受氣切和胃造口術，身上插了管子，然後被送到護理之家，餘生將永遠躺在床上，脖子和胃都插了管子，直到死亡。

他的女兒為什麼會做出這樣的決定？害怕上帝，還是怯懦？當然，這個做女兒的比我要了解她父親。我希望她做的決定是對的。我希望她父親相信上帝要他躺在床上，靠機器活下去，也相信生命的每一秒都是很聖潔的，不管如何，都是值得活的。當然，這是可能的。然而我非常擔心，做女兒的因為自己無法面對，而把為父親做決定的責任，全推給上帝。

這種經驗在醫學領域很常見。我們醫師也發現了傳遞資訊的一種捷徑。如果宗教顯然是決策因素，醫師可能把病人轉給另一位醫師，說道：他們在「等待奇蹟」。換言之，醫療照護的目標都不用談了，家屬要求所有的積極治療。醫師只好放棄溝通，搖搖頭，把病人抬上臨終輸送帶。這樣的事，我自己就做過很多次，包括德魯先生這個例子。當然，這樣的捷徑不是理想的替代品，依然不如仔細評估。

不如追求最後的無憾

最近我參加美國安寧與緩和醫學會，會中聽到一場很有感染力的演講。講者是一位來自芝加哥北部的黑人牧師，他用數字做為開場白，計算在他教區中，一個敬畏上帝之人畢生待在教會的時間。接著，牧師說在教會裡的時候，他們多半在談什麼。牧師告訴我們答案：希望。大家都希望改變，希望能有更好的未來，希望能得到正義，希望從痛苦中獲得解脫。由於在場的聽眾絕大多數是白人，黑人牧師問我們，為什麼我們要黑人病人在人生的關鍵時刻放棄希望——放棄治療、放棄人生的另一次機會。牧師說，這正是他們最需要希望的時候。

如果醫師對希望與奇蹟只有一種概念，也就是治癒疾病，而家屬以上帝之名，希望盡最大的努力讓病人活下去，那就沒什麼好談的。然而，在我們緩和醫療團隊克拉克牧師的指導下，我發現我們可以用其他方式帶給家屬希望和奇蹟。我所謂的奇蹟，就是能待在家裡跟家人在一起，並進行疼痛管理和生活品質的改善。以前家屬唯一能想像的希望，就是病人能存活下去；其實，與其在加護病房痛苦的延長生命，不如追求最後的無憾。

我發現探索上帝的旨意也有幫助。有一次，我發現病人來自信仰虔誠的家庭。家屬向我解釋說，他們不想扮演上帝的角色，所以不能決定撤除病人的呼吸管。我反問道，如果家人的身體已經撐不下去了，不擇手段讓他活下去，不也是扮演上帝的角色？如果真撐不下去，不就表示上帝認為他在世的時間已經不多了？我們以醫療技術為傲，認為我們可把病人搶救回來，讓他活下去，不也是拂逆上帝的旨意？很多家屬因此同意我的意見，認為萬能的上帝自有祂的主張，不需要凡人之助。如果祂想治癒病人，對祂而言，可說輕而易舉，祂自己來就可以了。

由於我是猶太教徒，我了解這個層面有多麼複雜。星期六我大都會去猶太會堂。我相信這個宇宙有比機遇更強大的力量。根據《妥拉》和《塔木德》，生命是神聖的，因此依據最嚴格的猶太律法，我們不得停止對病人的治療，無論如何都必須讓病人活下去。顯然這不是我的信念，也與主流醫學倫理的觀點不符——根據主流醫學倫理，如果病人不願依賴機器存活，就能自己做決定撤除維生機器。

幾年前為了幫猶太會堂募款，我受邀和拉比一起主持死亡咖啡館（Death Cafe）的活動。過去幾年，死亡咖啡館似乎已蔚為一股風潮。這是在開放場合談論死亡的聚會活動，與會者可一邊享用茶點和咖啡，一邊談論治療照護的目標、學習如何與醫護人員溝通，並探討死亡與臨終的種種問題。我們的會堂信眾特別多元化，有些會眾嚴格遵守猶太律法，有些則比較傾向世俗。我喜歡參與這種活動，但我擔心我對生命末期的看法和拉比衝突。我們的拉比是這個社區的領導人，他負責向會眾介紹正統猶太教對死亡的觀點。

我先跟拉比約了時間見面，提出我的憂慮。「如果我說出我對維生系統的意見，不知道會不會讓你不安？」我說。他靜靜聆聽，等我說完後，他說：「其實，我們的意見要比你想的來得一致。」

我們同意一起主持死亡咖啡館的座談，提出種種選擇，包括拒絕治療或撤除治療，而拉比則特別介紹合乎猶太律法的做法。報名參加的人很多，而且形形色色的人都有，教我非常驚訝，包括新婚夫妻、嬰兒潮世代和老年人等。在這個公共論壇，我和拉比立場各有不同。我抱持主流醫學倫理觀點，而拉比則只有部分同意，但我們都回答民眾的問題，也鼓勵大家多思考要如何過自己的人生——以及面對死亡。

站在會眾前，述說我的信念，讓我覺得壓力很大；畢竟猶太律法並未完全考慮到近一百年來醫療科技的進展。雖然醫療儀器能讓人延長壽命，但是這樣的手段往往教人不寒而慄。我們會堂的拉比同意我說的，其他拉比也是。現代生活的現實已經不同，如果這個古老的宗教能跟著適應，世俗世界應該也可以。這場座談結束後，我又充滿樂觀。

幾個星期後，我的朋友蘇珊打電話給我。她也曾參加那場死亡咖啡館的座談。「我要請你幫我一個大忙，」她說。她告訴我，她擔心她的父母如果在加護病房死亡，家人會有意見衝突。「我已經決定去芝加哥，跟我父母和姊姊談談。請你告訴我，我該說些什麼。」

蘇珊比她父母和姊姊要來得虔誠，這意味如果在加護病房撤除維生系統，會讓她覺得不安。另一方面，她又覺得她父母的意願才是最重要的。她了解，她父母在生命末期做的醫療選擇，不一定會依照猶太律法。她擔心，她會和姊姊爭論父母臨終之時要怎麼做。

我們討論種種可能發生的情況。她想了又想，說道如果她父母想要的做法和她的理念不同，不管如何她還是會支持她的父母。她從芝加哥回來後，打電話給我。她說，這是一段刻骨銘心的經驗。家裡的四個人談到深夜，談人生、死亡和每一個人覺得最重要的事。他們一起開懷大笑，也一起落淚。離開前，她和她姊姊已經很了解父母的意願為何，並願意全力支持。

垂死之際，食物反而像毒藥

我的病人來自世界各地。幾乎在每一個人的家鄉，食物總是代表愛與關心。真的，我想不出哪一個地方的文化不是如此。在面臨死亡和痛苦之際，很多家庭更把食物當做是支持的主要方式，希望藉由食物撫慰家人的身心。但其實，食物可能有害無益。對垂死的病人，食物也是一大折磨。由於身體系統幾近停止運作，不堪負荷，在瀕臨死亡的過程中，食物是多餘的負擔，只會使病人更難受。因此，人在快死亡的時候，幾乎完全不想吃任何東西。然而，家人依然要他們進食；如果遭到拒絕，就會有受傷的感覺，不知如何是好。病人剩下的時間已經不多，這段時間非常寶貴，切莫為了吃東西造成不必要的隔閡。

我們有個病人是七十歲、說廣東話的老太太，她的卵巢癌很兇猛。先前雖然對化療寄予厚望，可惜沒有效果。最近一次她來看門診的時候，由於病情嚴重，醫師決定讓她住進加護病房。醫師還決定不讓她再接受化療，家屬因此驚惶失措。

最近，她體內的惡性腫瘤悄悄展開攻擊。這不只是最後一役，甚至開了好幾個戰場：肺積水嚴重擠壓肺部，就像穿上緊身胸衣，每一次呼吸都很費力；癌細胞不斷擴散增生，把她的腸子團團圍住，她的腹部因此腫脹得厲害，呼吸也就更加困難。

我第一次見到這位病人時，她兒子在她身邊，像餵寶寶一樣餵她吃東西。他左手掌心墊著一張溼漉漉的玻璃紙，上面放了一個從醫院自助餐廳買來的鮪魚三明治。他右手拿著一支奶油刀，把三明治切成小塊。我走進病房時，他頗自豪的指著剩下的三明治，用破英語跟我說，他會繼續努力，讓他母親吃完這個三明治。他說，他也是醫療團隊的一員，他的任務就是用愛和卡路里讓母親的身體好起來。他母親躺在那裡，幾乎無法呼吸，腸子阻塞到快爆掉。她眉頭深鎖，臉部線條似乎已宣告她徹底挫敗。

家屬經常會餵病人吃東西，而且不只是要讓病人填肚子。家屬解釋說：「這是春捲，他特別愛吃這種加了烤肉的。」或是「這是辣醬雞肉捲餅，這次不會太辣。」打從我們剛出生吸吮母乳，食物不只是一種物質，也會牽動我們的精神與情感。不管是哪種文化、哪個族群，譬如中國人、伊索比亞人、猶太人、越南人等，食物都是愛的象徵。這些食物都是家屬精心準備的，希望把家鄉味帶進一個無菌、令人恐懼的地方。食物代表希望、愛與安慰。不只對病人是如此，對家屬也是。

但是對所有的生物，在某一個時間點之下，食物不再美味可口，反倒變得教人討厭，甚至會造成傷害。腸子阻塞了，就塞不下鮪魚三明治。即使是能療癒所有疾病的雞湯，也會增加胃部的壓力，導致噁心、嘔吐、胃痛，甚至可能阻礙呼吸。

老太太的兒子看來是逼不得已，才會餵老母親吃鮪魚三明治。醫院餐廳販賣的鮪魚三明治，絕不是中國老太太的首選食物。但他的母親突然從腫瘤科門診被轉到加護病房，他實在措手不及。我可以想像，他必然沒有時間幫母親準備她愛吃的東西。

這個憂心如焚的兒子把切成小塊的三明治，一塊又一塊的塞進母親的嘴裡。老太太看起來已完全虛脫無力，她的身體已無法再消化食物，飢餓對她而言已經是過去的事。但她兒子依然拚命餵她。他愛她，這是他唯一能做的。

我很擔心，於是客客氣氣的把他手中的三明治拿走。我向他解釋餵食的風險，他用力點頭。但我終究無法攀登這座巴別塔。我做了個手勢，讓他知道「我很快就會回來」，然後衝出去找口譯員。

沒想到，他無法停下來，依然繼續餵他母親。我還沒找到口譯員，就聽到廣播傳來熟悉的呼叫聲：「藍色警報，五樓病房。」老太太本來就因肺部受到壓迫，呼吸困難，這時又把食物吸入到肺部。在人垂死之際，食物常常就像毒素。

我們在餵垂死親人吃東西，似乎也在餵自己，讓自己有力量去對抗害怕失去的感覺。經常，在肉身毀壞消逝的時候，我們會把愛與支持轉移到另一種媒介。那鮪魚三明治代表這個兒子對母親的愛和孝順。除了餵母親吃東西，他不知道該怎麼做。但他如此努力，只是縮短了母親的生命，無意間為母親帶來痛苦和折磨。不管是一碗燕麥粥、一碗麵湯或是從餐廳買來的鮪魚三明治，到了某一個時間點，食物不再是愛，反而變得危險。

灌食是治療？是關愛？還是傷害？

如果一個人無法用嘴進食，我們常會用一條塑膠管，從病人的鼻孔插入，直接通到胃部，把液狀營養品灌進去，以供給維生所需的卡路里。這種餵食管的功能，和任何用以延長生命的塑膠管一樣，都是為了讓身體繼續運作。呼吸管把氧氣送到病人的肺部；血液透析導管把血液導流到透析器，以去除血液中的廢物和雜質。有時，餵食管是暫時的，從鼻子或嘴巴進入胃部。有時則是利用胃造口術，在腹壁開一個洞，把管子插入胃中，就不必經過喉嚨和頸部。

其他純粹的醫療處置一旦沒有幫助，已經很難撤除，而餵食管的撤除更是困難。這些人工卡路里是治療，或是關愛？即使了解這種人工營養品可能會傷害親人，讓他不舒服，家人依然難以放手，即使明知親人即將死亡。

大多數接受氣管插管的病人，嘴裡不但有呼吸管，還有鼻胃管，這兩條管子一條通到氣管，一條通到胃部。因此，如果決定拔管，我們通常會同時拔出這兩條管子，因為分開拔會比較困難，再者我們知道如果病人已經快死了，繼續灌食非但沒有幫助，反而可能帶來併發症。

我花了好幾年的時間才了解，在拔除鼻胃管或胃管之前，幫家屬做好心理準備，讓他們接受這個事實是很重要的。一旦拔掉呼吸管和胃管，很多病人在幾分鐘、幾小時內就會死亡。偶爾，病人撐下去的時間比我們預期的來得久。這不常見，但還是可能發生。有時病人足足撐了三天、五天，甚至長達一個星期，呼吸非常微弱，血壓低到幾乎量不到。這時，家屬就會開始擔心。如果先前沒討論過鼻胃管的問題，他們會開始注意到鼻胃管不見了。或許因為我們沒給病人任何液體，家屬於是恐慌起來：「你們怎麼什麼都沒餵？」

由於這種本能的焦慮，即使我們解釋說，給病人灌食只會更糟，家屬還是聽不下去。他們開始對醫護人員不信任。哪門子的醫師會連這種最基本的治療，都不給病人？

因此，現在要幫病人拔除任何管子之前，我會先和家屬解釋，為何在臨終之時不宜給病人人工營養品。我告訴他們：我們永遠不知道病人會在哪一天死亡。有時，我們的預估和實際死亡日期可能會差幾天，甚至可能差一個星期。我發現，先幫家屬做好心理準備，他們比較能平靜的接受拔管、不再灌食的決定。我也鼓勵他們用其他方式來表現關愛。

幾年前，我照顧過一個得了失智症的老太太。由於腦神經退化，她的喉嚨肌肉已無法進行像吞嚥這樣複雜的動作，也不能把食物和液體送到嘴裡。即使是接受餵食，食物常跑到肺部。每吃下一小口東西，她就可能呼吸困難。老太太因為食物引發的吸入性肺炎住進加護病房，左肺底部就像一塊溼漉漉的海綿。她的血氧濃度很低，因此我們不得不幫她插管，用呼吸器來支持她的呼吸。

現在，在強力抗生素的作用下、加上維生系統，她的血氧濃度已經回升，燒也退了，病情可說大有改善。

近四個月來，這是她第三次肺炎發作，也是最糟的一次。這是典型的末期失智症，病人失去吞嚥能力，常因食物卡在肺部導致肺炎，最後死亡。通常病人會頻繁進出醫院。我們用抗生素控制住肺炎，讓病人出院，但是隔不了多久，病人又因肺炎發作被送進來。

老太太被送到急診室時，醫師建議家屬讓她使用餵食管。急診醫師說：「如果這次撐過去，最好還是幫她插鼻胃管，以避免一再出現吸入性肺炎。」由於老太太好多了，家屬便要求加護病房幫她插餵食管。

一般人以為重度失智症病人插了鼻胃管或胃管，就可延長生命。這是不對的，在這種情況之下，餵食管只會增加病人的痛苦。由於病人的消化系統已經很脆弱，胃部漲滿人工營養品，會增加消化系統的壓力，可能會把胃裡的東西推擠到肺部。胃管也可能帶來種種併發症，諸如胃管脫落，管子戳磨胃壁引發出血、感染，造成疼痛而必須住院。若是病人神智不清，裝了鼻胃管或胃管還必須把手綑綁起來，以免自行拔掉管子。或許最重要的一點是，食物不再是一種美好的經驗，色香味盡失。食物只是維生營養物質，為了活命，不得不用管子灌注到體內。食物不再是愛的連結。

為什麼有那麼多失智病人一直使用餵食管，直到死亡？正如前述，食物一直是我們照顧親人的最佳方式，從哺餵母乳到臨終。停止餵食與我們的本能衝突。對醫師來說，也是如此。如果我們看到病人已瀕臨死亡，無法進食，就會傾向為她插鼻胃管或胃管，把人工營養物質灌進去。

然而，幾千年來，我們都是用手餵快死的親人。我們一匙一匙慢慢餵。死前，最後的快樂莫過於一小口雞湯、或是把最愛吃的東西碾碎。我們一小口一小口的餵，直到親人再也無法下嚥。這時，我們知道這已是努力的盡頭。但是鼻胃管問世之後，我們就能繼續下去。很多病人死亡時，袍子下還有塑膠管，管子以不自然的角度插入他們的體內，樣貌看起來十分奇怪。病人在臨終之際最需要的人就是家人，但家人反而不敢靠近病人，生怕管子因為擁抱或撫摸而脫落，害病人死亡。因為管灌，病人的嘴巴常會很乾，直到最後。

星期五下午，我要離開醫院，往停車場的方向走，老太太的妹妹則正要走進醫院。這是我最後一次和老太太的家屬討論鼻胃管的事。她謝謝我對她姊姊的照顧，告訴我，儘管我建議不要使用餵食管，家人還是決定讓她接受胃造口術，裝上胃管，接受管灌。她說：「我不能餵她吃東西，但也不能讓她餓死。」

第二天，老太太就給送到開刀房接受胃造口術，幾個小時後回來加護病房。接下來的兩個星期，老太太的妹妹常過來陪她。由於這個妹妹待的時間較長，必須穿上訪客用的紙袍、戴上手套，以預防抗藥性細菌。她坐在一側，隔著病床護欄，靜靜看著身上插了管線的姊姊及忙進忙出的醫護人員。老太太在加護病房住了半個月後，肺炎再度發作。這次，死神帶走了她。

在死亡逼近之時，食物讓人感覺就像生命——和希望。但我們必須牢記，對大多數的臨終病人來說，食物既非希望，更可能奪命。

親情的重擔

關於臨終醫療決策，另一個重要因素是社會責任的擔子。一個人儘管已到生命末期，仍覺得對他人有責任，必須實現自己的社會角色或負起責任。不管這個角色是為人父母、為人子女、配偶或長輩。我就曾看過病人為了給親人安慰，而不顧自己的需求。

七十九歲的賽帆先生腎功能很差。過去幾個星期，他的尿愈來愈少，呼吸也愈來愈費力。星期五的深夜，他被家人送來急診。檢驗報告顯示，病人因腎衰竭而出現代謝性酸中毒，而且因為體液調節功能差，過多的水分無法排除，也有肺積水的併發症。他躁動、譫妄、呼吸急促。因血氧濃度很低，急診醫師幫他插管，然後把他送到加護病房。

加護病房的醫療團隊為他插了暫時導管，緊急為他洗腎。接下來的幾天，排出好幾公升的尿、加上洗腎，就大有改善。呼吸管可以拔除，他能輕鬆的自主呼吸，也不再譫妄、焦慮。

在住院之初，家屬同意讓病人接受洗腎用動靜脈廔管手術——也就是將血管的動脈與靜脈吻合，形成動脈化的動靜脈廔管，以建立穩定的血管通路，每次洗腎即可穿刺廔管進行透析治療。這種手術常用於慢性透析。但現在病人已經清醒，也脫離呼吸器，明白表示他不願意接受這種手術。他的決定讓醫療團隊非常驚訝。他說，他就是不想做。

他態度堅定，家人拿他沒辦法。醫療團隊找我來，要我跟他討論治療目標，也幫他的家人適應這樣的改變。

他的孫子湯米在病床旁陪他。湯米是二十歲的學生，在當地一家社區學院就讀。他身穿醫院發給訪客的黃袍子，以避免爺爺遭受抗藥性細菌的感染，還戴了一頂像浴帽的拋棄式藍色蓬鬆帽。帽緣很低，蓋住他的額頭。湯米似乎沒力氣把帽子推高一點，他就坐在病床旁不發一語，動也不動，只有在電話響起時，把話筒遞給爺爺。電話常響，都是不同親戚打來的，每個親戚都很焦急，並希望他能早日康復。每一通電話結束後，湯米就悄悄掛上電話，靜坐在一旁，等下一次電話鈴響。

我自我介紹。由於老先生是華裔瑤族，母語是勉語，我也請一位會說勉語的口譯員來幫忙。老先生很有禮貌的點點頭，但湯米有點不知所措，還是靜靜坐在一旁。我解釋我的目的。我說，我想跟老先生談談，看他是否了解自己的情況，幫他思考下一步要怎麼做。我問賽帆先生，他是否想單獨跟我談。湯米在他身邊，像木頭人一樣。

老先生考慮良久，久得讓人不安。我於是再問一次，他是否希望單獨跟我談。他瞄了湯米一眼，然後聳聳肩，表示沒關係，湯米可以待在這裡。

我問賽帆先生他對自己病情的了解有多少。他知道他的腎臟不行了，差點要了他的老命。他了解我們緊急為他洗腎，才能把他從鬼門關前拉回來。「我知道洗腎不會使我的腎臟變好，」他告訴我，語調則是結合問題與答案。我解釋說，沒錯，洗腎機只是代替腎臟的功能，幫他淨化血液。他靜靜點點頭。他說，他擔心的正是如此。

他說，他有一些朋友也在洗腎。他看到他們變得乾癟虛弱，而且經常噁心想吐。他看到他們變成家人的負擔，每個星期三次固定要去洗腎中心報到，一躺就是好幾個小時，身上的管子連接到一個金屬箱子般的機器，機器發出咿咿聲，不斷把身體的血液抽吸出來。他懷疑這種機器會把一個人的元氣吸走。在他的大家族中，他一直是最強韌的一個，也就是大家長、決策者。家族的人還需要他，他無法過這樣的洗腎人生。

他現在比較有精神，甚至可以稍稍坐起來，靠過來我這邊。他把細如竹竿的手臂擱在膝蓋上。

我接著問他，如果他不必照顧家族的人，他會如何選擇。他靠過來，毫不猶豫的說：「我必然會阻止這件事。」他舉起洗腎導管的末端，以做解釋。

這時，我聽到鼻子抽吸的聲音。湯米從頭到尾都靜靜待在一旁，安靜得像一隻老鼠。我真的忘了他也在這裡。顯然，賽帆先生也是。我們倆轉頭面向湯米，看到一顆斗大的淚珠從他臉頰滑下。

湯米動也不動，沒拭去臉上的淚。賽帆先生隨即轉過頭來，看著我，對我說：「但我必須活下去，為了我的家人而活。」

他躺回床上，閉上眼睛。

我們的成長背景會用無數種方式，影響我們的偏好和行為，在此無法盡述。從最明顯到最微妙的方式，在在都提醒我，除非殷勤探問，否則你很難了解一個人。

第六章
我們是誰？

醫師要努力的不是要病人說出他們的價值觀，而是了解病人的價值觀根本和自己的不同。

我學到的另一課就是用心聆聽。

氣氛降到冰點的會議室

病人是八十五歲的中國老先生，一年前診斷得了肺癌。我見到他的時候，他的癌細胞已轉移到腦部和骨頭。他不相信西醫，拒絕腫瘤科醫師建議的切片檢查，也不接受任何治療；然而由於病灶擴大，導致整個左肺塌陷，因而被送到我們醫院的加護病房。他的腎臟很快就要衰竭，血壓一直往下掉。要不是靠維生機器和藥物，他早就死了。

當時我在緩和醫療團隊，加護病房的同事請我過去看一下這位老先生。打電話要求會診的住院醫師有點語焉不詳。我不知道這次會診的問題是什麼。我看了病歷之後，發現他們陷入兩難，真的非常需要我們的支援。他們擔心目前的治療違反病人的意願。

他們告訴我，老先生的家庭有問題。儘管照顧老先生的一直是他的女兒，但他兒子以決策者自居，故意和妹妹唱反調。醫療團隊懷疑這個做兒子的有嚴重人格異常。據說，這個妹妹已經申請保護令，以免被哥哥傷害。現在，這個做兒子的命令醫療團隊無論如何要讓他父親活下去。但這樣的治療計畫似乎並非老先生所願。

本院醫療倫理委員會的丹佛斯醫師告訴我詳情。目前已經有充分的證據顯示，腫瘤科醫師、病人的女兒和其他家人都認為病人不願意接受積極治療。病人甚至排斥西醫。每次住院，他總是要求馬上回家。他已明白告訴為他診斷的腫瘤科拉吉醫師，由於沒有復原的希望，他不想依賴機器存活下去。拉吉醫師其實已為老先生簽署「維持生命治療醫囑」（Physician Orders for Life-Sustaining Treatment，簡稱POLST），囑咐說這位病人不願使用呼吸器，也不接受心肺復甦術。但是拉吉醫師告訴倫理委員會，做兒子的說服他父親撤銷這份醫囑。現在，病人最恐懼的莫過於被綁在加護病房的病床上，奔向死亡。

我告訴丹佛斯醫師，那天下午我會跟老先生的兒子見面，了解這是怎麼回事。丹佛斯醫師說，他也會到，給我支援，因為情況看起來很不妙，很可能會爆發激烈衝突。

我們約下午兩點。那個慣性遲到的兒子，這次遲到了一個小時。我們的粵語口譯員和病人的女兒也都在等他。等他一到，我們就走進氣氛降到冰點的會議室，每一個人都坐下來——那個妹妹坐在遙遠的角落，哥哥則坐在桌子中央，伸開雙臂，好像他是這裡的主人似的。丹佛斯醫師則找了個角落坐下，冷眼旁觀。

我直覺這個做的兒子有點不大正常。在這麼一個嚴肅的時刻，他看來很亢奮，甚至得意洋洋。他和每個人握手，透過口譯員跟大家寒暄。我有種錯覺，好像看到藝人或政客。不知這個人卸下面具是什麼樣子。他妹妹則一直靜靜坐在角落，把皮包放在膝上，彎腰駝背。

我問，他是否了解他父親的情況。他透過口譯員告訴我們，他知道他父親病得很重，但他是個鬥士，他想要活下去。

「你說得對，他病得很重，」我說：「我們的腫瘤科醫師和放射科醫師都說，已沒有任何療法可以讓他好轉。他的生命只剩幾天。」我又說，就我所知，他父親不希望插管插到死，並舉出所有的證據。我接著提到治療目標，建議為他拔除呼吸管，在他死前，為他緩解所有痛苦的症狀，讓他舒服一點。

語畢，會議室安靜無聲。那個戴著時髦眼鏡的兒子眨眨眼。我不禁好奇，為什麼我們讓這樣的人為他父親的醫療決策做主。但事實就是如此。想必是會吵的孩子有糖吃。

兒子轉頭，面向口譯員，信心滿滿的解釋說，他父親不計一切代價都要活下去。他妹妹傾身向前，好像隨時可能出手揍他一拳。

「爸爸不想要這樣，」她語氣堅定的說，嘴唇緊閉，「他告訴我，如果他不會好，他不想依賴機器活下去。」

兩兄妹開始鬥嘴。口譯員抬頭來看著我，聳聳肩。「他們吵得太凶，我跟不上。不過他一直說，他正在為訴訟錄音蒐證。」

這個哥哥是個彪形大漢，目露凶光。他站起來，走向嬌小的妹妹，咬牙切齒，大聲咆哮。親眼看到這一幕，想起妹妹曾經申請保護令，我不禁擔心她的安危。不能再這樣下去了。此時，雙方都很激動，互相叫囂。我想這樣無法解決眼前的問題。這樣的家庭恩怨，顯然不是做醫師的我和來幫忙的口譯員可以解決的。

我無法提供解決方案給醫療團隊，倫理委員會也認為無解。似乎每一個人都同意，如果病人的意願受到阻撓，我們就有責任改變目前的醫療目標，從積極為病人延長生命，改為拔管與症狀處理，盡量減少病人的痛苦。由於老先生的兒子宣稱他有合法的醫療委任代理人身分，要反抗他，並非易事。特別是他似乎有點失控，動不動就說要打官司。最後，我還是鼓起勇氣，做我該做的事。在醫療團隊和倫理委員會的支持下，我深呼吸，擺出我的撲克臉，用平靜的口吻告訴那個兒子，我們將為他父親拔除呼吸管，讓他脫離呼吸器。我說，我了解他很失望，但我們認為證據很清楚：依賴呼吸器存活，不是他父親要的。

這個難纏的案子終於落幕。那個兒子點點頭，走出加護病房，從此不再回來。然而，暗箭難防，如此凶惡的家屬可能對我們暴力相向、上法院告我們、或是做出什麼卑鄙的事來。儘管我只是堅持做對的事，一想到這些可能，依然提心弔膽。

由於我的正規醫學訓練只是觸及文化與宗教的皮毛，我剛開始行醫時，確實難以理解家庭面對臨終時刻的心理和社會因素。譬如人格異常、焦慮、憂鬱、認知不足、金錢動機等，這些問題都可能使以病人為中心的醫療脫軌。儘管有人不斷提醒我，每一個人和每一個家庭都是獨一無二的，但多年下來，我已發現有些類型會經常出現。

最後一刻才從遠方趕來的親人

托爾斯泰寫的《安娜．卡列尼娜》有這麼一句名言：「幸福的家庭都相像，而不幸的家庭各有各的不幸。」不正常家庭碰到親人死亡，更凸顯種種荒謬與悲哀。父母瀕死可能觸發陳年創傷，讓人想起過去的內疚和背叛。出生順序、遺產繼承問題、手足之爭——這些只是影響病人生命決策的部分問題。

有多少病人和家庭，就會有多少醫療決策的阻礙。一個常見的原型是「從東岸（或西岸）飛過來的姊姊」：這是指最後一刻才從遠方趕來的家屬，肩負使一家團結的任務，矢志拯救親人，卻常常把原本好好的治療計畫打亂。這個人通常不常來醫院，或是在過去幾星期並未參與決定。

等她終於趕到醫院，說什麼都不允許病人自然死亡。她堅持醫療團隊必須盡全力積極救治，並肆意批評一直守在病人身邊的家人和醫師。或許她這麼做是出於自己的罪惡感，也可能與手足不和有關。也許只是因為可能失去父母而悲傷，或是上述幾個因素都有。一旦病房內發生衝突，幾乎只會愈演愈烈，壁壘分明。

在親人重病之時，為何實際做決定的人，往往不是最適宜的人？即使那個做決定的人是最親近的人，她也許不想做決定或是無法這麼做，也有可能不適合擔任這樣的角色。例如已和病人分居多年的配偶、曾被病人性侵的女兒、希望繼續領老爸社會福利金的兒子、過於自責或悲傷而無法做決定的父母等。然而，有時我們別無選擇，只能讓他們做決定。

即使沒有這樣的問題，家屬也可能為醫療委任代理人的角色感到不安，覺得無法或不願猜測病人自己究竟會如何選擇。這個人也可能告訴我，我們家的人沒有人曾經依靠維生系統存活，我們也從不討論死亡或是安樂死的問題，正如植物人夏沃（Terri Schiavo）引發的紛爭。還有一些人則表示，他們很清楚親人不想靠機器生存，但因為沒有來自病人的明確指示，他們無法做最後決定。如果沒有一個家庭成員願意挺身而出，做出決定，我們只能把病人送上臨終輸送帶。

佛瑞德已高齡九十，他得了攝護腺癌，而且癌細胞已轉移到頸椎。腫瘤破壞了保護脊髓的關鍵骨頭。現在，這些骨頭就像快被煮爛的雞骨頭。佛瑞德還有輕微的失智症。他也曾因為攝護腺肥大，排尿困難，導致尿道感染，進而出現敗血性休克。

我在加護病房看到他之前，他已兩度心臟突然停止跳動，一次是在護理之家，另一次則是被送到急診室的時候。每次心跳驟停，醫護人員都以胸部按壓和電擊為他救命。由於他的血壓低得幾乎量不到，因此也得給他高劑量升壓劑。

佛瑞德依然病危，而且陷入昏迷，呼吸器已調到最大值，仍靠升壓劑維持血壓。沒想到幾天後，他醒來了，甚至可以依照指令伸出舌頭和眨眨眼。然而，他的神經狀況則是一場災難。我們要他握緊我們的手或是動動腳趾頭，他都沒辦法。

先前我們好心為他急救，沒想到他頸部的骨頭被腫瘤侵襲得厲害，一壓就碎。他變成全身癱瘓，頸部以下完全不能動。雖然他想要自己呼吸，但若沒有呼吸器之助，根本做不到。由於他的頸部很不穩定，我們無法把他送到放射科接受磁振造影掃描——即使能夠掃描，也不可能利用外科手術來修復。

這不是任何人的錯。任何醫師或救護員碰到病人心跳驟停，當然就得立刻施行心肺復甦術，除非文件證明病人不願接受急救。老先生被送到急診室時，並沒有這樣的文件。

病人現在已離不開機器，完全癱瘓，但精神警醒——這樣的現實教我不寒而慄。他再也不能自主呼吸，由於插管時間有限制，我們必須決定是否為他氣切。本院的社工人員還沒連繫上他的家屬。這種事在加護病房可說司空見慣。然而根據他幾星期前的住院紀錄，儘管他有輕微失智症，精神狀況倒還不錯，可以自行決定接受何種治療。我決定試試。

我要老先生動動腳趾頭。我不確定他是否知道自己永遠都動不了了。

「你是否發現，你已經不能動了？」我問。他微微點頭。

我深呼吸。

「恐怕這是永久的，」我說。這樣的話雖然教人難以啟齒，但是聽在對方耳裡，應該更難接受。

他沒有反應。

我等待他的答案。他被困住了。即使他想問問題，恐怕也很難。他全身上下能動的只有臉部肌肉。此刻，他似乎有點神智不清。我決定繼續把訊息告訴他，希望他能針對是否接受氣切一事，表示他的意願。我說：「你已經九十歲了。」接著，我還是提出一個殘忍的問題，我問他是否想過自己的死亡。

他只是盯著我，一樣沒有反應。我換另一種說法，重新發問。他依然一無反應。

雖然我們的社工人員打了多次電話，直到現在，還連絡不上任何家屬。但那天稍晚，一個自稱是老先生兒子的人出現了。他是第一個趕到的，之後幾天，其他家屬總算陸續現身。老先生來自南卡羅萊納州，和好幾個女人生了孩子，子女總數因此難以計算清楚。他們大多數住在加州，有幾個同父異母的兄弟姊妹還是第一次見面。老父親住院的消息傳出去之後，趕來病榻前的子女也就愈來愈多。然而，在這種情況見面並沒有一家團圓之感，而是一場骨肉之爭——誰跟老爸最親、誰最適合做決定、誰該繼承老爸的房子。在場的有一個小他三十歲的女人。有人說，這個女人是他的老婆。後來，又有人說，她只是老爸的「女朋友」。過去幾年，她一直住在別的地方，這回聽到他住院才趕過來。其中一個兒子說：「她是外人。」但在這個大家庭第一次召開會議時，他們都叫她「媽媽」。我真得被搞糊塗了。不管如何，她手中握有老先生上次住院簽署的預立醫療指示書，上面指定她為醫療委任代理人。但是社工和老先生的長子都說，這份文件的公證手續有問題。有人告訴我，幾個月前，老先生的兩個兒子已展開遺產爭奪戰。

我多次被拖進他們的家庭會議，被不同立場的家屬拉來拉去。我不知道我該跟誰談。老先生雖然看起來是清醒的，但完全不想與人溝通。誰是做決定的人？誰才是合乎法律與倫理的醫療委任代理人？我很擔心，跟我討論的人沒把老先生的最佳利益放在心上。兩個同父異母的兒子說道，他們認為父親不想這樣活下去。其他人則說，父親是個鬥士。到了最後，大家總算都同意父親不願依賴機器存活。於是，我們決定了拔除呼吸管的日期，但家屬又一再要求延後。同時，我又得設法得到更多的共識。

我又安排一次會議，設法讓這個人數不斷增多的家庭，為老父親商量出一個明確的方案。到場的家屬多達二十三人，其中有兩個是小寶寶，一個還在吸吮母乳。我說明嚴峻的現實，解釋老先生病情的危急，以及目前受困的情況——他雖然清醒，但全身癱瘓，幾乎不可能再動了。

「但是他很清醒，」有個親戚說：「萬一拔掉呼吸管，他不能自己呼吸，那會是什麼樣的情況？」

我承認這種情況非常棘手，特別是病人還清醒，而且對家人仍有反應。這時拔掉呼吸管，病人很可能會立刻死亡，因此責任大得教人難以承受。但我說，另一種做法是讓他一直靠呼吸器存活，直到死亡為止，可能會再拖個幾天、幾個星期，甚至好幾個月。對某些病人而言，這樣的命運比死亡更糟。

他們決定要得到老先生本人同意，才願意移除呼吸管。我說，我先前已經試過，但他完全沒有反應，但我也不反對再試一次。我建議不要讓太多人進去，而且必須保持安靜。我會使用一套精心擬定的問題，以確保溝通無誤。他們拒絕了，堅持要讓每個人進去，因此所有的人都得穿上隔離袍，戴上手套。他們還打算自己問問題。他們告訴我：「因為他對丹妮絲比較有反應。」丹妮絲是老先生的女兒。我們醫院的米勒牧師也來了，看我是否需要他的協助。但家屬表明不需要牧師介入。於是他們集體走入病房，我跟在後頭，牧師扶著我的手臂。

醫學生詳細記載了這個決策過程——我從來沒見過這樣荒誕的決策。那一家人圍著這個高齡九十、四肢癱瘓、命在旦夕的老先生。丹妮絲問了五次：他是否希望拔除口中的呼吸管？他每次都點點頭。家屬看起來很激動，紛紛交頭接耳，但丹妮絲不為所動。她又換另一個方式問他。「如果拔掉這根管子，你就會死。你想死嗎？」這次，老先生沒反應。她說：「瞧，他想留著管子。」有幾個人鼓掌。

我跟牧師耳語：「我猜，我要是再次嘗試探詢病人的意思，他們會指控我謀殺。」

「沒錯，」米勒牧師說：「你就別再試了。」

那天我下班之後，跟接手的主治醫師交班。在接下來那個星期，我聽說病人大中風，不再有任何反應。那時，家屬決定拔管，不久病人就死亡了。

以佛瑞德老先生這個病例來看，由於參與醫療決策會議的人數眾多、背景複雜、而且充滿衝突，脆弱的病人反而可能被推到一旁，遠離決策的中心。有時，我們當醫師的，儘管好心好意，也只能袖手旁觀。

六神無主

安立奎每天都待在老婆身邊，握著她那瘀青腫脹的手，聽呼吸器的咻咻聲。這是一對結縭超過三十載的夫妻，兩人一直非常恩愛。現在，他每天都來醫院，靜靜坐在病床旁。他的腳邊有個可愛的餐袋，裡面裝的是他的午餐，但他一口也沒吃。他在等老婆醒來，但她永遠也不會清醒了。

他老婆克拉拉是當地一家醫院的清潔人員。一天，她在家裡的廚房擦地板，心臟突然停止跳動。等救護員趕到時，她已缺氧十二分鐘——對脆弱的大腦組織來說，已足以造成永久的損傷。她現在躺在加護病房，肺部隨著呼吸器的節奏而擴張、收縮。她的血氧濃度數值在正常範圍，但她完全沒有反應。她的腦部缺氧太久了。神經科醫師在病歷上的第六次、也是最後一次紀錄，寫道：「預後極差，臨床表現不可能有顯著改善。神經科的治療到此為止。如有任何變化，請隨時打電話給我們。」克拉拉可能再也不會吃東西、微笑，或是連動一下都沒有辦法。然而我們還需要一點時間確認，家屬因此仍覺得有一點希望。

安立奎是個典型的好老公。醫師第一次走進病房，就看到他坐在病床旁，握著克拉拉的手。他已哭紅了眼。醫師說他是克拉拉的醫療委任代理人。沒錯，畢竟他是克拉拉的老公。克拉拉的三個妹妹也常來病房看她，她們和克拉拉長得很像。我看得出來四姊妹的感情很好，她們每天都得互通電話。

克拉拉住院的第一個星期，醫療團隊向安立奎解釋時，三個妹妹靜靜站在房間後面聆聽，也聆聽安立奎說的。每次，醫療團隊說明克拉拉的預後很差，安立奎會點頭、微笑，然後說謝謝。

「她會沒事的，」安立奎微笑說道：「上帝會讓她沒事的。」

進入第二個星期後，醫師說得更明確，克拉拉不會好轉。三個妹妹不再靜靜站著聽，讓安立奎一個人說。她們開始表達反對意見，有時甚至激烈反對。由於家屬之間有衝突，主治醫師於是請緩和醫療團隊介入，幫忙釐清治療目標。緩和醫療團隊發現安立奎似乎無法處理，甚至不了解醫師告知他的訊息。經過一番評量，我們擔心安立奎並非合適的決策者，因為他似乎對克拉拉的預後、治療方案的影響或是代理決策的過程，沒有基本概念。醫師問起克拉拉的個性、價值觀、偏好，安立奎一直在說自己的。儘管我們一再提醒他，我們問的是克拉拉，不是他，他說的還是他自己。

大多數的州已立法決定醫療委任代理人的順位。配偶是第一順位，其他是成年子女，再來則是其他親屬。加州則是不管配偶、子女等順位，讓最熟悉病人價值觀的人來當醫療委任代理人。

起先，克拉拉的三個妹妹都輪流幫忙照顧安立奎——幫他準備帶去醫院吃的食物、幫他洗衣服、清掃家裡。她們說，姊姊會希望她們這麼做。後來，妹妹們了解克拉拉永遠不會醒來，就有了改變。

這時，她們告訴我，她們非常清楚，克拉拉絕對不想這樣活著。她曾多次詳細告訴她們，她絕對不要靠機器活下去。由於她自己的病史，加上她在醫院工作，她很了解自己想要怎麼做。克拉拉多年前就發現自己的心臟有問題，已預想到她會有心臟驟停的一天。她看過這樣的病人——他們躺在加護病房，靠機器存活，神經功能很差。她說，她不想這樣活著。現在，她老公的做法顯然違反她的意願。

多年來，安立奎一直在一家海綿工廠的裝配線上工作。他和克拉拉沒有生育。克拉拉把他當做兒子一樣照顧。妹妹說，安立奎甚至不會使用提款機。安立奎唯一的責任就是去海綿工廠上班，然後把微薄的薪水帶回家。她們說，失去克拉拉，安立奎簡直六神無主。

現在，三個妹妹盡量躲著安立奎，也不再常到醫院來。不是因為她們不想陪伴姊姊、幫她梳頭髮、輕撫她的手臂，而是她們恨這個做姊夫的。只有姊夫不在醫院，她們才會來看姊姊。

最後，克拉拉被插管，接上呼吸器。緩和醫療團隊雖然想把決策權轉移給她的妹妹，但這個過程曠日費時，而且換新的醫療團隊來接手了。新的醫療團隊發現克拉拉已插管第三週，早該做氣切了。外科醫師發現開刀房出現難得的空檔。安立奎正好在病房，就簽了氣切同意書。

每個人各有堅定的價值觀

漢卡克現年六十二歲，常參加社區活動。他白天在當地的跳蚤市場工作，晚上則是爵士樂手。漢卡克告訴我們，這兩個月，他沒減肥就瘦了近十四公斤。幾天前，他因噁心、嘔吐和腹痛來到急診室。電腦斷層掃描結果顯示，他的直腸被一大團腫瘤阻塞了。因食物和液體無法通過直腸，造成腸子脹大。電腦斷層掃描還發現他的肝臟也有腫瘤，可能是從直腸轉移過來的，特別是他最近體重遽降。如果進行切片檢查，結果勢必教人搖頭嘆息。

不過直腸癌有時對化療的反應不錯。如果這位病人幸運，他的癌症類型能做化療，之後也許能多活好幾年。但是漢卡克不想接受切片檢查，也拒絕做化療或手術。醫療團隊不知該如何是好，於是請我會診，一方面幫他處理症狀問題，另一方面希望我能說服他。

我看到漢卡克的時候，他的腸阻塞已解決得差不多了。直腸癌雞尾酒療法使腫瘤周遭不再那麼腫脹，液體就能慢慢通過阻塞之處。他鼻子插了一根管子通到胃部，把胃裡的東西吸到掛在牆上的容器裡。腸道壓力解除後，噁心、嘔吐和腹脹等症狀就減少了。

我走進病房時，他很客氣的向我微笑，用手勢請我坐下。他的病床旁是一扇布滿灰塵的窗戶，外面是鷹架。他削瘦的手腕上鬆鬆的戴著一條編織手鍊，手鍊色彩鮮豔，在這冷灰色調的病房裡，顯得格格不入。我自我介紹說，我是為他處理症狀的醫師——刻意不提緩和醫療，以免引起病人反感。不管怎麼說，一開始先討論噁心、嘔吐等症狀，要比提到絕症來得容易。漢卡克說：「謝謝你為我解決噁心、嘔吐的問題，但我真的希望能夠快一點出院。恕我直言，我不相信西醫。」

漢卡克告訴我，他向來以健康生活自豪。他不抽菸，也不喝酒，只是偶爾「哈草」。他有運動的習慣，而且吃素。他看過很多朋友得了慢性病或癌症，靠機器存活或是接受化療，最後形銷骨毀，因此他無法相信醫療體系。他不惜一切代價遠離醫生，更不會去看醫生。他以有點驕傲的口吻述說這些。

我相信他不了解問題。我解釋說，由於他身體功能的狀況不錯，化療可為他帶來更多的時間。切片檢查之後，我們就可了解腫瘤細胞的結構，也許某些低毒性的化療藥物會有療效。但他說：「不值得啦。再多活幾天又有什麼用？」我說：「如果半年呢？」他搖搖頭。「一年？」他還是搖搖頭。「兩年呢？」他告訴我，他會跟他母親討論，但或許結果還是一樣。

現在我了解，說好說歹要他做切片檢查，是沒有意義的。雖然我們能因此得到答案，但這個人拒絕所有治療，即使是副作用很少的治療，他也不為所動。他說：「我朋友都求醫師讓他們活下去。他們服用或注射各種毒藥，病情卻一天比一天差，甚至無法下床。如果我的時候到了，我已經準備好了。」

我心想，好吧。如果病人不願接受化療，你也不能強迫他們。但我擔心他很快又會腸阻塞，這種死法會很痛苦，會一直噁心、嘔吐、腹痛。不過，我們可以避免這些症狀，也就是在病人腹壁插入一根胃管，直接從胃部抽出氣體和液體。我想，跟讓人痛不欲生的腸阻塞相比，胃管只是一點小麻煩。

但是漢卡克依然拒絕。他說，只要不吃東西，就可避免腸阻塞。我解釋說，就算不吃東西，嘴裡分泌的唾液也會逐漸累積，造成阻塞。但他很堅決，「那太噁心了，」他說：「胃管和胃袋是給那些想不開的人用的。」

漢卡克明白自己要的是什麼。他思路清晰、價值觀清楚、目標明確。他的想法也許和我的不同，但他毫不動搖。「腫瘤既然已經擴散到肝臟，那就完了，」我解釋說，直腸癌的病人即使腫瘤已擴散到肝臟，經過治療，有時還是能多活好幾年。他只是搖搖頭。

接著，我了解我的目的就只是我的，我認為有道理的事不一定適用於他。我的任務就是提供他所需的臨床訊息。我已經做了好幾次。但他客客氣氣的接受這些訊息，並決定不照我的建議去做。到了某個階段，我必須記得，我的價值觀是我的，不是他的。

根據二〇一五年《美國醫學會外科期刊》刊登的一篇研究報告，漢卡克的直覺或許是對的。在這篇報告當中，罹患轉移性直腸癌的年輕病人，要比年老的病人接受較多化療，存活率只增加一點點，卻因化療遭受更多痛苦。換言之，少也許就是多。或許漢卡克並不像我們想的那樣脫離現實。

維持生命治療醫囑（POLST）

我受邀至我們那個地區的巴頓伍德苑演講。這裡是老人公寓，不是護理之家，不提供醫療護理，但有人協助老人生活。這間老人公寓裡有個生命末期委員會，成員大抵是八十幾歲的老太太。幾年前，她們親眼看著老伴離開人世。這些老太太熱中參與社會運動，希望能掌握自己的死亡方式。她們想要這麼做，有些是因為看過別人受盡折磨而死，有些則看過安詳的死亡。她們有團結的動力，是因為她們希望對臨終階段有所準備，她們公開自己的想法，且讓家人也了解她們的想法。

我很驚訝，這裡的老人家幾乎每一個人都請醫師簽好了「維持生命治療醫囑」。其實在他們眼裡，維生治療醫囑等於是榮譽勛章。這份用桃紅色紙張列印的文件，表明了病人的醫療選擇，例如是否接受心肺復甦術、呼吸器和餵食管等。維生治療醫囑和預立醫療指示書不同。維生治療醫囑是醫師簽署的醫囑，對於不願接受心肺復甦術的人來說，維生治療醫囑是唯一合法的保護，能使他們如願。根據法律要求，第一個趕到病人身邊的救護員必須使用所有的維生醫療，使病人存活，除非病人有維生治療醫囑，且這份文件明白指出病人不願接受心肺復甦術等。即使家屬抗議，救護員或急診醫護人員仍需遵守維生治療醫囑。

維生治療醫囑也和不施行心肺復甦術（DNR）不同，雖然兩者都是由醫師簽署的。在美國，不施行心肺復甦術的效力僅止於特定的醫院和特定的住院；維生治療醫囑則不管病人去哪裡，不論是醫院、護理之家或是在自己家中，都有效力，甚至可以跨州。美國大多數的州都承認維生治療醫囑的效力。

遺憾的是，維生治療醫囑給病人的保護還是有限。有些醫護人員基於好意，不顧一切積極救治病人，不知這麼做已違反病人的意願。由於維生治療醫囑只是一份文件，很容易擺到錯的地方、遺失或是撕毀，有些人因此配戴金屬製的醫療警示手環——大多數的州都認為，這種手環和維生治療醫囑一樣具有法律效力。

雖然最近已有較多人使用維生治療醫囑，但還是有很多民眾沒聽過，不知道什麼是維生治療醫囑。我到巴頓伍德苑演講時，甚至大多數的醫師和社工並不熟悉這樣的文件。在我看來，維生治療醫囑有如強力的盾牌，可以阻止醫護人員變成不顧一切搶救人命的聖伯納犬。

因此我很驚訝：在巴頓伍德苑聽講的老人，幾乎每個人都知道維生治療醫囑是何種文件。其實，他們當中有很多人都請醫師幫他們簽署好了。他們很自豪的告訴我，如果他們被人發現心臟驟停或呼吸中止，根據維生治療醫囑文件上的指示，他們可以自然死亡。

我環顧四周，發現很多助行器被擺放在一旁，很多人都白髮蒼蒼，有些彎腰駝背……但來聽演講的這些老人看起來精神很好。他們提出很好的問題，而且有幽默感。他們似乎自得其樂，能享受人生。

我想知道，他們是否了解他們堅決反對的是什麼。他們是否明白，如果他們得了肺炎或是在車禍中肺部遭受刺傷，加護病房可以救他們一命，很可能可以再回到巴頓伍德苑？

這是不是團體迷思的影響？是不是有幾個人特別反對維生機器，因而排斥加護病房，也說服其他人這樣做？

我覺得我該說些什麼。我希望他們了解救命醫療其實是有作用的，我想告訴他們，我照顧過的病人有些也和他們一樣，年老但精神奕奕，醫療救了他們一命，讓他們可以繼續過原來的生活。

但他們不同意我說的。他們不想去我服務的加護病房接受治療，甚至不願進入任何加護病房。他們說，我們現在過得很快樂，我們有朋友，神智清楚，週末和假日能和子孫歡聚。我們雖然年紀大，但還算健康，沒受到病痛的折磨。巴頓伍德苑的餐點好吃，公寓窗景佳。他們又說，加護病房的問題是：你必須把生命控制權交出來，而且可能會被迫延長生命——這是我們每一個人都不願接受的。

最後，我們同意人各有所好，不可強求一致。就我個人來說，如果我是健康的老人，如果我得了肺炎，或是出現嚴重尿道感染，我會願意在加護病房待一段時間，看看能否轉危為安。但是巴頓伍德苑的老太太教我非常重要的東西：有時，醫師要努力的不是要病人說出他們的價值觀，而是了解病人的價值觀根本和自己的不同。我學到的另一課就是用心聆聽。

謹守中庸之道

薇若妮卡討厭西醫。八年前，她診斷得了局部性乳癌，可利用荷爾蒙治療來控制。就癌症來說，她的預後情況應該不錯，若接受手術加上輕微的化療，就能解決了；若是不接受治療，就會像其他癌症那樣擴散。

薇若妮卡是物理治療師，自認非常了解醫療體系且為此自豪，並指出這個體系的諸多缺點，包括虛假的承諾、病人在醫院內受到的痛苦、以及所有的西藥都有毒害等。因此，確診得了乳癌後，她決定只接受自然療法，像是針灸、草藥、冥想。她去了兩趟墨西哥，求治於民俗治療師。這八年來，她不去一般的醫院或診所。她的腫瘤已轉移到骨盆，近日她猛然打個噴嚏，骨盆竟然因此碎裂，不得不住院。由於無法接受手術，不能動彈的她只能躺在床上，忍受劇痛。她告訴我，她連微笑都會痛。

我完全預料到她會拒絕接受任何癌症治療。我建議她可以利用一些藥物來緩解疼痛，並讓骨頭的情況穩定下來，不再惡化，以降低再次發生骨折的機率。她一樣拒絕了。我真是不知道該怎麼辦才好。

關於療效的數據明確無誤，雙磷酸鹽藥物和放射線治療都能帶來效益，身體的負擔則是少之又少，即使對癌症末期的病人也是。雙磷酸鹽藥物能治療骨質疏鬆，副作用不到百分之一，如果她在家接受緩和醫療，每個月緩和醫療團隊都能給她這樣的藥物。在她出院前可接受一次放射線治療，對她這樣的病人來說，也是利大於弊。雖然這些療法不能治癒她的癌症，但可以使她骨頭的情況穩定下來，也會覺得舒服一點。她說，她願意研究一下這兩種療法的資料，請我晚一點再過來跟她討論。她好不容易才願意吃止痛藥，而且要求我們為她開立最低劑量。由於骨盆破裂，她只能臥床。我不敢想像她每次翻身會有多痛，要一直憋尿和忍住便意，也很可憐。

最後，她同意使用雙磷酸鹽藥物，但是仍拒絕放射線治療。她希望可以馬上回家，在家接受緩和醫療，也想繼續服用草藥——她跟我悄悄說，特別是藥用大麻。她答應我，如果真得痛得不得了，她願意服用止痛藥布洛芬（ibuprofen）。我苦苦求她帶一瓶口服嗎啡回家。她讓步了，但我想她應該還是不會吃。

薇若妮卡這個病例，教我大開眼界。正如前面所述，大多數的病人在生命末期要求積極治療，甚至因此受苦。薇若妮卡恰恰相反，結果卻一樣教人不安。在她生命末期，正統醫療體系完全幫不上忙。

正如古老的諺語所言，不管做什麼，都要謹守中庸之道。對我而言，似乎做什麼或是避免什麼，最好能依照中庸之道。

在薇若妮卡在世的最後幾天或幾個星期，我認為緩和醫療應該能讓她舒服一點。但我不知結果究竟是如何。說不定強效止痛鎮靜劑帶給她的痛苦要比疼痛本身更難熬。我很難理解這點。但躺在床上的人是她，不是我。

不敢凝視死亡

我有一個好友是信託和房地產律師。我突然發現，我倆的工作有類似的地方：我們都致力於協助病人或客戶為了生命的終極現實做準備——也就是瀕臨死亡和死亡；我們也都常遭遇阻力。

這位信託律師好友說，她有好幾個客戶擔心自己萬一死亡，房地產會不保，因此請她擬定文件。但是這樣的文件常常未能完成，有時缺的是最後的簽名。儘管她一再連絡、提醒客戶，他們還是不來簽名。即使絕大多數的客戶費用已經付清，然而就此沒有消息。有些終於有回應了，對自己的拖延表示不好意思。有些則承認他們簽不下去。他們經常說的一句話就是：「沒這麼急吧。」她有十來個客戶直到死前才簽，也許只剩幾小時或幾天可活，那時才急急忙忙請她過去，而文件早在幾個月前就已準備好了。這些客戶往往只剩一口氣，被痛苦折磨，神智也不一定清楚。拖延至此，他們的藉口常是要看醫生或是不想做這件事——她懷疑真正的原因是面對死亡的恐懼和悲傷。

她有一個客戶是八十一歲的老先生。他是成功的生意人，白手起家，成了一家製造公司的老闆，現在是這家公司的執行長兼財務長，還擔任其他重要職務。他和第一任妻子結婚沒多久就離婚了，兩人生了一個孩子；第二任妻子則為他生了好幾個孩子。他已決定照什麼樣的比例，把資產分給孩子。我朋友依照他的意思，為他辦理資產信託和不動產的分配。

幾年前，他們第一次見面時，我朋友直截了當問他：「在你過世後，你的事業和不動產要怎麼安排？」他看來有點吃驚，面有慍色的說：「我很健康，我還能活很多年呢。」有關財產的安排，他就是不肯說。不是我的朋友沒試著探問。她知道客戶常會逃避這樣的問題，特別是第一次見面時，她已經習慣了。她漸漸知道要如何突破重圍，就像我面對我的病人。這些都是不容易討論的主題，需要毅力和堅持。她說：「你付錢請我幫忙，不就是為了這樣的服務？」但是老先生還是不肯詳細交代到底要怎麼做。就這樣拖了好幾年。

每次他們見面討論，她總會問，如果他無法管事，他的公司要怎麼辦？誰知道密碼、公司帳戶？客戶資料呢？如果把公司賣給和他共事多年的年輕合夥人呢？「這家公司就是我的寶貝。你會放棄你的寶貝嗎？」

該來的，還是躲不過。她曾警告過這位老先生，但他就是不聽。有一天，他大中風，臥病在床，需要全天候的看護，餵他吃飯，幫他清理大小便、洗澡等。他神志恍惚，無法與人溝通，就連最簡單的問題都無法回答。他已不認得出現在他眼前的人。他的公司很快陷入一團混亂，每月虧損好幾萬美元，子女能繼承的資產每天都在縮水。儘管他的子女再怎麼努力，都救不了這家公司。他們對父親失望，對彼此的怨恨也愈來愈深。結果，公司捲入訴訟之中。

老先生一心一意想保護他的家人，最後，家庭還是支離破碎，子女反目成仇。

預立醫療指示書

前陣子我去了一趟佛羅里達。在度假前夕，我總會把亂七八糟擺在桌子上的東西收起來，整理一番，看哪些可以帶上飛機，利用五小時的飛行時間完成。醫學期刊、帳單、孩子的露營申請表……這些都可以在飛機上消磨時間。當然，還有一本黃色紙張印的預立醫療指示書。

說來臉紅，這份文件已在我書桌上躺了四年，到現在還沒填好。此刻，我甚至記不得我把這份文件帶上飛機幾次了。我想，去年冬天去以色列度假、以及在此之前的夏天去歐洲旅遊，這份文件都跟我一起旅行，更別提去東岸那幾次。現在，一想到這份文件，我就頭痛。

在我知道的人當中，最該擬定預立醫療指示書的，就是我自己。我應當毫不遲疑的說出來，口若懸河唸出「我要什麼」以及「我不要什麼」。

但是我沒辦法。

我第一次把預立醫療指示書帶上飛機時，等到爬升到三萬英尺的高空，我已填寫完第一部分。這份文件要求你指定一位醫療委任代理人——我的話，就是我先生馬克。他的姓名和地址，我閉著眼睛都會寫。由於第二部分很難纏，我先跳過，先填第三和第四部分。你願意當器官捐贈者嗎？打勾。家庭醫師的名字？簡單。

四年後，第二部分依然未完成。

但這部分是關鍵，你必須表明你的「醫療照護指示」。由於選項過於簡化，教我不知如何選擇，因此每次都卡在這裡。你必須從A、B兩個選項選取一個，選項下方有幾行描述：

☐ A、選擇不延長生命：

本人如有下列狀況，則不願以人工方式延長生命：

（一）得了不治之症且病情將在短期內惡化、導致死亡；

（二）失去意識，而且經過醫療評估將無法恢復意識；

（三）治療的可能風險與負擔，將超過預期效益。

好吧，這樣似乎很清楚了。這些情況看來都很糟。對我來說，可以接受的生活品質是與他人保持有意義的關係，能說話、開懷大笑，也能與人聯繫。我不希望過著孤獨、神智不清、或是充滿恐懼的人生。

我奶奶生命的最後十年，是在重度失智症度過的。一開始，她假裝還認得她的子孫，後來完全不認得我們了。如果我最後也像她一樣，我希望過得舒服一點，沒有病痛折磨，希望大家都對我好。如果我的死期到來，能讓我自然死亡。

同樣的，如果我的疾病已到末期，在世的時日不多，即使神智清楚，我也不願接受插管或心肺復甦術。我不希望在我人生的最後幾天或幾個星期，躺在病床上，手腳被綑綁起來，依賴呼吸器而活。如果我已瀕臨死亡，我不要為了洗腎，讓粗大的導管插入我的脖子或腹股溝。這種情況很普遍，我不希望自己最後也變成這樣。

但我現在沒有這樣的情況，因此我繼續往下讀。

□B、選擇延長生命：

我希望在醫療措施的合理範圍，盡量延長生命。

如果我很可能可以恢復健康，過著原來的生活，我當然希望延長生命。即使我像超人演員克里斯多夫·李維那樣全身癱瘓，若是我的腦子還清楚，能和親愛的家人一起生活，我歡迎加護病房盡一切努力讓我活下去。如果我能聽到孩子的笑聲，或了解他們說的笑話，我依然願意奮戰，並接受一切的結果。

因此，我該勾選哪一個？我不知道。我的感覺很複雜、微妙，不是一個小小的方框可以代表的。如果我的家人知道我的偏好，不就能夠依照我的意願來做決定？我繼而想起我看過很多家屬在做決定時的掙扎，儘管他們已經和病人討論過，最後還是很難決定，不知怎麼做才對。畢竟，預後會如何，誰也說不準。

無法獲得明確的訊息，加上家人病危的焦慮與悲傷，讓人更不知該如何決定。我想給我的家人更多指引。由於我先生和我的孩子都不是醫療人員，他們如何了解預後的細節？如果我中風，就連醫師都不知道我會不會醒來呢？我的家人該讓醫師努力多久？如果我的喉嚨已插了氣切管或是肚子已插了胃管呢？他們何時該決定拔管，讓我離開呢？他們要如何做出這樣的決定？

我遲遲沒能填妥這份文件是有理由的。首先，文件上的選項過於簡化，無法代表我的完整想法。只有長篇論文能夠詳細說明所有可能出現的決策點，但這樣的論文似乎是要控制一個本質上無法控制的事件。

不管如何，事實就是我還在拖延。理智上，我知道我該盡力完成我這份預立醫療指示書，更重要的是，和家人一起看這份文件的內容。我或許該準備另一份文件，詳細說明我的偏好，做為我的保護和給家人的指引。這事確實很複雜，我不能一直卡住，不知如何是好。儘管思及死亡，不免讓人悲傷，我還是必須好好完成這件事。

第七章 代價

行醫有很多難處，有時讓人身心俱疲，而且極度孤獨。
然而，我看到遠方的地平線出現了希望的微光。

好比雞同鴨講

我在第一章提過，有一次我回蒙特婁去看住院的外婆。那時，我仍是經驗不多的住院醫師。因為假日的緣故，留守的醫護人員很少。我發現外婆出現敗血性休克的症狀，就自行連絡主治醫師。在外科團隊緊急搶救之下，我外婆終於撿回一條命。將近二十年後，我已是合格的加護病房與緩和醫療主治醫師，有更多的自信，且技術純熟，我卻救不了自己的奶奶，只能眼睜睜看著她在驚恐和痛苦中死亡。

我奶奶罹患重度失智症已有十年之久。我們一家都希望她能安詳離開人世，不要依賴機器存活。因此，我們為她申請緩和醫療，讓她能在家中接受良好的醫療照護。後來，她出現吸入性肺炎，這是失智症末期病人常見的情況，於是她住進緩和醫療病房，接受症狀治療，以減輕不適。

我飛去蒙特婁看她。我抵達的時候，她已陷入譫妄，呼吸困難。她的眼神充滿驚恐，每次呼吸都是痛苦的掙扎。病床旁的儀器顯示她的血氧濃度只有百分之七十九，這樣的數值已低到危險的地步。那時是星期五晚上，我想起我外婆當年在空蕩蕩的醫院差點沒命的經過。護理師呢？奶奶呼吸困難，為什麼醫師沒開藥給她？她既已陷入譫妄，為什麼他們什麼也不做？如果重要的是症狀，不是數值，為何她的指頭上夾著脈搏血氧偵測儀？

我決定採取行動。然而，這次我不是要挽救奶奶的性命，而是設法讓她平順的過世。但我孤立無援。多年前，身為美國醫師的我踏進加拿大的醫院探望外婆，眼見外婆病情危急，又連絡不上值班外科醫師，我說服護理師先幫我外婆施打兩袋的生理食鹽水。這次，儘管我奶奶的病歷上已有「依需要給予病人嗎啡」的醫囑，我卻難以幫她爭取一劑嗎啡。我向護理師解釋說，我是緩和醫療主治醫師，知道如何利用鴉片類藥品為病人緩解症狀。但護理師拖拖拉拉的，似乎用懷疑的眼光看我。等到需要打第二劑的時候，我又向護理師要求，她們則在護理站交頭接耳，遲遲不肯動作。很多人認為鴉片類藥物會讓垂死的病人更快死亡，但這其實是個迷思。讓我驚愕的是，那些護理師以為我想殺死奶奶。

一整晚，我們為了嗎啡不斷上演拉鋸戰。讓我心痛的是，護理師顯然以保護者自居，不想再給我奶奶嗎啡。第二天早上，我奶奶在痛苦中過世。

我花了一段時間，才能把這件事放下。除了親眼看著奶奶遭受不必要的痛苦，其他醫護人員對我的看法也著實讓我困擾。只要不是努力延長病人生命，他們就懷疑這樣的醫師有問題。如果不顧一切搶救病人的生命，就比較容易動員醫療團隊，反之，要讓病人走得安詳一點，則難上加難。救我外婆一命是典型的英雄作風，任何人都能了解這種做法。但只是為了讓我奶奶在世的最後時刻能夠舒服一點，我則成了壞人，遭人懷疑，甚至碰上敵意。

這樣的經驗雖然純粹是個人的例子，卻是我在幾個理念不同的醫療領域經常碰到的現象。不管在我工作的環境當中、或是在我個人的心靈，這種文化衝突已造成傷害。

淚珠刺青

我在走廊轉彎，正要進入七號病房時，負責隔壁病房的護理師站在門口，伸出手，好像要擋住我。「齊特醫師，這裡沒問題。真的。」

我知道他在開玩笑。幾天前，我就該阻止他們，要他們別鬧了。

過去我在加護病房擔任主治醫師時，我已經注意到，每次我的病人拔管，有幾位護理師總會發出竊笑聲，好像在暗示：我當班時，拔管的病人特別多。從某個角度來看，的確如此。關於是否脫離維生機器，很多加護病房的醫師還不習慣幫助病人及家屬做這樣的決定。在我當班時，我常會發現有幾位靠機器維生的病人已瀕臨死亡，他們的家屬多半不知道他們的選擇已經很有限。因此，我總會一個接著一個，和病人的家屬會談，最後常在家屬的要求之下，使他們脫離維生機器。儘管如此，我不得不說，我的病人存活率其實和我的同事差不多。

「我們不需要幫忙，」那位護理師笑著對我說：「我們真的沒問題，請高抬貴手。」我盯著他的手臂。他伸開手臂，好像怕我傷害他的病人似的。這種做法就像小學生戲弄別人一樣幼稚。我心想，如果我抗議，只會刺激他。我告訴自己要冷靜，像是在遊戲場被霸凌的反應。「你不一定真的覺得這樣，」我平心靜氣的跟他說：「我了解你這樣的人。」

沒想到他的玩笑變本加厲，「你知道嗎？有些幫派份子每殺害一個人，就會在臉上刺青，刺一顆淚珠，」他說：「所以，你應該滿臉都是淚珠刺青了。」

我不可置信的看著他。我會找時間私下處理這事。此外，隔壁房的病人家屬看我走過去，正等著跟我說話。於是，我轉身，走進七號病房。

病人因為多重疾病和失智症，已經陷入昏迷。他在半個月前心臟驟停，腦部因缺氧而出現無可逆轉的損傷。他不大可能醒來了。現在，我得和他的家屬討論是否氣切。家屬決定讓病人拔管。我走出病房時，同一位護理師瞄了一下跟在我身旁的醫學生，開玩笑說：「你也教這個醫學生怎麼殺人嗎？」

他實在太超過了。「別再跟我說這種話，」我刻意平心靜氣的說：「這麼說沒有職業道德，讓人無法接受。我想，你不是當真的吧。」

在我們身邊，除了那位醫學生，還有一位呼吸治療師和其他幾位護理師。我們走遠之後，我發現那位醫學生深受震撼。我們一起工作了一整個星期，他一再說他對以病人為中心的醫療很感興趣，諸如安排和家屬會談、研究病人的預後情況，並幫忙處理最重要的問題。每次我和家屬會談，他會在場，即使不是他照顧的病人，他也會來。

「我實在不敢相信，他竟然對你說那樣的話，」他說。

我把手放在他的手臂上，對他說：「對不起，讓你看到這一幕。從某個角度來看，這也是好的。如果你想施行以病人為中心的醫療，早晚會碰到這樣的現實，特別是在加護病房。」

那個下午稍晚，我在寫病歷的時候，那位護理師來找我。「對不起，我說了傷害你的話，」他說：「我只是開玩笑。」我點點頭，謝謝他來道歉。我相信他不會再犯這樣的過錯了，但他是活教材，也就是教育專家所說的「隱形課程」，亦即非正式的或未明文規定的學習課程，不像在演講廳或教室上的正式課程。

隱形課程是我們在受訓時，從實際病例學到的東西。研究數據顯示，正式教學很容易受到病人照護現場真實面的破壞。不管是受到折磨的病人、或是照顧他們的醫師，都很容易變成嘲笑的對象、或是遭到冷酷無情的批評。要實實在在的承認痛苦的存在，反而比較困難。即使是滿懷善意的學生，也會開始模仿這種防禦行為，如此一來，就會離他要照顧的病人更遠了。

吹哨人

二〇〇七年，一個安靜的星期六，我現在的一位同事那時在榮民醫院重症加護病房，擔任專科研究醫師。她負責照顧八位重症病人，他們大都靠呼吸器存活。她花了好幾個小時監控這些病人的電解質、看看抗生素的作用如何、並調整他們的呼吸器，讓他們的情況穩定下來，她才有時間坐下來寫病歷。那天負責的護理師已在加護病房工作多年，經驗豐富。她走到我朋友的身旁，一臉憂慮的說：「第三床的病人鉀離子很高，恐怕有危險。」我朋友毫不意外。這位病人最近接受第四回合化療，不久出現敗血性休克。他現在躺在加護病房，因為多重器官衰竭，完全倚賴機器維生。由於他的腎功能愈來愈差，無法處理體內的鉀離子，鉀離子才會快速升高。那位護理師問我朋友：「你要幫他洗腎嗎？」接著她揚起眉毛，等待答案。

我朋友告訴我，她只要看到這個表示疑問的表情，就知道大概的情況了。

她允許同事質疑她的做法。由於病人腎衰竭，洗腎的確能讓病人的鉀離子下降，因此洗腎是合理的。但是這病人已經快死了，現在為了洗腎而把粗大的導管插入病人體內，已無法為病人爭取更多的時間，只會為他帶來更多的痛苦。再者，這麼做很危險，病人可能會出血、感染、甚至肺水腫。我朋友問道：「有人和家屬談過嗎？」沒有。她進而發現，除了這位病人，另外四位瀕臨死亡的病人也一樣，沒有人告知家屬病人真實的情況。因此，我朋友在那位聰明護理師的協助下，與家屬連絡，最後把四個家庭找來，跟他們討論，讓他們了解狀況，幫助他們提出問題。家屬很震驚，直到此時他們才知道，原來自己的家人情況很糟，已經快死亡了。這些家屬最後決定讓病人拔管，脫離呼吸器。病人皆在二十四小時之內自然死亡。我朋友認為自己做了件意義重大的事。她問那位護理師：「為什麼先前沒有人跟家屬談？」

她答道：「那不是我們這裡的文化。」

後來，加護病房的另一位護理師發現同一天拔管的病人很多，她於是當吹哨人，向聯邦衛生主管機關舉發這件事。官員來到加護病房調查，看是否真有不法情事。那個官員沒找我朋友，而是找她上面的主治醫師去詢問。那個主治醫師用不爽的語氣對她說：「都是因為你，我才被調查。」似乎他們在調查的是犯罪案件，而不是重要的醫療決策。他說：「你在幫病人拔管之前，應該先打電話給我。」事後回想起來，我朋友後悔自己沒先通知主治醫師，但她繼而想起，如果是其他決定，她用不著事先告知主治醫師，例如為病人插管或置放導管等。她不知道，如果那天下午，她打電話給主治醫師，儘管家屬要求拔管，主治醫師是否同意這麼做。

然而，主治醫師的肢體語言、語氣和措辭，讓她懷疑自己是否應該如此密集的與家屬討論，或許她根本不該跟家屬溝通。十年後的今天，她告訴我，她認為用這種方式和病人及家屬討論是正確的，她會堅持這樣的原則，勇往直前。

在我看來，這個故事凸顯醫療人員的壓力，特別是加護病房的主治醫師——直到病人死亡以前，他們都不得放手。如果他們不盡最大的努力讓病人活下來，就可能被懷疑謀殺病人。

嘗試改變加護病房文化

加護病房是個不好待的地方，而且不只是病人難受。

儘管在加護病房必須很快做出一連串困難的決定，這個地方並不支持反思性的決策。加護病房的結構是層級式的：所有的數據和事實都必須呈報給主治醫師，主治醫師再進行任務分配和監督。雖然上下層級之間也許有些交流，但大抵是以教學為主。醫學生和住院醫師依照主治醫師的命令行事。主治醫師說什麼就是什麼，醫學生和住院醫師很少會思考其他療法或是衡量利弊得失。加護病房主治醫師總是必須平靜、臨危不亂，就像戰場上的將軍那樣當機立斷。如果主治醫師沒有這樣的特質，他所帶領的團隊就會失去信心，甚至可能導致小小的叛變。

反之，我帶領緩和醫療團隊巡房時，總是歡迎每一個人（包括牧師、社工人員和醫學生等）提出自己的看法。我非常重視他們的意見，他們擁有的知識說不定是我沒有的。每次我努力把這種較具有合作精神的決策做法，推廣到加護病房，總是徒勞無功。這麼做需要更多的時間、更多反思，也必須了解正確答案不是只有一個。然而，飽受壓力的住院醫師和醫學生、或是工作繁忙的護理人員，常常認為沒必要如此。

當然，如果情況緊急，就必須採取明確的行動，聽從一個領導人發號施令，而非靠一群人集思廣益。事實上，就我在加護病房的經驗來說，緊急情況不常發生。我發現，即使是在加護病房最繁忙的時候，仍有時間關注大多數病例複雜的病況和人性的層面。如果我們不這麼做，我們只是讓病人繼續活下去罷了，不管其他。

早期，很多醫師都對我跨科感到不可思議，特別是他們認為我執業的兩個科別格格不入。我常聽到他們這麼說：「加護病房與緩和醫療？這樣不是很矛盾嗎？」波士頓一家醫學院的主任，常與我們家的人往來，是個備受尊崇的長輩。他有一次指責我，說我把緩和醫療的技巧納入加護病房的照護，等於是斂財，欺騙病人，似乎認為我比較不想救病人。

還記得多年前的一個週末，加護病房的同事跟我交班時，就警告我別多嘴，去跟家屬討論是否讓病人拔管，儘管病人已經快死了。他說：「這六個星期，我好不容易讓病人活下來，我不能讓他死。」在我聽來，他好像把讓病人存活當成是一場比賽，如果病人死在這裡，他就輸了。往好處想，也許他把讓病人活下來當成是他的責任。然而，病人已經快死了，虛弱到承受不住呼吸器的壓力，外科醫師只好把塑膠管插入他的胸部，使空氣進入肺泡。這個可憐的病人看起來就像刺猬。深夜，他的肺部又出現水泡破裂音，好不容易才穩定下來。我實在受不了了，於是跟憂心如焚的家屬說了實話，告訴他們病人真的沒剩多少時間了。他們聽我說了之後，驚愕到久久說不出話來。後來他們才問我，為什麼先前沒有人告訴他們？他們說：「他好痛苦啊！」他們告訴我，他們很清楚病人不願這樣。「把管子拔掉吧，讓他平靜的走。」星期一早上，同事滿心期待的走入加護病房。他從另一頭對我比手勢：豎起拇指，或是拇指往下？——讓他活下去了嗎？還是讓他死了？

多年前，在一個病例討論會上，我和同事為一位腦癌末期病人辯論，看是否直到最後仍應積極治療，包括為病人開刀或讓他接受化療等。我問道，我們是不是該讓病人參與這樣的討論？我想知道病人是否希望以症狀舒緩照護為主。有沒有人探詢過她的意願？有幾個同事聳聳肩。後來，有人提議投票表決。提議的人說：「好吧，有誰贊成照齊特醫師的方式去做，也就是什麼也不做？」我抗議說，我不是建議不做治療，而是主張我們應該聽聽病人的說法。同事把我的抗議當耳邊風。我被視為失敗者。

幸好這種態度已經開始出現轉變。只要一個接著一個，最後必然能夠改變。我相信不久，把病人的需求擺在第一位，才是可以接受的做法。

然而，我們還有一段路要走。最近，有一位同事把病人交給我時，如釋重負的說道：「幸好由你接手。在我們的病人當中，其實有半數可以從緩和醫療獲益。」雖然我很高興看到加護病房的文化能有所改變，我還是期待有一天，所有加護病房的醫師都能積極和病人及家屬討論這些艱難的主題。他們有這方面的訓練，也能覺得自在。我希望，有一天有關生命末期的討論和讓病人自然死亡的做法，能讓病人和家屬覺得他們擁有更多選擇，而非選擇受限。儘管我們還沒走到那一步，我相信潮流已開始轉變。

職業倦怠

現在愈來愈多人關注醫師的職業倦怠現象，亦即醫師在長期壓力之下變得心力交瘁，對工作失去熱情。與一般人相比，醫師出現職業倦怠的比率特別高。職業倦怠帶來的影響包括容易罹患憂鬱症和出現同情心疲乏，醫師及其病人都會受害。

關於這點，我能從第一手的經驗去了解。我認識的醫師都很好心，有同情心而且工作勤奮。希臘神話中的薛西弗斯因觸犯諸神，被罰把巨石推上山頂，但巨石太重，往往還沒推到頂，就滾下山，只得一日又一日不斷重複這件苦差事。我們就像薛西弗斯，我們的巨石則是疾病和痛苦。面對壓力、悲傷和死亡，就是我們每天工作的一部分。大多數的醫師還得與官僚體系纏鬥，不免身心俱疲。由於我是緩和醫療的醫師，基於個人經驗，我特別了解我們這個科的醫師的挫折與倦怠。

就我從全美國各地在緩和醫療領域執業的朋友和同行聽聞的情況，與其他科別的醫師相比，我相信我們這一科的醫師特別容易出現職業倦怠的問題。我們都同意，這不只是因為我們比其他醫師看到較多死亡和瀕死的例子。

緩和醫療這個次專科，在現代醫學史上算是一個較新的領域。所有的新東西總是需要時間，才能為人所接受並融入常規做法。在現代醫學技術出現之前，緩和醫療屬於一般醫學的範圍，然而從二十世紀中葉開始，緩和醫療被人視為過時，醫師傾向用各種手段積極救治病人，而不願施行緩和醫療。

諷刺的是，雖然緩和醫療的很多技巧和山丘一樣古老，重新引進則相當困難。首先，薪酬多寡會反映一個專業被認定的價值。緩和醫療這個次專科的醫師所得，是所有醫學專科當中最低的，年收入中位數為二十一萬五千美元；相形之下，專門做皮膚癌手術的皮膚科醫師，年收入中位數則超過七十萬美元。這似乎意謂我們的技能是次等的。我們很難不會把這樣的現實內化。

就我所見，其他科的醫師常常認為我們不必出現，甚至認為我們可能會給他們帶來威脅。我們強調以病人為中心的醫療決策和目標設定，而其他科的醫師則認為他們早就在做這些了，或至少認為自己應該這麼做。

與我交談過的緩和醫療醫師也注意到，有時其他科的醫師會認為我們也威脅到病人。就像我在第四章提到的外科醫師，她認為我會讓病人失去希望，要我不要再和病人接觸。其他緩和醫療醫師也都有類似的經驗。因為我們承認死亡是無可避免的事實，其他科的醫師也就把我們看成失敗主義者。醫療團隊會請我們去會診，但會特別囑附我們「把重點放在症狀的處理上」，不要跟病人討論壞消息，也別評估治療目標。他們擔心我們會蝕去病人的求生意志。

因為我們只是去會診，看的是別科醫師的病人，不是自己的，我們的任務更形複雜。由於我身兼胸腔科醫師、加護病房醫師與緩和醫療醫師，在會診時可清楚感覺到別人對待這三種角色的態度大不相同。當我是胸腔科醫師或加護病房醫師時，我說的話就像福音。「我們該從幾毫克的強體松開始？灌洗樣本要送去做什麼檢驗？」但是當我以緩和醫療醫師的身分去會診時，其他科的醫師常會告訴我哪些是可以做的，哪些則是禁忌。「請幫忙解決病人的疼痛問題就好了，別跟他討論呼吸器的事。我們還在等腫瘤科醫師的意見，因此別跟病人談化療，我們希望腫瘤科醫師親自跟他討論。當然，千萬別提到緩和醫療。」為了會診順利，我們不得不顧及禮貌。緩和醫療團隊常常覺得備受考驗，須得通過種種考驗，同事才會接納我們或找我們會診。

最近才有人注意到緩和醫療醫師受到獨特的壓力。緩和醫療醫師人數不多，仍具有關鍵地位。我希望這個領域的每一個成員都能挺住，身體和心靈都沒有損耗。我們必然能發揮應有的效益。

道德困境

中午十二點五分，醫療倫理委員會正在開月會。與會者的餐點是一個三明治、一包薯條和一瓶水。主席拿起上星期發下來釘成一本的會議紀錄，很快翻過一遍，問道：「無異議通過？」

有幾個人低聲說：「通過。」

「有人要附議嗎？」

有一個人舉手表示贊成。

「有新的議題要討論嗎？或是新的案子？」

副主席舉手，「分院有個案子要我們研究一下。」

有幾個人嘆氣。本院交給我們的案子已經多得不得了。由於自顧不暇，我們難以處理分院的案子。

「我不大清楚他們要求我們做什麼，」副主席說：「這個案子似乎已成定局。」副主席接著描述這個案子。一位得了重度失智症的老人在加護病房靠呼吸器存活，他不斷把食物吸入肺部。醫師似乎認為他的情況只會愈來愈糟。老人躁動、神智不清，而且覺得很不舒服，而醫療委任代理人的指示讓醫師覺得為難。她說，請務必盡一切努力讓他活下去。這個醫療委任代理人是病人的女友，兩人交往已久。從經過公證的預立醫療指示書來看，病人的確委託此女擔任他的醫療委任代理人。家屬則與病人疏遠，很久沒有來往。這個女人似乎了解病人的價值觀和偏好。她說，兩人過去一起生活時，他多次提到，萬一他生病住院，無論如何，他希望能活下去。這就是目前的情況。

於是，委員會開始討論這個案子。有幾個人表示他們看不出有何倫理上的衝突。我們的律師已經確認病人曾與他的女友討論過自己的意願，並委託女友代為決定。根據法律的字面意義以及醫學倫理守則，我們只需提出意見，這個案子就解決了。「下一個案子？」副主席問道。

我搖搖頭。我覺得這個案子不大對勁。我很熟悉這樣的案子，我發覺我們也許幫不了醫師，他們需要的幫助並不是醫療倫理委員會能夠做的。這個委員會的目標主要是從各種角度來維護病人的權利，通常是複雜、充滿衝突的案子才需要如此考量。我們要考慮的不只是倫理，還有法律層面。正如前述，很多案子往往問題多於答案，因此倫理委員會多半建議設法取得更多的訊息，以進一步了解情況。以這個案子而言，醫師會求助於我們，是因為這個案子已符合所有法律與倫理的條件，然而如果他們依照醫療委任代理人的要求去做，則會感到非常不安。

他們需要的是道德支持，而非倫理裁決。

雖然我不認識那些醫師，但我了解他們是在什麼樣的感覺驅動之下，才會把這個案子提交到倫理委員會，請我們幫忙。他們又不是閒著沒事幹。為了這個案子，還得大費周章用自己的時間蒐集、整理必要的文件。

我想起自己曾多次把類似的案子送到醫療倫理委員會，結果無功而返。我會請委員會幫忙，是因為我已經試過了所有的管道——包括同事、緩和醫療團隊，甚至醫院的法務部門。由於他們的建議都無濟於事，我希望能從委員會得到道德支持，以繼續做下去。

「道德困境」的概念是詹頓（Andrew Jameton）在一九八四年一篇研究護理臨床經驗的論文中提出的。過去幾年，這個概念愈來愈引人注意，醫學界也漸漸承認這確實是個問題。根據詹頓教授的描述，道德困境源於醫護人員發現要做的事「有違自己的核心價值和職責」，因而出現心理問題，包括罪惡感、憤怒、自責、焦慮和憂鬱。有些醫師因陷入道德困境，無可自拔，最後選擇放棄行醫。對於仍待在崗位上的人而言，這種無能為力的感覺很難受。職業倦怠和同情心疲乏，也可能是道德困境造成的。

詹頓教授最先是在護理人員身上發現道德困境的現象。我認為這是合理的，因為一般而言，護理人員必須照醫師的指示去做，即使他們不同意醫師的做法，也必須遵照醫師的指令去做。從某個角度來看，與醫師相比，他們才是真正和病人在濠溝中並肩作戰的人。醫師總是像一陣風，來病房看一下就走了，或是忙於開刀等醫療處置。因此，護理人員比較了解病人的痛苦，但他們沒有醫師的技術，能做的有限，所以常有無能為力之感。

但就我對詹頓論文的解讀以及我自己的經驗，我發現：目前醫護人員的道德困境，有很大一部分來自於必須不擇手段延長病人的生命，儘管這麼做只會為病人帶來痛苦。醫師必須依照自己親手寫的醫囑去做。根據所羅門（Mildred Solomon）等人針對二十五名新生兒加護病房醫師所做的研究，發現大多數的醫師（百分之八十）都同意這樣的陳述：「有時，我覺得該放手，不要再救了，但還是拚命救。」反之，只有少數醫師（百分之八）同意這樣的陳述：「有時，我覺得我們太早放棄了。」

然而事情沒有這麼簡單。有很多次，病人顯然已瀕臨死亡，我仍然努力延長病人的生命，完全沒有不安的感覺。差別在於：我相信病人或醫療委任代理人已真正了解現實和治療可能帶來的負擔。此時，訊息的交流是有意義的，從坦白吐露壞消息、到描述各種治療方案可能造成的負擔。如果我相信病人或醫療委任代理人已經了解延長生命的可能後果，包括可能一再出現敗血性休克而住院、骶部褥瘡潰瘍、孤獨、沒有行動自由、失去做人的尊嚴等，我就願意盡全力讓病人活下去。儘管看到病人飽受折磨的樣子令人痛苦，我不會有道德困擾。如果我能有機會和貝禮叔叔和文森深談（見第四章的「困在自己指令裡的病人」一節），了解他們的意願，就算親眼目睹他們死前的慘狀，我也不會覺得不安。

我擔心的是，要求治療的人，不管是病人或家屬，不一定真正了解「盡力救治」的現實。雖然這麼說聽來像是父權式的醫療主義，但我說的是實話。會變成這樣，常常不是我能夠控制的。雖然醫師的解釋可能不夠清楚，但即使我們努力解釋，問題是病人或家屬常常聽不進去。

因此，主席準備討論下一個案子時，我舉手發言。「我想，提案醫師要我們幫的忙不是這個，而是別的。」我一邊說，另一位醫師點頭表示同意。她說，她感覺提案醫師是因為無奈才會來找我們。前一年，她也曾把一個類似的案子送交倫理委員會。儘管她在會中聽到很多意見和建議，然而在會議結束後，還是一樣有很深的無力感。

我們繼續討論，愈來愈清楚醫師需要支持，讓他們得以走出道德困境，不管他們是不是倫理委員會的成員。大多數的醫療體系都沒有設立一個部門給醫師這樣的支援。但是有些醫院已針對這樣的需求，進行史瓦茨中心巡房（Schwartz Center Round）等做法。這是每月一次的跨科巡房，讓醫護人員可以提出病人或家屬面對的心理問題，並從同事獲得見解和支援，也讓臨床醫師和病人得以建立情感連結。

如果我們期待醫護人員能盡力提供以病人為中心的醫療服務，我們就必須給予他們更多的空間和支持，幫助他們脫離道德困境。否則，不只是我們苦，病人更苦。

心中最深的恐懼

約莫五年前，我曾治療過一位病人。這位病人有一個守了多年的祕密。

我最初看到他時，他好像是從狹窄的吸管吸氣那樣呼吸困難。他肺部發炎，從X光片看來，肺葉海綿組織已變得糜爛黏稠，無法讓氧氣進入。我要幫他調整BiPAP面罩時，他就像快溺死的人，緊緊抓住我的手臂。

他的眼神似乎在喊叫：救我！

我一定會的！我的眼神告訴他。

威廉斯先生四十九歲，得了肺囊蟲肺炎，這是愛滋病末期病人常出現的肺炎。如果他在五年前接受抗愛滋病毒藥物的治療，他的愛滋病就能變成可以控制的慢性病，預後不會像今天這麼糟。然而基於某些原因，他決定把這個祕密帶到墳墓裡去。或許是因為否認，也有可能是覺得羞恥，他不曾告訴任何人他得愛滋病的事，也要我幫他保密，別讓任何人發現，包括正在醫院大廳焦急等待的母親。前一個月，他因呼吸急促去急診。我們安排他住院之後，他卻違抗醫囑自願出院。雖然他有治療肺炎的藥物，顯然沒吃多少。

現在，他已躺在我服務的醫院的加護病房，可能無法活著離開了。看來，他剩下的時日不多。

我和我的團隊在病房外圍成一圈，討論下一步要怎麼做。當然，我們會幫他插管，這是我們的任務，但我認為插管沒有幫助。一九九〇年代初期，我在市中心的醫院接受住院醫師和專科研究醫師訓練，我知道罹患肺囊蟲肺炎的病人到需要插管的時候，幾乎已回天乏術。一旦插管，大概會一直插到過世。

我進退兩難。這位病人在他有能力選擇時抗拒治療，而在他最脆弱的時候，我卻必須為他插管，讓他靠呼吸器活下去。他已經快死了，我學到的技術恐怕幫不上忙，他可能也不願接受這樣的救治。可是，我不能確定。儘管機會渺茫，我還是應該設法為他延長生命嗎？我們無法和他母親討論他的病情，讓她知道他得了愛滋病，也不能解釋為何插管可能沒有幫助。我們無法告訴他母親，他拒絕治療以及不想來醫院的事。如果要她當醫療委任代理人，我們必須據實以告，但我們已答應封口，又無法跟其他人談。病人沒有子女，也沒有兄弟姊妹。病人自己呢？他還清醒，能用點頭或搖頭的方式回答問題。但他現在很虛弱，呼吸耗盡了他所有的氣力。他因為恐懼，眼睛老是睜得大大的。我不忍再給他壓力，但我真是沒有人可以問了。

我決定跟病人談。

但當我一走進病房，又退縮了。他的面罩很緊，在鼻梁上刻出一條線，他的嘴巴拚命吸氣。他往前傾，希望擴大肋骨籠。他呼吸急速，呼吸速率每分鐘至少五十次。看他這樣子，很讓人不忍。我走出房間，讓自己平靜下來。我站在那裡，真是進退維谷。這時，我指導的醫學生走過來，看到我。她說，你一定得跟他談。我知道她說得沒錯，於是我再度走進病房。

這時，插管要用的藥物已在準備，呼吸治療師把呼吸器推入病房。醫學生和住院醫師在走廊集合，準備見習。如果是緊急插管，病人通常不知道周遭發生什麼事。但這位病人還很清醒，他注意到四周的動靜，因此變得更加焦慮。我們必須給他退出的機會。

我走到床邊。他緊抓病床的護欄。我輕輕把我的手放在他的手上，我說：「如果病人呼吸困難，我們通常會幫病人插管，幫助他們呼吸。我只想跟你確認，你願意這麼做嗎？我擔心，我們幫你把呼吸管放進去後，就沒有機會拔出來了。你會一直插管，直到死亡。如果幫你插管，你就再也不能吃東西，也不能喝水了。」

他盯著我，好像快溺死一樣不斷喘氣。我無法解讀他的情緒，他也不能說話。於是，我只好問他可以用點頭或搖頭回答的問題。「如果直到死亡，都無法脫離呼吸器，你還願意接受插管嗎？」在那一剎那，我只能這麼問他。

他盯著我，頭部移動了一下，看起來像是點頭同意。我們能得到的答案就是這樣。由於時間緊迫，我們馬上幫他插管。

病人依賴呼吸器存活了幾個小時，接著血壓遽降，隨即離開人世。那時，我正在開車回家的路上，聽到呼叫器響起，上面出現藍色警報。我沒細看，就知道那是來自他那個病房的呼叫。

第二天早上，我帶領我的團隊討論這個病例，包括急救處置並分析在病人病情惡化的過程中，我們所做的種種努力。在討論時，我特別注意團隊成員的感受。

如果死亡是一種凌遲，觀看和參與會給人帶來創傷，但是身為醫師不得不面對，然後繼續前進。我從緩和醫療社群了解吐露心理感受的重要性，如果不讓還在受訓階段的年輕醫師有機會抒發情感，面對死亡的痛苦經驗會在他們心裡留下陰影。

我們團隊中的醫學生說，這是畢生難忘的經驗。實習醫師則說：「齊特醫師，請恕我直言。如果要我跟病人說，他快死了，我會覺得很不安，特別是，這是他在這世上聽到的最後一句話。」我的心猛然跳了一下。這就是我心中最深的恐懼——我要說實話，這樣的話卻為病人帶來更多的痛苦。我問實習醫師，他是否希望不要跟病人說什麼，直接幫他插管？萬一病人不想插管呢？他沒有答案。

無論如何，由於病人希望保密，病情危急，加上個人意願不明，要做決定實在很難。

再者，最後真是沒有時間了，我們實在不知道該怎麼做。在我看來，所有的選擇都非常殘忍。你要如何與臨終之人討論死亡？你又如何對臨終之人隱瞞即將死亡的事實？你會怎麼做？

萬一我尊重他的選擇，照他的意願去做，結果更糟呢？我不知道。我永遠不知道最後為他插管是否會讓他更加痛苦。儘管我是出自善意，才為他插管，可能反倒讓他受更多的苦。在千鈞一髮之際所做的決定，可能轉危為安，也可能變得更糟。這些都是我們必須承受的。

是朋友，還是顧問？

幾年前，我在煮晚餐時，我的朋友亞倫傳簡訊來：「珍妮佛的朋友快不行了，你可以跟她談談嗎？」我還沒放下湯匙，電話就響了。亞倫接著說：「她說，她要再接受化療，但她只剩四十四公斤，而且幾乎沒辦法走路了。她的醫師想要幫她做化療。我和珍妮佛都認為這樣不妥，你能勸勸她嗎？」

然後，亞倫和珍妮佛輪流向我解釋，他們的朋友幾年前診斷得了乳癌，已試過所有的療法。她是個單親媽媽，女兒還小。這幾個星期，她的情況突然變得很差，似乎已到了生命的盡頭。珍妮佛在腫瘤科病房陪伴這個生病的友人時，聽到醫師說，他已無能為力。但她的友人拒絕接受這樣的壞消息，想要去另一家治癌中心。她告訴珍妮佛，她也許會去墨西哥接受治療。她完全不考慮緩和醫療。她說，她還不打算放棄。

聽他們說完後，我覺得很為難。如果我打電話給珍妮佛的朋友，也許可讓她了解更多的治療幾乎不大可能有幫助，甚至可能使她的生命縮短。根據《美國醫學會腫瘤科期刊》最近發表的一篇研究報告，即使是定期回診的病人，如果得了轉移性癌症，再接受化療只會使生活品質更差，而不會延長生命。反之，如果接受緩和醫療，不但可能對生活品質有幫助，甚至可能活得久一點。難道我不該為她解釋這點？

我知道，我應該為她解釋，但是三天後就是我女兒成人禮的日子，有些親友明天就會從東岸飛來。我們得修改衣服、為賓客準備伴手禮，播放歌單也還沒完成。每個小時，我都會接到親友打來的電話，處理他們的緊急問題或要求。我女兒已經緊張兮兮，需要我的支持。雖然打通電話給珍妮佛的朋友可能不必花多少時間，但也可能要談很久，或是對方出現情緒起伏，也許之後還得打好幾通電話追蹤情況。我真是分身乏術。我未曾拒絕幫助快死亡的人，不管他們是親友或是跟我只有點頭之交。有時，我會在病人或家屬的要求下多次跟我不認識的醫師通電話，一談就是好幾個小時。我覺得我別無選擇，因為那些病人和家屬已對他們的醫師失望，而且沒有什麼資源。在我五十歲的生日派對上，有六位朋友向我舉杯慶賀，謝謝我給他們這樣的支持。現在，我如何能為了慶祝女兒的成人禮，拒絕協助一位瀕死的病人？

亞倫還在電話的另一頭等我回覆。我硬起心腸，拒絕他和珍妮佛的要求。我不斷的說對不起，甚至在他們的友人往生後，還繼續向他們道歉。這是痛苦的經驗，而我永遠不知道我能改變什麼。但我已到了極限，快承受不住，覺得自己實在無能為力。更何況我還可能愈幫愈忙。

幾年前，我另一位好友的父親病危。從她告訴我的醫療細節，我已知老人家的時間不多了，然而家屬和醫療團隊依然主張積極治療。我擔心這麼做弊大於利。有時，她會打電話告訴我，從醫師那裡聽來的「好消息」，其實那根本不是好消息。例如有一天她說醫療團隊發現她父親感染了哪一種病毒。他們說，感染這種病毒是可以治療的。在她聽來，似乎是往對的方向前進。但我知道，這麼做不會改變結果的。老人家的淋巴癌已轉移到身體各處，包括腦部、腹部。治療病毒感染不但無濟於事，而且讓他無法回家。自從好幾個星期前，老先生就一直說，他要回家。我極力建議好友，應讓她父親在家裡接受緩和醫療。但她沒照我的話去做。

到了某一個時候，我開始擔心我的建議讓她陷入沮喪，甚至懷疑她在躲我，不想接我的電話。雖然她否認了。我擔心，說實話只會讓人覺得我在潑冷水。雖然我們現在還是好朋友，有時我不禁在想，也許我該扮演的角色不是專家或顧問，而是能與她同情共感的朋友。

遠方露出希望的微光

由於橫跨加護病房與緩和醫療這兩個截然不同的領域，我因此獲得更多的技能，能給病人更多的幫助。但我也發現，要融合這兩種觀點很難。

由於我經常扮演兩種不同的角色，同事有時會搞不清楚。因此，他們會問我：「你今天是在緩和醫療團隊或是在加護病房？」似乎我的行為會因為當月排班的狀況而有不同。常常，我照顧的是同一位病人，我所屬的醫療團隊則完全不同。例如上星期我是加護病房主治醫師，星期一早上回來上班時，我則變成緩和醫療醫師，為我上星期照顧過的病人會診。有幾個星期，我在加護病房照顧的病人，則是我在前一星期跟緩和醫療團隊一起會診的病人。

關於融合這兩個領域，還有其他挑戰是和情感有關，甚至關乎精神層面。我在這兩個領域的訓練與經驗愈多，愈發現我的任務變得更模糊。我更加相信，很多事情很難會有明確的答案。如果我稱得上是專家，我的專長就是在充滿不確定性的海洋中航行、面對自我懷疑，以及認定沒有簡單的答案。儘管我在加護病房工作，本能是救人活命，但我總是會仔細從緩和醫療的觀點來衡量，反之亦然。我不認為我用一種方式為某位病人治療，也能用同樣的方式來治療其他病人。我無法假定某一位病人能接受的身體功能狀況，是另一位病人可以接受的。

我漸漸明白沒有明確的藍圖可以依循。行醫有很多難處，有時讓人身心俱疲而且極度孤獨。然而，我看到遠方的地平線出現希望的微光。我看到一般大眾開始要求更符合他們需求的醫療照護。我看到同事開始重視某些技能的訓練，例如以前不受重視的病醫溝通。我期待有一天，我們能把死亡視為生命的一部分。我希望我們的醫療體系能更靈活變通，認為死亡是一種自然的過程，而不是明明知道病人已經快死了，還不肯放手，繼續給藥、插管、施行心肺復甦術、電擊……我也希望有一天醫護人員能得到更多的支持，以施行合情合理、以病人為中心的醫療。

第八章
病醫共享決策

我希望我提議為病人做的是做對的事。
畢竟那也是病人的選擇，是仔細考量各種後果之後的決定。
不管最後如何，那是我和病人的共享決策。我以這種做法為傲。

醫師與消防員同中有異

二〇一四年六月，《紐約時報雜誌》有一篇關於消防員受訓的文章，題目是〈火的洗禮〉。作者克蘭菲爾德（N. R. Kleinfield）講述的是見習消防員蘇利文（Jordan Sullivan）第一次正式上陣的故事。文章寫得很精采，還有許多生動鮮明的照片——那些身穿制服在火場出生入死的消防員看起來謙遜，但英雄氣概十足。

我突然想到，我的職業和消防員有一些共通點。

蘇利文在隊上見習訓練了九十六天，才有機會進入火場救人。在這段期間，他一直躍躍欲試，希望能輪到他上場，與烈火奮戰。我在當實習醫師的時候也是，不斷的修煉、等待，看哪天藍色警報響起，可以讓我救人活命。我受到醫師前輩英雄行徑的感召，而走入這一行，蘇利文則是在九一一恐攻事件眼見紐約消防員英勇挺進世貿大樓搶救人命，而深受啟發，立志成為打火兄弟。

蘇利文第一次出任務，結果非常順利。沒有任何民眾死亡，甚至沒有人受到重傷。這次，他更因為救出一個嬰兒，而成為英雄。菜鳥消防員能把人從火場救出來，幾乎前所未聞。在他的隊上，有些老將在打火生涯當中救出的人只有一、兩個。

要撲滅熊熊烈火，賭注很高，但救人於水火，會讓人得到很大的成就感。由於分分秒秒攸關生死，消防隊的組織幾乎像軍隊，有明確的層級和程序，要求行動速度快如閃電。蘇利文的隊長抵達現場時，必須在幾分鐘內評估火場，部署作戰方式。他們決定從一個樓梯間進入大樓，另一個樓梯間則用來疏散住戶。這個團隊就像是上了潤滑油的機器，隊長拿著無線電對講機，發號施令。全體成員合作無間，每一個人都有自己的位置和任務——海登評估建築物周邊的情況，基豪爬上屋頂開門，而蘇利文、克洛禮和拉巴貝拉則進入火場，攻入火點，搶救人命。

於是，我開始思考我們在藍色警報時的任務分配。負責指揮這次急救行動的人，先評估病人的狀況，擬定搶救計畫，接著分派任務給其他成員：一個開始按壓胸部，另一個把中央靜脈導管插入病人的大靜脈，第三個則記錄每一種使用的藥品和事件經過。我們根據病人心跳或呼吸停止的病因，依照既定程序去做。

但我了解，醫師與消防員的共同點到此為止。消防員進攻火場，目標明確：盡可能挽救人命。他幾乎不需要反思，只要把人救出來就行了，其他事情都不重要。但是對醫師而言，即使是救人活命也必須再三思量。

在醫療現場，某些情況發生時必須盡快採取行動，以救人性命。我們當醫師的，必須全力以赴，對抗死神，就像消防員。然而，在危機解除之後，或是在危機還未發生之前，醫師則必須了解病人是否願意努力奮戰。得知病人自身的意願或從醫療委任代理人了解之後，醫師才能深思熟慮的做決定。這樣的程序很複雜，不是連發一樣的動作。我確實知道對抗疾病不是為病人衝鋒陷陣，而是坐在病人身旁，握著他們的手，問問題，仔細聆聽。行動來自人與人之間的連結和訊息的交流，了解病人想要怎麼活，或是怎麼死。雖然我是醫學專家，對病人罹患的疾病瞭如指掌，但我對病人本身的了解卻很有限。

就我所見，在危機過後，醫療團隊給病人的照護，和消防隊運作的模式不同，不是領導人發號施令，其他人只要照著做就好了，不必反思或討論。如果我們要執行以病人為中心的決策，就無法採用消防隊的運作模式，必須盡可能蒐集所有的資訊，考慮各方觀點。

因此，在危機解除之後，什麼樣的團隊結構能提供更好的照護？回想起過去這麼多年來，我加入的醫療團隊沒有幾千個、也有幾百個，我發現其中有若干的類型。有些類型感覺比較健康，其他的則否。每個團隊就像暫時形成的家庭，成員必須共同努力，以完成壓力很大的工作。團隊由一位主治醫師帶領，加上幾位住院醫師和醫學生隨機組合在一起，幾個星期後再重新組合。每個團隊很快發展出自己的有機微文化，任何一個成員離開或加入新的成員，都會影響到整個群體的動態。即使我是主治醫師，我也無法完全控制我的團隊動態。有一個星期，我發現團隊很有合作精神，能從一個案例的醫療和非醫療層面來反省我們的做法。但接下來的一星期，這樣的討論卻可能達不到預期效果，毫無進展。

二〇一三年，我參加由美國安寧緩和醫療醫學會主辦的演講。主講人是紐約西奈山醫院疼痛治療與緩和醫療部門的社工人員亞堤立歐（Terry Altilio），講題是〈團隊運作過程與溝通〉。她描述要建立一個有效能且健康的醫療團隊所具備的因素，並指出這樣的團隊比較可能成功施行以病人為中心的醫療照護。

她說明可能會阻礙團隊功能的諸多因素，包括個性、信念或照護哲學的衝突。醫院或機構的文化也會有重大影響。層級之分如何？主治醫師是否鼓勵團隊成員集思廣益，或是只是宣布下一步要做什麼？團隊如何面對不確定性？是否有人願意提出沒有人問的問題？

亞堤立歐說道，即使團隊的特質與歷史沒有改變，正向的團隊動態是可以刻意培養出來的。這通常必須要由上層開始推動，也就是主治醫師和資深住院醫師。我們可以利用一些策略，鼓勵成員表達自己的感覺和質問照護計畫，讓他們暢所欲言，不必擔心受批評。如果是複雜的案例，巡房時則可安排時間來反思與討論，也可鼓勵成員說出自己的不安。我們必須承認很多案例都非常複雜，也很微妙，不要一直想去找一個正確的答案。

最近，我發現我們醫院有一位主治醫師，試圖了解團隊成員對一個重病病人預後的意見。他把一張紙撕成八片，進行不記名投票。結果發現，每一個成員都認為病人會在這次住院期間死亡，但在此之前，沒有人願意公開說出來。現在，這個團隊終於能正視病人即將死亡的事實，很實在的評估哪一種療法對病人有幫助。我覺得這位主治醫師很聰明，能想出這種做法。

儘管如此，我仍期待，有一天我們不用不記名投票，也能公開且誠實的討論病情。我認為要做到這點，巡房程序需要從結構改變，文化也必須持續轉變。協力與反思應該是病人照護的一部分。危機解除不是就沒事了，醫療團隊必須能夠擔負照護病人的困難工作。

優秀醫師也需要其他醫師的援手

幾年前我去一家地區醫院演講。該院有一位專長心血管介入性治療的心臟科醫師說，心因性休克的病人存活率約是百分之四十。他承認，對家屬而言，要做決定是非常艱難的事。其實，對團隊來說，也很不容易。他說：「你必須和家屬一起做決定。如果他們完全贊同，你只要去做就行了。」

但他也承認，改變治療目標不是他的長處。他有很多病人情況不好，非常依賴維生機器，最後在心臟科加護病房死亡。他認為這麼做有問題，因此正在尋求不同的做法。

接著，他提出一個讓我耳目一新的點子。他說，像這樣的案例，由於病程發展軌跡不明，醫療團隊能不能打從一開始就採行萬全的做法？聽他這麼一說，我知道他在求助。他又說，如果在一開始就能請緩和醫療醫師加入團隊，就能從比較中立的立場，與病人或家屬持續溝通，就不至於陷入「全力以赴」的困境。在這樣的安排之下，心臟科醫師就能專注在治療程序上，家屬也能知道最新進展，了解現實，然後繼續評估治療計畫。緩和醫療醫師能支持團隊的每一個成員，包括家屬、醫師以及最重要的人，也就是病人。

我認為這是個很好的點子，有如為文化變革搬來墊腳石。由於那位心臟科醫師重視溝通，就能把這樣的技巧融入醫療，然後教他手下的年輕醫師和同事怎麼做。

即使是某一個領域最厲害的醫師，有時也需要援手。

星期一早上，我在緩和醫療部門當班，處理週末累積的會診病例。第一位需要我會診的是轉移性攝護腺癌的病人。病人六十五歲，半年前診斷得了這種生長和擴散速度很快的罕見癌症。由於他不斷惡化，他的未婚妻無法在家照顧他，因此把他送到護理之家。在我見到他的一個月前，他因尿道感染引發的敗血性休克，住進我們醫院的加護病房。雖然經過積極治療，他的血壓已有改善，然而多次出現併發症，只能留在加護病房——先是腿部的血栓跑到肺部，後來又因治療血栓的抗凝血劑引發危險的胃出血。幾天後，我終於見到他的時候，他的呼吸很淺，血中二氧化碳濃度升高，神智不清。加護病房醫師正在考慮是否再次幫他插管。

要求我會診的是一位我很尊敬的醫師。他以前在本院擔任總醫師，現在是醫院整合醫學專科第三年主治醫師。他給病人的照顧總是周到而完全。他醫術極佳，敏於診斷，而且待人很好。

他在電話中描述病人的情況時，我聽得出他的挫折。他前一個星期在這位病人身上花了很多時間，但病人病情仍起伏不定。雖然他沒說出口，但我聽得出來，他認為病人快死了。幾個星期前，他曾經跟病人討論治療偏好，得知病人不想插管，也不想接受心肺復甦術。他很掙扎，不知道下一步該怎麼做。

「我幫他做了胸部超音波，」他說：「如果有胸水，抽出來後，他的呼吸就能改善。但是我什麼也沒看到，也許幫他做電腦斷層掃描，能看得更清楚。」

我了解他的難處。這種感覺我再熟悉不過：你確定病人快要死了，但覺得自己無能為力。我們敲定一個小時後在病人的病房見面。在此之前，我會幫病人做檢查。

看完病歷，也幫病人做完檢查之後，我相信同事的直覺沒錯。由於病人好轉的機率微乎其微，進一步的診斷或治療介入，恐怕只會為病人帶來更多的風險。他的身體幾乎快到了全面潰守的地步。

我正在寫病歷時，同事走進加護病房。「我同意你的看法，」我說：「我們無法讓病人好轉。」他用力點點頭，「我猜你會這麼說。」我們同意現在應該積極處理症狀，盡量讓病人舒服一點。由於病人現在最麻煩的症狀就是背部皮膚膿瘍，因此疼痛不堪，我們先把低劑量鴉片類藥物貼片貼在他背部，為他止痛。

我們依照病人的要求，為他準備不施行心肺復甦術和拒絕插管的同意書。但我們還沒來得及幫他處理其他症狀，我才離開加護病房不到二十分鐘，病人就死亡了。護理師說，他走得很安詳。

我認為我對這個案例的貢獻，並非來自我的緩和醫療訓練、或是我在胸腔科與加護病房的經驗。我的貢獻在於給一位優秀的醫師支持，讓他放心去做他認為對的事，即使這麼做和他所受的訓練背道而馳。換做我是他，我也會從另一位醫師的支持獲益。我們互相幫助，以達成病人希望的治療目標。

那個星期一，我又會診了其他三位病人。這三位病人的主治醫師同樣需要我的道德支持。醫療團隊在我的支持之下，建議家屬從積極治療改為緩和醫療。

我相信沒有任何一位醫師應該獨自做攸關生死的重大決定。以目前的醫療文化而言，病人在住院期間，大多數的決定都是由醫師來做。但我認為，醫師將因此承擔過多的道德責任。如果醫師能與同事分享自己的感覺，討論下一步要怎麼做，就能有更多的選擇，而非只能拚命為病人延命。

目前，這麼做並不容易。雖然醫師可以請緩和醫療醫師來會診，就像我同事做的。但醫師必須願意花時間，再者有很多醫師拉不下臉求助於人，認為該自己做決定。不然就是看是否天時地利人和——例如在走廊上剛好碰到你想求助的醫師，他也剛好有時間。只是這種機緣可遇不可求。我認為我們必須建立一種機制，讓醫師得以獲得同事的支持，知道如何幫助瀕臨死亡的病人。這樣，即使是最好的醫師也能變得更好。

降階治療的藝術

由於病人可能會在幾個小時內死亡，我記得跟團隊裡的住院醫師說過，不要再從病人的動脈導管抽血。家屬已有心理準備，並在病人身邊守著。我們已盡了一切努力，但病情惡化得很快。其中一位住院醫師說：「動脈導管已經插好了，抽血又不會痛。」只是不管抽血檢驗的結果如何，我們的處置還會是一樣。儘管從動脈導管抽血，病人不大可能會痛，我希望教住院醫師的一課是：在這個時間點上，多做是錯的。我立場堅定的解釋說，此時此刻，我們應該採用完全不同的照護模式。

我發現，後來還是有人開了血液檢驗單。

醫師不只是在決定是否改變治療目標及何時要改變時，需要支持，他們也必須學習如何改變。

關於給病人的醫療處置，我們有許許多多數不清的流程告訴我們怎麼做，卻幾乎沒有什麼準則告訴我們不要做。如果治療目標從積極治療轉變為讓病人舒服一點，我們還得想想要怎麼做。如果是處置敗血性休克或是心肌梗塞，我們有一套標準流程；至於如何讓病人自然死亡，依然莫衷一是。

以傳染病的治療而言，則已有降低治療強度的例子。在發生嚴重感染之初，細菌顯微鏡檢查結果出爐以前，醫師會同時用多種不同的抗生素為病人治療。這種策略就像亂槍打鳥，希望先用多種抗生素把感染控制住，改善臨床結果。一旦確定哪一種細菌在作怪，醫師就能針對那種細菌，只使用最適當的一、兩種抗生素，使抗生素治療最佳化。這就是所謂抗生素降階治療。

我認為生命末期病人如果不願意延長生命，也需要降階治療。目前，我們只是見機行事，似乎每次都像是在開闢一條新的路徑，然後面對許多衝突——不論是我們心裡的衝突或是團隊成員之間的衝突。

有些加護病房對某些處置已有降階流程，例如為即將死亡的病人拔管。其他醫療處置的降階流程，我則還沒看過。拔除呼吸管是一回事，調降升壓劑則是另一回事。由於呼吸管的插入會讓病人覺得很痛苦，這根管子拔除後，病人通常馬上覺得舒服很多，家屬也如釋重負。調降升壓劑則是完全不同的事。升壓劑是透過點滴進入病人體內，沒有侵入性，不會讓病人覺得不舒服。但升壓劑也有風險，例如可能帶來心律不整的副作用，或是使流向手指和腳趾的血流變少，致使手指及腳趾末梢變黑。更重要的是，在一個人的身體迎向死亡之際，這種藥物就像呼吸器，會讓病人活下去，阻止病人死亡。

還有其他的大問題。譬如：要繼續洗腎嗎？抗生素呢？利用餵食管給予人工營養呢？如果不斷餵食，病人的身體可能再撐上好幾年；但是如果治療目標是允許自然死亡，就得審慎考慮餵食的問題。對於即將死亡的病人來說，這些療法都可能有風險，而且沒有明顯的益處。但要醫師一個接著一個移除這樣的治療處置，醫師也許會覺得不安。如果有一套流程可以依循，也許會有幫助。

當然，並非所有的流程皆適用於所有的病人。如果病人正在等待親人從遠方趕來，在死前見最後一面，即使病人想要拔管，也許會選擇繼續使用升壓劑。或是如果感染會帶來疼痛，繼續使用抗生素治療可能會有幫助。我們可利用流程做為指引，鼓勵更多的病醫對話，以了解病人到底想要什麼樣的治療，直到最後。

每一個案例都是獨一無二的。但是如果目標是允許自然死亡，我們就必須想辦法撤除原本為了延命而給予病人的治療。

限時嘗試（限時積極治療）

史蒂芬是個五十多歲、病態肥胖的病人，因肺炎和睡眠呼吸中止症住進普通病房。他剛到急診室時，由於呼吸困難，醫師給他戴上BiPAP面罩。接著，他接受輸液和抗生素治療，在普通病房住了好幾個星期，病情停滯，沒有明顯惡化，也沒有好轉。但他只要沒使用BiPAP面罩，過了一段時間，就變得非常疲倦虛弱，要求戴上面罩。後來，他因結腸潰瘍大出血，於是緊急被送進開刀房，接受插管。外科醫師為他切除一半結腸。術後，他在加護病房接受照護。

我第一次見到史蒂芬的時候，他已在加護病房躺了兩個星期，依賴維生機器。由於史蒂芬的結腸潰瘍大出血，造成腎臟嚴重損傷，也許腦部也受到傷害，儘管早就輸血，他仍需每週洗腎三次。對很多人來說，洗腎會影響生活品質，不過至少可以活下來。至於因為血流供應不足造成的腦部永久損傷，必須再過幾個星期才能確認，目前沒有任何療法可因應這樣的問題。

我開始照顧這位病人時，儘管他的肺炎已經好了，依然完全依賴呼吸器。我們只給他微量的鎮定劑，但他完全沒有反應。外科已為他處理好腸道出血的問題，他的休克也解決了，但他就是一直沒清醒過來。他即將腎衰竭，神經預後不明，而且幾乎無法自主呼吸。現在，我們已到了插管兩星期是否進行氣切的關鍵點。

身為緩和醫療醫師的我，必須幫助加護病房團隊，和家屬一起評估治療目標。雖然病人才五十多歲，醫療團隊擔心他不會好轉。

史蒂芬的女兒和女婿似乎了解他的基本問題，如呼吸困難和腸道出血，但他們不知道醫療團隊擔心的是更嚴重的問題：他也許永遠不會好了。我向他們解釋說，由於病人已插管兩星期，我們必須決定是否讓他接受氣切，以及是否把照護目標從積極治療改為緩和治療，盡量讓病人舒服一點。我老實說，他在世的時間可能不多了。

他們一臉驚懼的看著我。史蒂芬住院期間，他們一直很注意醫療團隊所做的處置。每次出現問題，他們就會和醫療團隊討論治療計畫。的確，他們一直期待史蒂芬會好轉，不讓負面思想進入他們的腦子裡，因此把焦點放在各種治療方案上。他們靜靜站著，緊握拳頭，頭低低的。過了一會兒，史蒂芬的女兒說：「我爸不希望依賴機器存活。如果他能好起來，回到原來的生活，他會希望醫師盡力為他治療。」

她父親的問題大都不會致命，只是他的身體和腦部不會好轉。我無法打包票告訴她會發生什麼事，但如果病情嚴重，而且拖了這麼久，一般而言，沒有逆轉的希望。但是我的加護病房反射思維被激起，老實說，我還無法跟家屬說死亡是必然的。病人年紀不算大，至今也還沒有明顯會危害生命的診斷。但是我才剛見到這位病人，因此，為了讓彼此都能安心，我建議進行限時嘗試（time trial）。

近幾十年來，限時嘗試或限時積極治療，斷斷續續出現在加護病房與緩和醫療文獻。這是指醫療團隊和家屬同意進行一段時間的治療，等到時間結束時，再看看預後情況是否比較明朗。我們會為限時嘗試安排會議，以便集思廣益、反思和重新評估。家屬也可在會議中考慮是不是要改變治療目標。

限時嘗試也可提醒家屬，醫療有相當多的不確定性，並發出一個重要訊息：就算盡全力積極為病人治療，我們也沒有把握，不知道情況會變得如何。家屬因此能有心理準備，了解親人可能無法存活。

如果醫師不能宣布預後會如何，但還是希望能和家屬討論未來可能發生的情況；從專業或情感的角度來看，限時嘗試對醫師都有幫助。史蒂芬就是這樣的一個例子。

我認為限時嘗試可給我們一個機會，讓我們跳脫數據、檢驗報告和藥物劑量，爬到三萬英尺的高空來鳥瞰整個情況。我們因而可從完全不同的角度來看事情，並評估狀況。了解這兩個點——我們現在的位置以及我們前進的目標，有時可使人豁然開朗。但我們在加護病房很少運用這樣的技巧。根據懷特（Doug White）醫師針對加護病房所做的研究，主治醫師與一群死亡率高的病人的家屬，總計召開七十二次家庭會議，但只提供限時嘗試給其中的百分之十五；而且，即使提供限時嘗試，討論次數不多，也不充分。

我站在史蒂芬的病房外，建議他女兒和女婿再等幾天，看情況是否能改善。如果繼續惡化，最後必然會死亡。他女兒說，如果這樣，她相信那就應該拔管。她父親不願接受那樣的人生。而且她很確定，父親也不願洗腎。如果情況不變或有改善（雖然不大可能），我們就重新思考下一步，考慮氣切、並決定下次進行限時嘗試的時間長度。

限時嘗試時間長度的選擇，沒有明確的準則，視病人的情況、功能狀態、並存疾病、惡化的速度而定。最理想的時間是在插管屆滿兩週的前幾天，開始進行限時嘗試。有時，根據臨床上可掌握的確切情況或是病人和家屬的價值觀，限時嘗試可能提早結束；有時，限時嘗試的結束時間甚至會超過插管滿兩週的時間點。

幾天後，我們和家屬見面時，史蒂芬的情況確實更糟了。在見面之前，家屬就已經知道了，因為限時嘗試，他們得以從新的角度來看，對醫療團隊提出不同的問題。其他家屬也得知消息，因此在我們為史蒂芬拔管那天，他們都來到醫院。史蒂芬又存活了四十八個小時，在這段時間我們給他最積極的緩和醫療和護理照護。雖然他一直沒有醒來，但在家人的陪伴下安詳離世。

限時嘗試讓醫護人員和家屬形同一個團隊，做出最好的決定，為共同目標努力，盡可能減少病人的痛苦。如果病人神智清楚，當然也是其中一員。如此一來，大家都可以懷抱希望，同時也有面對死亡的心理準備。病醫雙方能有時間處理情緒和訊息，未來的溝通也比較順暢。限時嘗試結束後，醫師有更多的訊息可以告訴家屬，並與家屬建立連結，然後一起思考接下來要怎麼做。

沒有人遭到遺棄，不管是病人或是家屬。

做對的事，滿足病人的願望

阿爾瑪的身體就像快漲破的氣球。我們已經知道卵巢癌會造成嚴重腸阻塞，這位病人又特別嚴重。她至少兩星期沒排便了。當然，她吃得不多，但即使吞口水也會通過腸道。電腦斷層掃描顯示，她的小腸有一大段因為阻塞嚴重，脹得很大，食物、液體和空氣都塞在腸子裡，甚至逆流。

我是來會診的緩和醫療醫師，主治醫師請我幫忙處理阿爾瑪的嚴重噁心和嘔吐。前一個星期，她因為同樣的問題多次進出醫院。醫師告訴她，即使進一步積極治療，也無法使她的腫瘤縮小。她決定回到她的故鄉瓜地馬拉，等待死亡的降臨，也買了返鄉機票，再過一星期，就要動身。問題是，現在我們還不知道她是否能上飛機。

我見到她的時候，她已經不吐了。醫療團隊幫她插鼻胃管引流，從鼻孔把管子插到胃部，管子的另一頭則連接到牆上的抽吸瓶。她胃內容物抽吸出來之後，腸胃就可減壓。抽吸瓶已幫她抽了一公升的東西出來。病人告訴我，她覺得好多了。但我知道這只是暫時的解決辦法。只要把鼻胃管拔出來，她又會回到原點。雖然鼻胃管引流有點幫助，阿爾瑪的腸道依然積蓄大量液體，無法靠細細的鼻胃管引流乾淨。

醫師也許會考慮施行胃造口術——在某些腸胃道阻塞病人的肚子上，插根管子通往胃部，讓胃裡的空氣和液體可以跑出來，為胃部減壓。這根胃管不易脫落、不需經常更換，抽吸胃內容物的效能要比暫時性的鼻胃管來得好。由於阿爾瑪已經表明她的治療目標以安舒為主，醫師還沒跟她討論插胃管的選擇。對於已經接受緩和醫療、非常虛弱的病人，我們會盡量避免幫他們做某些處置。但我認為阿爾瑪可以插胃管，原因有二。首先，她如果覺得胃部脹得不舒服，可以自己打開胃管，把胃裡的東西抽吸出來，這樣她會覺得比較舒服，而且能自己控制。這點與她的治療目標相符。其次，阿爾瑪想回到老家。我擔心她上了飛機之後，由於機艙壓力低，導致腸子爆裂。因此，雖然手術有風險，我還是向醫療團隊建議為她做胃造口。

但醫療團隊不想這麼做。「她只接受舒緩治療，」住院醫師一臉疑惑的說：「她已經表明，她不想接受積極治療、或用人工的方式延長生命。」

我對負責經皮胃造廔術的介入放射科醫師，提出我的看法：「病人很不舒服。雖然使用鼻胃管引流減壓有一些幫助，但只要管子抽出來，她又會很難受。如果我們幫她做胃造口，她的生活品質可以大大改善。」我也指出她在搭機時可能面臨腸子爆裂的危險。住院醫師聽我解釋之後，點點頭，雖然他似乎未完全信服。

我走到樓下的放射科。「我們當然可以嘗試，但是這位病人不是已經接受舒緩治療了嗎？」放射科醫師問道。這位醫師以大膽聞名，如果他認為對病人有幫助，即使危險，他也願意放手一搏。他以技術自豪，很少失手。儘管如此，對他的遲疑，我不感到驚訝。他以救命者自居，願意積極為病人解決問題。但這次，由於病人已經快死了，他覺得不安。他的任務是讓病人活下來，而不是協助他們走得舒服一點。我懷疑他是因為病人快死了，而覺得徒勞無功。他的胃造廔術做得再好，幾個星期後，必然會跟著病人一起進墳墓。

他聽我解釋病人想回瓜地馬拉和搭機風險後，同意幫病人做胃造口。她需要減壓，做胃造口確實是好方法。但我們都知道情況可能變糟。阿爾瑪非常虛弱，甚至可能會死亡。我們一起走回樓上，向阿爾瑪說明這種處置的優缺點。如果不做胃造口，即使出院，一有狀況就要住院，也不能回去瓜地馬拉；然而做胃造口也有風險，也許能讓她的症狀大幅改善，也可能使她死亡。她考慮之後，決定接受手術。

第二天，阿爾瑪開完刀後，我去看她。我們團隊的醫師助理站在病房外，一臉憂容。「她的情況不大好，吐得很厲害。我擔心手術對她來說太勉強了。她只想要舒服一點。」我聽出她話中的沮喪。她先前不贊成阿爾瑪開刀，而且認為這樣的處置弊多於利。做了胃造口使她不斷劇吐。某位同事說：「我擔心她會出現吸入性肺炎。」她告訴我，阿爾瑪幾乎吐了四公升，吐出來的東西甚至混合糞便。聽起來很可怕。我很擔心我的決定錯了，不該建議她做胃造口。我只是希望她能舒服一點，順利回到瓜地馬拉，但我是否弄巧成拙，反而讓她更快死亡？

雖然她的房間到處都是嘔吐物，此刻卻非常安靜。阿爾瑪直挺挺的坐在椅子上，護理師忙著幫她換床單。「這裡剛出現瘋狂大噴發，」護理師笑著說：「但我們已經把情況控制住了。」阿爾瑪大吐特吐之後，胃部壓力就正常了。她頓時覺得很舒服，好久好久沒有這麼舒服了。她很虛弱的對我一笑，給我一個最棒的禮物：豎起拇指！

她一直保留機位，在下一週搭機回到瓜地馬拉。幾個月後，她在家人的陪伴下安詳走了。在生命的最後時光，她的疼痛與不適都控制得不錯。

我們無法確定幫阿爾瑪做胃造瘻術會有什麼樣的結果。可能變得更好，也可能變得更糟。如果阿爾瑪為此受到更多的折磨，甚至死亡，我也許會質疑身為緩和醫療醫師的我，判斷是否失準。所幸，她覺得舒服很多。我也對自己的決定比較有自信。

說實在的，不管結果為何，我希望我提議為阿爾瑪做胃造口是做對的事。畢竟，那也是阿爾瑪的選擇，是仔細考量各種後果之後的決定。不管最後如何，那是我和病人的共享決策。我以這種做法為傲。

朗恩醫師——真正的英雄

一九九〇年代初期在布里根醫院內科接受訓練的住院醫師，應該還記得，從醫院廊道走來的心臟科醫師可分為兩派：一派是在布里根醫院駐診的心臟科醫師，心臟科住院病人大多數都由他們照顧；另一派則是朗恩派——這些醫師在自己的診所看診，如果病人需要住院，則讓他們住進布里根醫院。

朗恩派的心臟科醫師都是朗恩（Bernard Lown）訓練出來的，而朗恩醫師本人，多年前也是在布里根醫院完成訓練的。在一九六〇年代之前，體外用心臟電擊去顫器本來都是用交流電，但交流電的使用比較危險、而且不穩定。因此，朗恩醫師和電機工程師博寇維茨（Baruch Berkowitz）合作，研發出使用直流電的心臟去顫器。這種去顫器比較安全，成效也更好，可讓心跳驟停的病人心臟重新啟動，使心臟恢復正常心律。因此，電擊去顫器成了救命的現代象徵。現在，我們在全世界所有的醫院、救護車及電視醫療劇，常可聽到這樣的指令：「離開！以兩百焦耳電擊！」

一九六〇年代初期，朗恩派心臟科醫師就在這裡的病房為病人電擊心臟。三十年後，我也走進相同的病房。

儘管朗恩醫師對誕生於二十世紀中葉的高科技文化，有了不起的貢獻，他依然把焦點放在病人身上，而非如何治療。雖然現代醫學與科技如膠似漆，朗恩對科技並不熱中。他發明的直流電心臟去顫器已經是每一家醫院、每一間加護病房必備的救命神器，他也一舉聞名，卻拒絕為科技謳歌。朗恩醫師看診的風格和現在的心臟科醫師截然不同，我們身為布里根醫院的住院醫師，很難忽視這樣的差異。

一般主治醫師和心臟科專研醫師，會教我們使用史旺—甘茲導管等有高度侵入性、技術複雜的檢查方式，朗恩派主治醫師的作風則大不相同。誠如朗恩醫師所言：「能為病人做的，愈多愈好；在病人身上做的，愈少愈好。」偶爾，朗恩派醫師的病人需要做侵入性檢查時，就會請一般心臟科醫師來做——那時候，我認為這才是真正的治療。

回想起過去以及我對這兩派醫師的思索，我覺得朗恩派的醫師和藹可親，願意坐下來指導住院醫師。我本來以為朗恩派的醫師喜歡「動口不動手」，因此比較有時間跟我們說話。另一派心臟科醫師則比較急躁，喜歡「動手不動口」。碰到病人陷入危急、需要急救時，看到這一派的醫師在場，你就會鬆了一口氣。他們肯定會出手相救。因此，我本來認為朗恩派醫師技術比較差、比較溫文儒雅，不像另一派那樣具有英雄氣概。現在，我知道自己錯了。無庸置疑，如果能有選擇，我寧願當朗恩派的醫師。像我婆婆和我嫂嫂需要看心臟科，我都建議她們去朗恩派的醫師那裡接受診治。

最近，我碰到朗恩研究所（Lown Institute）所長塞尼（Vikas Saini）。塞尼也是朗恩派的醫師，在我進入布里根醫院受訓之前，塞尼也在那裡擔任專科研究醫師。他說：「有時我們看數據解釋說，病人將不會從某種介入處置受益，別人就會用輕蔑的眼光看我們，好像我們是厭惡科技的盧德份子，甚至認為我們沒用。」

沒錯，我也曾有這種感覺。

塞尼醫師說，時代潮流已開始轉變。「別人不再對我們敬而遠之，」他告訴我。

這是一大進步，不是嗎？

雖然主流心臟醫學愈來愈重視各式各樣新穎的技術，朗恩醫師依然總是把病人放在第一位，施行全人醫療，不喜歡動不動就使用侵入性的處置。儘管他是直流電心臟去顫器的發明人，卻毫無避諱的批評這種設備的使用過於浮濫。

在我眼中，朗恩醫師是真正的英雄。他發明的心臟去顫器救活無數的人，而且他不屈服於醫療文化的壓力，勇於施行人性醫療，把焦點放在病人上。這點讓我深受啟迪。他從未忽略真正重要的——也就是病人。

一個溫暖、療癒的地方

我看過很多人死亡，包括病人、家人、朋友。從本書描述的例子可見，很多人在死前都受盡折磨。為什麼無數的人不得善終？我認為這取決於個人。末期病人電話諮詢服務計畫「重大抉擇」（見第71頁）的前同事告訴我，她父親是個「固執的義大利老頭」，他曾對她說，如果他不能自己擦屁股，就不想活了。我自己最深的恐懼是孤零零躺在房間裡，不能與人溝通，也不能和家人連結。關於死亡，每一個人都有自己的需求和偏好，如果能滿足這些需求和偏好，死亡也就不會那麼可怕。

我最近去舊金山海斯谷，參觀那裡的禪修安寧療護所。為了因應愛滋危機，此療護所創立於一九九〇年。二〇一〇年經過重新設計之後，再度開放，成為領有執照的公寓式長照機構。這裡二十四小時都有護理人員，皆受過正念與慈悲心的照護訓練。我在加州大學舊金山分校附設醫院緩和醫療部門服務時，轉介了好幾位病人去這個療護所。直到最近，我才有機會去參訪。

禪修安寧療護所是棟典雅的維多利亞式建築，座落於一條綠樹成蔭的街上。大門是厚重的淺藍色木門，上面鑲嵌了兩大片鉛框玻璃。我一踏進這棟房子，就像走進一個溫馨的家——暖色系的波斯地毯、舒適的家具、檯燈、木雕扶欄。空氣中有香蕉麵包的香味，我們在鼻子的帶領下，走進廚房。廚房寬敞，採光良好，牆壁是鵝黃色，櫥櫃則是淺綠的。新鮮的香草擺在角落的花瓶，自然乾燥。流理臺上有一籃柳丁和葡萄柚。

主廚用熱情的笑容歡迎我們。她正在為一位病人準備餐點。這位病人已到疾病末期，沒什麼食欲。主廚興高采烈的描述一道道美食佳肴，像是要做給一群饕客吃的。她做的份量極少，三支小小的點心匙在小盤子上排排站，像是個迷你點心機隊。每一支匙子上的食物及顏色都不同，看起來色彩繽紛。

這時，有位護理師端著另一位病人的托盤走進來，托盤上一樣只有一個小盤子和三支點心匙。我發現點心匙上的食物，除了叉子尖端留下一點凹痕，竟原封不動的被送回來。我問主廚，為幾乎不吃東西的人精心準備這樣的食物，是何種感覺？她笑著說，吃多少並不重要，重要的是病人已經品嘗了。她的任務是讓這裡的病人或「房客」知道，她會在樓下為他們精心煮食。她關心他們，希望他們能夠盡量去感覺這個世界，這就夠了。這裡沒有吃東西的壓力，當然不必什麼都吃。她只希望他們能微笑，品嘗一下，感覺到被愛。

禪修安寧療護所只有六個床位，每年平均照顧六十位病人。病人來自各個族裔，平均在這裡待一個月。雖然安寧療護的費用是由保險或政府給付，食宿費仍須自行負擔，禪修安寧療護所希望藉由慈善募款、地方大學醫院和慈善基金會之助，來幫忙無法支付食宿費的人。因此，病人能付多少，就付多少。不管病人付多少錢、保險身分為何，都能受到無微不至的照顧。療護所會特別依照每一位病人的偏好，費心準備食物，讓他們過著舒服、有尊嚴的生活。

我環顧四周，想起住加護病房的病人。他們的嘴裡插了呼吸管，口腔很難保持清潔。人工營養物質透過鼻胃管灌注到胃部。他們的手上插著點滴管，指頭夾著血壓計，甚至雙手被綁在病床護欄上，以防他們把管子拔掉。雖然加護病房的照護有其功用，然而對那些已到生命盡頭的病人來說，我希望他們能得到更好的照顧。

安寧療護的理念是幫助病人在舒適溫暖的環境中，自然結束生命。禪修安寧療護所甚至進一步提升，讓住在這裡的六位房客即使在生命末期，仍然有美的感受。相形之下，醫院裡的臨終病人很多已神智不清或不省人事。

我再度踏入加護病房時，忍不住注意到這裡冰冷嚴肅，燈光慘白得晃眼。

一絲不苟

友人的母親得了乳癌。這場硬仗，她已經撐到最後。我幫忙為她母親安排在家接受安寧療護。先前老太太因為化療而變得非常虛弱，不是在吐，就是在睡覺。在家安寧療護之後，她終於可以好好休息。家人把她的床搬到客廳中央，在那裡陪伴她。

友人在母親過世的幾天前，把我拉到一旁，跟我說：「我媽討厭下巴長出來的毛。要我答應她，萬一她的下巴長毛，要幫她拔掉。現在，我看到她下巴長出一根毛了。我該怎麼做？」

這是老太太在罹癌前跟她女兒說的，那時她還很健康。多年來，母女兩人說起這件事，不由得哈哈大笑。但老太太是認真的，她說，就算她陷入昏迷，女兒也得這麼做。

我們帶每一個人走進客廳，然後把門關上。友人拿著手電筒，照亮母親下巴那根長出來的毛，然後拔下來。接著，她幫母親梳頭髮，別上髮夾。她在母親耳邊低語，說她已完成承諾。幾天後，老太太過世時，頭髮依然光鮮亮麗，一絲不苟。

我用這個例子來說明儀容的重要。你可能以為如果一個人快死了，不會在乎自己的儀容。到那時，應該連梳頭髮的力氣都沒了。儘管對跟疾病奮戰的病人來說，外表或許無關緊要，然而如果連整理儀容的能力和力氣都沒有，自我意識就會變得模糊，甚至讓人悲傷或絕望。因此，我認為和親人討論儀容等細節很重要，儘管有些要求可能令人尷尬。不管如何，這樣的談話能讓人覺得自己還有一點自主權，不至於全面失控。

設法了解病人的心意

我與緩和醫療團隊的一個伙伴，一起去病房看潔姐。我們一個站在潔姐的腳邊，一個靠近她的膝蓋。多日來，潔姐都不肯跟我們說話。她一聽到我們是緩和醫療團隊，就搖搖頭，很客氣的請我們離開。她說，她不想談臨終或死亡，她想要活下去。我們說，我們完全了解，我們只是想幫她，讓她覺得更舒適。我們明天再過來，可以嗎？

接來下的兩天，她還是拒人於千里之外。今天，她終於肯讓我們進去了。

潔姐現年五十一歲，得了轉移性乳癌。最初是在六年前發現的，那時，她接受了乳房切除術、化療和局部放射線治療。一年半前，她的另一個乳房不但出現腫瘤，皮膚表面已經潰爛。她不想再接受一次全套治療。她兒子才十九歲，她又有兩份工作，她於是用繃帶把胸部綁起來，繼續過日子。

潔妲最後因為幾乎無法呼吸，才來醫院。腫瘤已經擴散到她的肺部，其中有一個腫塊壓迫到心臟右側，致使心臟充血功能失調。但她拒絕和醫療團隊討論要不要使用呼吸器，也不肯討論是否使用心肺復甦術或是考慮安寧療護。她只是說，他們該怎麼做，就那麼做吧。醫療團隊進一步詢問她的意思，她就會變得非常焦慮，轉過頭去不理人。因此，目前她被列為接受全部急救處置的病人。

醫療團隊找我們來，是希望我們和這位病人討論治療目標，並為她處理呼吸急促的問題。但她甚至不讓我們走進她的病房，我們只能從旁為她緩解症狀。現在，她呼吸輕鬆多了，終於同意我們這些「幫她處理症狀的人」進去病房。看來，我們向前邁進了一大步。

我們坐在床邊，跟她說症狀改善的好消息。我們問道：「對你來說，現在最重要的是什麼？」她提到她兒子、她的家庭、她的教會。

同事說：「看來你真的很想回到原來的生活。」潔妲點點頭。「我們的目標是盡力幫你達成心願。」潔妲聽了之後，露出微笑。

在我們離開之前，同事想試試水溫，看能不能跟她談進一步的治療計畫。同事說，她擔心潔妲如果插管，就不能自行呼吸。同事問潔妲，願意使用呼吸器嗎？潔妲眼神恐慌，低聲說道：「我已經說過，我不想討論這個。」

我們垂頭喪氣的離開。潔妲壓根兒就不去想死亡的事，更別提討論了。儘管她已萬分疲累、悲傷、焦慮、憤怒，依然拚命想要活下去。我們相信她不想插管插到死，但她正朝著這個方向前進。我們一提到呼吸器，她就變得恐慌，她根本就不想來醫院，加上她渴望和家人在一起——這些在在指出她不想插管告終。但她說不出口，似乎一說出來就是承認自己快死了。為了尊重她的自主權，我們希望能聽她親口說出自己的意願。但我們了解，這是不可能的。她無法走到這一步。

回想起這個案例，我們了解潔妲不想自己做主。我們覺得，她似乎需要醫師根據她留下的線索，去擬定治療計畫，然後導引她，不要有太多的討論。她很警醒，能清楚溝通，也能夠理解我們說的一切，因此我認為我們不大可能無視她的偏好。當然，如果她不同意我們的計畫，我們就該尊重她的決定。但總得有人採取行動——似乎就是我們了。

第二天早上，我們又去病房看她。儘管她還是一臉倦容，藉由氧氣面罩之助，她的呼吸很穩定，我們也鬆了一口氣。她哥哥坐在床邊的椅子上。我們在門口揮揮手，問說我們是否可以進來。潔妲沒回答，但也沒有轉過頭去。她哥哥揮手，請我們進去。他說：「她今天覺得不錯。」潔妲微微點頭。

我們站在病床兩側。同事說道：「真高興你現在可以自己呼吸。你是個非常堅強的女人。看來，我們的藥物有舒緩效果。」

她又點點頭。

「如果出現任何症狀，我們都會繼續幫你治療，讓你不必使用呼吸器。這樣可以嗎？我知道你真的不想插管，不想靠呼吸器維生。」

潔妲看著她，眨眨眼，然後點點頭。

「我們會盡力幫你，讓你覺得舒服一點。如果有任何治療會使你的情況變得更糟，我們就不會這麼做。我們不電擊，也不做心肺復甦術。」潔妲沒有回應，只是轉過頭去。接著，她請哥哥幫她把水壺拿給她。

就是這樣。潔妲神智很清楚，知道自己在哪裡，發生什麼事——如果她不同意任何事情，只要搖搖頭就可以了。我們不要求她一定得說清楚或簽署什麼同意書，甚至連「好」都不必說。我們只是一直往前，告訴她我們要做什麼，而我們給她的治療只是設法讓她舒服一點，讓她能跟家人在一起。低劑量的嗎啡可以改善她的呼吸窘迫，類固醇則可控制腫瘤引起的發炎反應。我們提到她可考慮在家療養，病床、設備都不是問題，護理師會照顧她，她哥哥和她兒子也能陪伴她。我們就是不提「安寧療護」或「緩和醫療」這幾個字，以免她承受不住。如果是不會做的，也沒有必要再說。我們在她的病歷開立不施行心肺復甦術的醫囑，並提醒醫療團隊和護理師，不要再跟她提起急救的事。我們已經清楚她的決定了。

關於這個案例，我想了很多。如果病人能給我們明確的指示，告訴我們怎麼做，我們當然會比較安心。但我想，對有些病人來說，他們實在說不出口。

雖然共同決策是我的黃金標準，我了解任何準則都不是一體適用的。在傳統的討論交流中，醫師將已知的訊息傳達給病人，並提供各種選擇，然後讓病人做決定。但有時溝通是很微妙的，醫師必須用心聆聽，聽出病人沒說的，設法了解病人的心意。儘管潔姐害怕討論，拒絕討論，但她依然希望我們知道她的需求。

潔姐在她哥哥的家接受安寧療護。她哥哥請假照顧她，她兒子也都一直待在她身邊。她在家人的陪伴下離開這個人世。我想，這就是潔姐要的，即使她沒說出來。

醫界代代相傳的創傷文化？

珍妮實習的第一個星期，跟著我在加護病房照顧病人。她來到這裡的第一天，自我介紹時掩不住興奮之情。她說，她熱愛加護病房的工作，希望在這瞬息萬變的環境下，學會急重症醫療處置，救人活命。還說，先前他們在各科見習時，她最喜歡輪調到加護病房。

她的志願是：有一天能成為麻醉科醫師和加護病房主治醫師。

幾天下來，珍妮的病人情況不好，在三天內走了兩位。第四天早上巡房時，我得知她又有一位病人不敵病魔。那位病人是遊民，已經在加護病房躺了一段時間。我們走出會議室、走向加護病房時，我問她說，你還好嗎？她站在我身邊，沉默不語，眼神空洞的看著前方。她向來開朗活潑，這樣實在反常。我等她開口。她開始喘氣，然後哭了起來。她拚命想止住淚水，把眼淚擦乾，用手搧了搧臉。她擠出笑容，說道：「對不起，我不知道我怎麼了。」

我帶她到走廊邊。「沒關係，」我低聲跟她說：「人不是木頭，有情緒是很自然的。因為你有感覺，才能成為很棒的醫師。你沒有錯。」

她點點頭，說道：「我不知道在加護病房工作會這麼難，我不知道我以後是不是還想在加護病房工作了。」

那個星期，我找了她幾次，但她似乎不想談，刻意表現得和以前一樣活潑。

不只是珍妮一人受到挫折——但她覺得自己應該壓抑這樣的感覺。我們漸漸知道，目前的醫學教育應該包括前一章所說的隱形課程，在醫學院第二年之後，就該加入這樣的課程。前兩年在課堂上教導的正式課程，應包含人文主義、以病人為中心的原則和對文化的敏感，學生在教授的引導之下進行反思。我們該關心的不只是病人的需求，也得注意學生需要什麼。學生在見習階段不但會接觸真正的病人，而且必須因應複雜微妙的醫療環境。然而學生在受訓時，沒有一個內建機制幫助他們面對真正的痛苦——不只是病人的痛苦，還有他們自己的痛苦。

在醫院指導這些醫學生的人，都是忙碌的專科醫師，如外科醫師、婦產科醫師、骨科醫師等。這些醫師認為自己的任務在教導學生熟悉生理學和各種手術，他們沒有時間思索與案例有關的人文層面。畢竟，他們也沒有受過這樣的訓練，也不會傾向這麼做。他們就是醫學生看到的角色模範，也是醫學生模仿的對象。通常醫師就是在這種不完美的系統中成長的，若要施行以病人為中心的醫療，則沒有參考框架。

研究顯示，正式課程和隱形課程之間並不協調，特別是學生看到指導的醫師所做的，和他們在醫學院學的有所不同。這樣的衝突會對學生的心理和情感健康帶來負面影響，讓他們不知如何把持倫理原則。

二〇一五年十二月出刊的《美國醫學會期刊》，焦點幾乎都放在醫學訓練上，特別探討了環境壓力如何形塑年輕醫師。賓州大學醫學院的學生建立了一個網站，用漫畫來描繪他們在醫療現場所見和醫學訓練的心得。幾乎有一半的學生都把訓練他們的主治醫師畫成有虐待狂的惡魔。有一個學生畫的是恐懼到失禁的自己，在下一次小組討論會上，她的頭被主治醫師咬掉了。難怪在訓練階段的醫師患憂鬱症的比率頗高，為百分之二十八，至於一般民眾則只有百分之十六。

認為自己不該在病房出現情緒，則是另一個問題。在一項研究中，研究人員要求來自美國三十一家醫學院的六百七十三名學生，圈選出在訓練期間不輕易吐露的字眼，發現出現頻率最高的是這些：創造力、家庭、平衡、自由、和平、愛、同情、反思和關係。儘管學校、年級、性別不同，結果大致相同，顯示這個問題在醫學訓練中很普遍。作者寫道：

如果年輕醫師聽不見志業的召喚，也沒有創造力，能力就會受限，難以因應未來的醫療挑戰。壓抑個人核心價值和特質的壓力可以解釋：為何在醫學生訓練期間容易變得憤世嫉俗、沮喪，道德發展也受到阻礙。

傳統的醫界文化認為，醫學生會有這樣的轉變是無可避免的。老練的主治醫師以及住院醫師對待來見習的醫學生，就像嚴格的家長看待正值青春期的兒女——他們知道孩子在受苦，但是必然能通過這個階段的考驗。這是訓練過程的一部分，就像成年禮，免不了會出現情緒困擾，甚至像珍妮那樣哭泣，然而還是希望醫學生能適應這樣的環境，醫學這條路才能繼續走下去。因此，老一輩的醫師都有這樣的思維：如果我們都得經歷這些，為什麼年輕的一代可以倖免？不經一番寒徹骨，怎得梅花撲鼻香？既然選擇這一行，就必須認命、堅強。這是一種代代相傳的創傷文化。

「療癒者藝術」課程

但是醫界已經漸漸發覺這些缺失不斷滲透，因此在醫學院推動「療癒者藝術」（The Healer's Art）的課程計畫。加州大學舊金山分校醫學院在一九九一年率先實行，目前美國已有八十所醫學院支持這樣的醫學人文與專業素養的養成教育。「療癒者藝術」是選修課程，鼓勵學生省思過去的經驗，探索人性的各個面向，學習深度聆聽與說故事，讓學生得以強化利他主義的價值觀，不忘學醫的初衷。這個課程承認照護重病者是極其困難的任務，讓學生願意接受這樣的現實，不要勉強自己去解決問題。

我認為這樣的課程不該只是選修，應該納入必修課程，而且不只是應當教導的正式課程，甚至在見習階段也應提供，畢竟學生在見習的時候更需要支持、反思，認識以病人為中心的角色楷模。要達成這樣的目標，現在的醫學教育體系必須大幅調整。現在，除了既有的見習輪調計畫，如內科、外科和婦產科，我們可再加入療癒者藝術的見習課程，讓學生接觸到更多專科，諸如加護病房、腫瘤科病房、老年醫學門診等，跳脫個別的疾病和場所，看看如何施行以病人為中心的醫療。各科專科醫師也必須接受訓練，才知道如何導引醫學生，幫助他們度過難關，讓他們在見習時吸收這樣的教學理念。

最近，我和三位醫學生談到這樣的理念。我講了幾個特別棘手的病例，還有陷入倫理困境的例子。我說，說實在的，我已經盡了全力，結果依然差強人意。他們目瞪口呆的看著我。我擔心我說的過於負面，讓他們覺得沮喪。但他們搖搖頭，謝謝我。他們只是覺得自己還沒準備好，沒想到踏入病房就得面對這一切。其中一位說，她發現第一年病例討論會拿出來討論的都有好的結局，有的病人康復了，即使有的病人死亡，也沒有倫理衝突。他們終於明白，醫學人文課堂教的那些很有限，他們在接下來的一年踏入病房時，仍不免遭受衝擊。

但我也有好消息要告訴大家。病房的隱形課程能改變醫學生和住院醫師，而這些年輕醫師也能成為改變的力量。每年都會有新的醫學生和住院醫師來到病房。在傳統課程中加入療癒者藝術的課程，就像為醫學生打預防針，這種做法在短短幾年內就可看到顯著的成效。我想起上個月我在家中餐廳和醫學生一起喝茶聊天時，想到現在醫學生的選擇與我當學生的時代相比，就對未來感到樂觀。

現在已漸漸轉向全人醫療的照護模式。例如Vital Talk這個非營利組織，就致力於教導臨床醫師，加強他們的溝通技巧，使他們和病人建立更穩固的關係。我最近剛完成他們的訓練課程，心中充滿希望。如果這樣的課程能融入主流醫療文化，我想，那就可以改變一切。在這課程中，即使是最基本的技巧，我們在醫學院也從來沒學過，當然也在病房學不到。其他做法也逐漸出現，例如朗恩研究所推動的正確照護巡房（Right Care round）已進入前導階段。這種巡房的形式和傳統總巡房教學相同，但是會納入病人的心理史和社會史，也會說明病人的偏好和治療目標。這麼做的目的是提供更全面的背景，做為討論時的參考，讓病人選擇與自己價值觀一致的治療方式。另一個例子是從一九九五年開始推動的史瓦茨中心巡房（見第263頁）。在這每月一次的跨科巡房中，醫護人員可以就困難的案例進行對話，互相支持，以落實慈悲心懷的人本醫療。目前在美國已有三百七十五家醫療院所，實行這樣的巡房方式。

時代確實有了轉變。珍妮，你得撐下去啊！

加護病房檢查表（PADDLES）

二〇〇七年，葛文德醫師在《紐約客》發表了〈檢查表〉（The Checklist）一文。葛文德醫師以令人信服的觀點，提倡在醫療上使用檢查表，畢竟醫療環境複雜、風險高、而且常會出錯。

讀了這篇文章之後，我開始思索，我在照顧病人的過程中可能會出現哪些缺失。儘管我們已經很小心，偶爾我們該做的還是延遲或忽略了，例如給病人預防胃潰瘍的藥物、或是預防血栓的抗凝血劑。這些防範措施似乎看起來沒什麼，其實是重要關鍵。放置導管、診斷或是幫病人插管接上呼吸器等，我們都做得很好，但是有時會忽略一些比較容易、顯而易見的治療方式。

我不怪實習醫師或住院醫師，他們的工作量已超過負荷。這也不是藥局或是我自己的錯。於是我和住院醫師團隊討論，決定建立一份檢查表，我稱之為PADDLES。雖然這份檢查表很簡略，但是我們需要特別注意的地方大都已經列出來了。在住院醫師講述病人的種種病症之後，我就會問：「那PADDLES呢？」一開始，醫學生和實習醫師還不熟，因此說得有點結結巴巴，但是等到輪調結束時，案例也不複雜的話，他們可以在四十五秒內完成這份檢查表。

P代表prophylaxis（預防），包括剛才提到的抗凝血劑和胃藥。

A是指alimentary（消化道）或營養。是否該為病人置放灌食管？

第一個D代表delirium（譫妄）——這種症狀很常出現，會讓病人很痛苦，而且有致命的危險性，但我們常會忽略。加護病房可以處理譫妄的問題。

第二個D代表disposition（傾向），包含一些非常重要的問題：接下來呢？病人預後如何？誰是做醫療決策的人？還有哪些訊息應該讓病醫雙方知道呢？這是這張檢查表中最容易遭誤解的部分，但是非常重要，疏忽不得。等會兒我會再回到這一點。

L是指lines（管子）：插入病人的血管、膀胱、肺部等部位的管子。只要管子插入體內，就可能發生感染和血栓。

E代表excruciating（痛苦）。如果病人意識時好時壞，連著呼吸器，沒有自由，為他們緩解痛苦是很重要的一件事。

最後的S則代表sedation（鎮靜）。鎮靜劑能為加護病房的病人減輕焦慮和痛苦。照顧加護病房的病人時，必須區分清楚病人的情況是疼痛，還是焦慮。疼痛和焦慮的接受器不同。如果醫師認為病人已經安靜下來，以為疼痛的問題已經解決了，可能錯得離譜。

第二個D是我的團隊覺得最困難的。這也是加護病房照護最棘手的地方——難以啟齒又無法避免的溝通或對話、跟病人說壞消息等。起先，住院醫師傾向談一些具體的處置或治療計畫，例如他們會說：「由於病人還需要利用呼吸器輔佐呼吸，因此應該留在加護病房。」經過重新引導，他們才了解我指的是更基本的層面。我發現，經過一段時間，住院醫師比較願意觸及那些困難的話題。

起先提到像「預防」這種再平常不過的做法時，或許會讓人覺得怪怪的，畢竟我們才剛討論處理心衰竭或是大出血的策略。我擔心我要住院醫師注意像預防這樣的小事，他們會覺得我在侮辱他們的智商。再者，他們得多花時間去做。我了解住院醫師工作量極大，已不堪負荷，即使每位病人只要一、兩分鐘，全部加起來，仍要花不少時間。但去年我發現，加護病房住院醫師已在交班表上方寫上PADDLES及每個字母代表的意義。我因此喜出望外。住院醫院把這檢查表傳給實習醫師，要下班的人把檢查表交給值班的人。我帶的住院醫師已經接受這份檢查表，看到這張表對病人的價值。

對我而言，這樣的經驗代表加護病房的文化確實有可能出現正向改變。即使檢查表沒什麼，看到住院醫師願意不厭其煩去執行，我深感欣慰。我也看到了這些年輕醫師的謙卑心——願意承認自己是凡人，容易忘記一些重要的事。我相信，他們的病人會因此受益。

「預先照護計畫抉擇」：加護病房導覽

很多孕婦在懷孕後期會到產房參觀。這種導覽有幾個目的，除了讓孕婦有心理準備，也可先了解醫院設施以及要辦哪些手續，免得到時候手忙腳亂。參觀之後，你就知道車子可以停在哪裡或是哪裡可放行李。如果你已經準備好了，了解一切流程，因破水或陣痛被送到醫院的時候，就比較不會驚慌。你甚至有足夠的時間好好思考，你要接受什麼樣的治療。

我們何不讓慢性病人也先去加護病房看看？我想，如果貝禮叔叔或文森親眼看到垂死病人身上的胃管、氣切管、以及如何靠呼吸器存活，也許就不會那麼固執。不管怎麼說，如果病人在躺進加護病房之前，已親眼目睹病房中的種種處置，我會比較心安。

「預先照護計畫抉擇」（Advance Care Planning Decisions）是一家總部位於波士頓的公司，專門製作有關急重症治療的衛教影片。影片包括心肺復甦術、化療、加護病房治療等，有多種語言配音。共同創辦人佛蘭德斯（Angelo Volandes）醫師提到多年前，他曾照顧一位癌末病人。他為這位病人描述接下來可能會為她做什麼樣的治療，好讓她預先做決定。儘管他已經仔細解說，但他發現病人似乎還是不大了解。於是他帶這位病人去加護病房，為她導覽。看完後，病人看著他，搖搖頭。她嘆道：「百聞不如一見。」她現在真的了解佛蘭德斯醫師先前說的話。親眼目睹之後，她很清楚，她不願接受那樣的治療。

海軍英雄

唐恩是三十一歲的銷售員，八年前得了癌症。我看到他的時候，他已經快死了，但是他自己還不知道。這是他近半個月來第二次住院。我是為他減輕疼痛等症狀的緩和醫療醫師。

前一個星期，因為他惡性胸腔積液頗多，醫師不得不幫他插胸管引流。在我遇見他的前兩天，胸管已經拔除，積液又迅速累積。唐恩以前是海軍弟兄，有兩年在伊拉克前線作戰。現在他躺在病床上，氣喘吁吁。他因為嚴重噁心、便祕，不時端著盆子大吐特吐。原本人高馬大的他，變得瘦骨嶙峋。他的癌症本已緩解，為了慶祝緩解五週年，他去刺青，肩膀上刺了天使。現在，這個天使皺縮成一團，他的肚子腫脹得厲害，臉色慘白，頭光禿禿的。他太太陪在他身邊，幫他擦掉臉上的唾沫，動作很輕柔。

三天前，唐恩的父母已飛來看他，跟他太太一起支持他。他們相信只要再撐六個月，唐恩就可參加皮膚癌新藥的臨床試驗。

私底下，醫療團隊懷疑他能否活到那個時候，然而還是支持病人奮戰到底的決心。幾個月前，唐恩已向癌症宣戰。他不久前才結婚，太太甜美可愛。只要他能活下去，他太太什麼都願意做。過去幾個月，儘管醫療團隊積極為他治療，他還是惡化得很快。他除了呼吸急促，先前插胸管的地方出現感染，讓他疼痛不堪，現在，又有腎衰竭的問題。醫療團隊已請腎臟科醫師來會診，找出腎衰竭的原因。我去病房看唐恩的時候，先簡短向他父親做自我介紹。他父親是軍方人員，身材高大，看起來很有威嚴。他把我拉到外面，問我：「請你告訴我，現在狀況究竟如何？」

我不知道他想知道什麼，他或許想了解接下來的治療方式。但他的眼神告訴我，他想知道事實，不要任何隱瞞。他懷疑他兒子能擊敗癌症。到目前為止，他一直支持兒子打這一仗，認為所有的傷害和不適都是無法避免的附帶損害。但現在，我看得出來，他開始質疑積極治療是否真有助益，抑或只會帶來更多的痛苦。

他問了一連串的問題。雖然我無法為他解答全部的問題，我幫他了解我們目前可以掌握的全部訊息，以了解他兒子的病情，以及可選擇的療法。當然，最重要的是，唐恩自己想要怎麼做。我分析各種療法的優缺點，幫他釐清可以詢問腫瘤科醫師的問題。他告訴我唐恩很堅強，是真正的鬥士。但他也說，唐恩知道何時該撤退，不想盲目前進。他很平靜的說：「唐恩不是戀戰的人，不會讓他的弟兄一直犧牲。」

我們在走廊談話的時候，腎臟科醫師從唐恩的病房走出來。他承認唐恩的腎臟很糟，看來無可挽回，但現在不急著洗腎，可以再等等。唐恩的父親直截了當的問他，如果腎衰竭，是不是無法照原來的計畫參加新藥臨床試驗？腎臟科醫師答道，的確臨床試驗極少願意接受腎衰竭的病人。又說，他認為唐恩的時間已經不多了。

這就是唐恩父親想要了解的一切。他已經心知肚明。他深呼吸，抹去眼角的淚水，謝謝我們跟他說實話。他說，他們打贏不了，現在該設法讓唐恩覺得舒服一點，讓他保有尊嚴。

但是，我們和唐恩的太太談的時候，她拚命搖頭。她說，過兩天腫瘤科醫師會來看唐恩，她不想改變計畫，除非聽到腫瘤科醫師親口說，他們已經沒有選擇。我說，我不確定唐恩是不是還能再撐兩天，他惡化得很快。如果要按照原來的計畫，在這一、兩天內，我們就必須幫他插管並給他升壓劑，才能維持他的呼吸和血壓。這個決定必然會讓他躺在加護病房，直到死亡才能從插管的痛苦解脫。她不語。我建議說，腫瘤科醫師正在看門診，我們現在可以打電話給他，詢問他的意見。她同意，於是我用擴音撥電話過去。

我們在電話中等了十分鐘，腫瘤科醫師才接聽。他說，他忙著看門診，不能講太久。我們希望他幫什麼忙呢？

我解釋說，唐恩的家人現在必須知道他的病情，才能決定是否照原來的計畫去做。我問：「我們是否能做什麼，好讓他的病程出現逆轉？」他久久不語。我想，他或許難以開口承認，沒有任何療法可幫這個年輕人延長生命。過一會兒，他才慢慢說道，有幾種藥物組合可以考慮，但他的聲音愈來愈小。唐恩的太太和父親聽了之後，又燃起希望。我問：「這些藥物可以用在腎衰竭的病人身上嗎？」腫瘤科醫師終於承認，不行。

唐恩的太太這才得知真相。她啜泣說，她不要唐恩再受苦了。我們便積極為他緩解症狀。第二天，唐恩沒那麼痛，也不吐了，我們終於可以跟他好好談談。唐恩靜靜聽完我說的一切，了解自己的病情。他說，他想回家。從他的語氣聽來，他有鬆了一口氣的感覺。

遺憾的是，唐恩無法活著離開醫院。不久，他因無可預期的副作用，翌日凌晨三點半在我們的緩和照護病房離開人世。臨終時，他很平靜，不會疼痛，家人都在他身邊陪他。他太太幾乎整晚都躺在他身旁，抱著他，感覺他的呼吸，在他耳邊傾訴愛意與支持。他母親起初因為悲傷過度，歇斯底里，知道他的痛苦已在控制之中，才變得平靜。他父親直挺挺坐在病床旁的椅子上，眼裡滿是悲傷與驕傲。

在我們看來，唐恩一直是個英雄，直到最後一刻。

當我凝視死亡

對我這個職業來說，從最簡單的角度來看英雄主義，就是接受自己終須一死。所有的人，不管是不是醫療人員，都得用勇氣面對死亡。

幾年前，我去加州大學舊金山分校參加一場名為「加護病房正念訓練」的工作坊。這個題目很吸引我，但又讓我不解。在分秒必爭、救人如救火的加護病房能實行正念嗎？應該這麼做嗎？那時，我認為在加護病房練習呼吸和反思，實在很不可思議。

當時，我對正念已略有了解。我曾參加過為期八週的紓壓寧神（StressCare）課程。紓壓寧神是一個推廣正念減壓技巧給民眾的新團體。加州大學舊金山分校曾請他們來幫忙訓練醫護人員，因此這個團體應該是個認真推廣正念的合法組織。再者，研討會的主持人是急重症科的英雄人物李維醫師（見第124頁）。李維醫師是布朗大學醫學院副教授，也是二〇〇二年拯救敗血症運動（Surviving Sepsis Campaign）的主要研究人員之一。敗血症是加護病房最常見而且會致命的情況。拯救敗血症運動的成員呼籲全球醫療專業組織、政府、慈善機構和民眾支持他們的行動，降低敗血症的致死率，並擬定治療指南。我想，如果李維醫師是贊助人，這個紓壓寧神課程應該不會有問題。

李維醫師也是強生基金會臨終照護工作群組的召集人。他在演講開頭提到醫師通常缺乏正念訓練，這對病人的照顧和他們自己都會造成問題。他相信，臨床醫師學習正念能加強自己的能力，放慢速度，用心傾聽病人的心聲。他還說，在高壓的工作環境下，特別是在快節奏的加護病房，如果醫師能學習放鬆舒緩，對病人和對自己都會比較好。

我看了有關李維醫師的一些資料，知道他從大學時期開始信奉藏傳佛教。根據他的簡介，他是香巴拉佛教的資深教師。他希望從佛教汲取養分，把溝通和慈悲心的技巧，傳授給醫療專業人員。

這個工作坊必須進行一整天，我在早上八點抵達會場。參加者拿了咖啡和丹麥麵包，就到大廳入座。會場的座位安排和大多數的會議不同，所有的椅子排成一個大圓圈。李維醫師先自我介紹，然後請參加者一個個向大家自我介紹。我很失望，在參加者當中，沒幾位醫師，復健師、呼吸治療師和醫院行政人員占大多數，還有一些是護理師。

李維醫師一點都不像佛教徒。他穿著筆挺的藍色西裝、打領帶，一頭白髮剃成很短的平頭——看起來還是像醫師。唯一讓我感覺他是佛教徒的一點是，他沒穿鞋子。他對大家微笑，慢慢環顧四周，對每一個人點頭。「有誰想像過自己的死亡嗎？」他用平靜的語調問道。會場陷入一片靜寂，接著有人發出緊張兮兮的笑聲。有兩、三個人舉手。不是我。他接著說：「如果我們不曾為自己的死亡做計畫，如何幫助病人面對死亡？」他停頓了一下，不是為了尋求答案，而是要我們好好思索這個問題。

會場一樣安靜無聲，李維醫師似乎已經料到會有這樣的反應。「我們來做個練習吧，也就是想像自己的死亡，」他說：「在你臨終之際，誰會在你身邊？他們會說什麼？誰會哭？你有什麼遺憾？你會感激什麼？誰會握著你的手？誰站在床尾？」說完後，他沉默不語，閉上眼睛。我們也跟著這麼做。

我這才發現，雖然我鎮日在加護病房工作，與死亡為伍，我不曾想像自己的死亡。似乎我希望自己已對死亡免疫。

但現在，我讓死亡滲透到我心裡——無盡的悲傷、沒能完成的事、錯過的事、婚禮、我沒能看到自己的孫子女、或是沒能看到他們畢業。我想像我先生再婚，他的新老婆住在我們的房子裡，成為我孩子的繼母、我孫子女的奶奶。

然後我開始想，我希望誰在我身邊、我要對他們說什麼——鼓勵的話、指示。我想，未知說不定沒那麼糟。淚水從我臉頰滑下，先是一大顆淚珠，接著淚水一直流，在我乾燥的臉頰上留下一條鹹鹹的淚痕，流到我的嘴角。我覺得有點尷尬，我不知道該舔一下，或者不管它。這次的正念練習到此結束，我得努力壓抑自己，免得哭出聲來。聽到李維醫師深呼吸、敲鐘，宣告練習結束，我不禁鬆了一口氣。還好我沒哭到不能自已，不然就糗大了。由於我必須面對護理師、復健師和呼吸治療師，我得自信滿滿。只要是對的，為病人有益，我就會堅持到底。

行醫這麼久，這是我第一次真正面對自己的死亡。並不是以前沒機會。每逢猶太新年（大約是在九月中或十月初），我會在會堂聚會時，朗讀新年禱詞〈讓我們投降吧〉。這段禱詞證明我們無可扭轉人終須一死的命運，然而只要我們好好悔改，我們的名字就能寫在生命冊中，得以享受新的一年。這段禱詞發人深省，甚至令人毛骨悚然：

新年之日，上帝在生命冊上
寫下每個人未來一年的命運，
然後在十天後的贖罪日封存。
有多少人死亡，就有多少人出生；
誰會生，誰會死；

誰死得其時，誰死得太早；
誰被火燒死，誰在水中溺死；
誰被劍殺死，誰被野獸咬死；
誰餓死，誰渴死；
誰死於風暴，誰死於瘟疫；
誰噎死，誰被石頭打死……
誰能安息，誰將變成遊魂；
誰能得到寧靜，誰會受到侵擾；
誰能安詳自在，誰將痛苦；
誰會變得貧窮，誰能變得富有；
誰會失敗，誰會嶄露頭角……

不管如何，禱詞中的種種死亡讓人覺得不真實——什麼被石頭打死、溺死、渴死或是被劍殺死等，有如古老詭異的儀式，與現實離得很遠。我覺得跟我一點關係也沒有。

但是跟著李維醫師想像了死亡，我終於讓死亡進入我的心扉，直視自己終將一死的事實。擁抱悲傷之後，我才發現我先前一直在逃避。我開始認真思考，我要如何幫助那些走在我前面的人。如果我自己不能接受死亡，如何能幫助病人接受死亡？

當然，我和我的病人沒有什麼不同。我不見得比他們明智，不一定有資格多活一天。我提醒自己，死亡早晚都會來到，沒有人能永生不死。有一天將換我躺在病床上，聽診器的聽頭不是在我手裡，而是在我胸口。

我在想，在我臨終之時，必須做最後決定的時候，我希望什麼樣的醫師在我身邊。這位醫師應該會努力了解我是什麼樣的人，也知道對我來說，最重要的是什麼。如果我沒辦法表達意見，他會和我的家人商量。他會為我減輕痛苦，保證不會拋棄我或讓我害怕，如果是時候了，就讓我平靜的走入長夜。

我張開眼睛，深呼吸。我知道我該怎麼做了。

結語

凝視死亡

這不是失敗的淚水，也不是悲傷之淚，而是歡喜之淚。
人生就該如此，直到最後一刻。

當死神已然逼近

瑪西亞女士的癌細胞已擴散出肺臟，進入胸腔，造成積水，現在她呼吸很困難。電腦斷層掃描顯示，她的左肺被大量的胸腔積液推擠成一顆密實的球。至少十天前，她就已經出現症狀，因此這些液體可能是在這段時間累積的。一團團猙獰的癌變組織已入侵其他器官，情況實在不妙。

瑪西亞的肺癌是前一年診斷出來的，但她告訴醫師，腫瘤早已切除乾淨，她的肺癌應該已經治癒。醫師知道，除非掌握所有的事實，否則最好什麼都別說。瑪西亞渾然不知死神已經逼近。

儘管尚待顯微鏡檢查進一步證實，我們已大概知道是怎麼回事。近四個月，瑪西亞體重一直減輕、身體虛弱、咳痰有血。一個有肺癌病史的人，肺部出現可疑腫塊，最近又出現肋膜積液。這是教科書《哈里森內科學》裡的經典病例。其實，她的肺部腫瘤去年沒切除乾淨，有些癌細胞還留在體內，現在已擴散到全身。大多數的醫師都照顧過像瑪西亞這樣的病人。這些病人來找我們的時候，通常惡化得很快。化療幾乎沒有幫助；即使有任何助益，病人通常已奄奄一息。

為了讓瑪西亞能夠呼吸，醫師為她引流，然後把樣本送到病理科，以確立診斷。住院醫師後來告訴我，酒紅色的積液汩汩流到蒐集瓶之後，瑪西亞簡直判若兩人。她對醫療團隊說：「我又可以深呼吸了，好幾個星期沒這樣呼吸了。你們這些醫師真是太棒了！」

然而第二天，瑪西亞又無法走到病房的另一頭。胸腔積液累積的速度快得驚人。她的醫師決定在她肋骨間插入永久性的胸腔引流管，一天可引流好幾次，以緩解呼吸急促的症狀。只要呼吸困難，打開引流管的塞子，瑪西亞就會覺得舒服多了。

診斷出爐：轉移性肺癌，而且已出現惡性胸水。醫師對她說，化療藥物灌注可使胸水減少。照這樣的治療計畫，她可出院回家，接下來的六個星期，每週一天到腫瘤科門診接受化療。醫師特別囑咐她，如果呼吸急促，可打開胸腔引流管的塞子，但每天頂多能打開兩次，一次不得超過半公升。

似乎化療和胸腔引流都有幫助，但是瑪西亞已了解，她的肺癌不是這樣就能治好的，她仍需奮戰。出院回家時，她認為自己應該還有幾年可活。

我第一次看到瑪西亞是她再度住院的時候。她因為重度休克，血壓低到量不到，而住進加護病房。儘管醫師已經叮嚀過，不可引流過度，她大概沒注意，引流過多，致使血管系統的壓力變得太小。醫師認為化療可使胸水減少，但是他們錯了。自從出院之後，瑪西亞一天總會引流兩、三次，每次半公升，每週約引流出全身體液的四分之一。更令人擔憂的是，引流出來的體液很多是血液，使她除了休克，又有嚴重貧血的問題。瑪西亞的胸腔就像是個打開的水龍頭，不時在噴血。

我們動作得快一點。我們從她的頸靜脈插入導管，以便快速輸血、輸液。她流失的水分總算補回來了，得以回復人形——就像孩子洗澡的玩具，原本是一顆顆小小的膠囊，泡水之後就會變成動物形狀的海綿。有時，瑪西亞那老是往下撇的嘴角，終於可以對抗地心引力，虛弱的微微一笑。

瑪西亞的子女把她的病房變成中央控制臺之前，她的情況幾乎沒穩定過。他們說，現在要再戰鬥了。我為瑪西亞注射生理食鹽水、抗噁心藥物，或是幫她打支嗎啡解除胸部疼痛時，你可想像她的孩子就像在拳擊臺旁邊為她吶喊。瑪西亞一跛一跛的走向拳擊臺時，他們拍她的背，要她加油。只是後來，這個拳擊手似乎連下床都沒辦法，更別提跛行。她已經離不開便盆。每次要用便盆，她就皺眉蹙額，旁人得大費周章幫她移動那些管子和裝備。由於先前的化療沒能達到預期效果，我無法想像另一種藥物組合能奏效，特別是她現在非常虛弱。

瑪西亞知道不對勁。她不知道怎麼跟孩子說，但她無法繼續下去。儘管加護病房的醫護人員和設備不斷努力為她校正方向，但她知道她遲早會翻船。她告訴我，她感覺得到血液和液體不斷流到胸腔，積液愈來愈多，她的左肺受到壓迫。她自己的身體在跟她作對。她已無法再忍受化療的痛苦了。起初，她想像孫子在等她回去，因此她勉強打起精神，通過噁心、嘔吐和疲倦的考驗。但最後幾次，愈來愈慘，她熟悉的副作用變得加倍可怕。一想到要再做一次化療，她就不寒而慄。

但她要怎麼跟孩子說？她女兒需要她幫忙照顧寶寶，要問她做菜的技巧，還有很多事要跟她商量。她兒媳正懷著第一胎。她的一對兒女都為她的努力抗癌，感到自豪。

身為加護病房主治醫師，我的任務是讓她活下去。我已盡力做到這點。此刻她的病情算是穩定下來，不需要繼續待在加護病房。目前加護病房滿床，而急診室有兩位已插管的病人等著進來。負責照顧瑪西亞的護理師便通報了普通病房，要把瑪西亞轉過去。

看著這一幕，我了解我的任務還沒完成。過去的經驗告訴我，如果我現在不跟瑪西亞說實話，她或許永遠也無法知道事實。她真的已經沒有時間了。

我把住院醫師和護理師找來，告訴他們，我暫時不讓瑪西亞轉出。有人神情木然，有人用腳尖輕敲地板。我問：「如果我們把瑪西亞轉出去，她會如何？」

有位住院醫師說道：「她會完成最後一次化療。到時候，我們再來看看化療有沒有幫助。」

我轉向他，說道：「六個回合的化療，她已完成五個回合，但她的胸腔積液只是更加嚴重。她也做了放射線治療。再多的化療可能會有幫助嗎？」

我可感覺到這些住院醫師的壓力和不滿。有人問：「為什麼現在不能轉過去？讓她在加護病房多待一天，家屬就會比較安心嗎？」

「她可能惡化得很快，」我說：「我們得趁她現在還能說話，好好跟她談談。」

最後的待辦清單

我們進入病房時，她女兒亞曼達向我們點頭致意。她是個大塊頭的女人，眼睛直直的看著我們。顯然，她是個沒有耐心的女人，對客套話沒興趣。她簡單解釋，她在幫她母親指壓，好為她舒緩噁心想吐的感覺。我想到拳擊手在上場前，教練也會幫他們按摩。瑪西亞很虛弱的對我微笑。她似乎已把自己交給地心引力——頭髮垂在臉龐兩側、眼皮下垂。看來，她恐怕無法接受我要告訴她的消息，這個可憐的女士已經完全沒有氣力。

住院醫師站在病房後面，動來動去，顯得很不安。護理師在玻璃門的另一側觀看。對一位情況已經穩定、準備轉出的病人來說，我要跟她說的話很不尋常。大夥兒都等著看好戲。

病房裡沒有椅子。我問瑪西亞，我能坐在床尾嗎？

「當然可以，別客氣，」她說。她的語氣平靜，但聲音小到我幾乎聽不到。

病床的塑膠床墊雖然鋪了床單，還是很滑。我一坐上去，就發出吱吱聲。「現在，你的情況終於穩定了，」我說，看她們是否特別注意到「現在」這兩個字。「所以，你不必待在加護病房，可以轉到樓上的病房了。」

「這是好消息？」她的尾音上揚。亞曼達的手停了下來，好像隨時可能把我轟出去。她的眼神告訴我：她們不要聽負面消息。

「關於你的情況，我希望我們能有共識，」我說：「你對你的癌症了解多少？」

瑪西亞盯著病袍上的一條皺褶，把它拉直。我靜靜等待她開口。大家都在等。過了半晌，她才抬起頭來看著我，深深吸了一口氣。「我知道我生病了，我只希望能再有五年的時間。我不貪心，我只求再給我一點時間，讓我好好安排我先生和我孩子的事。」

我們雙方都心知肚明，她不可能再有五年的時間。其實，由於她的癌症很有侵略性，加上體液流失可能帶來生命危險，她能再多活幾個月，就算幸運了。

這種事，至今我已做了二十年，從來就不容易。現在要把她轉到普通病房，還不會太遲——我能想出一堆理由，也有很多藉口可對住院醫師和護理師說。但是我累了，而且很忙，我們也確實需要她在加護病房的那張床位。

接著，我想起自己行醫的初衷——我依循我父親、我伯伯、我爺爺的腳步，今天才能站在這張病床旁。我希望他們能以我為傲。還有墨菲護理師、康納斯醫師、李維醫師，他們留下巨人的腳步。我知道，我這一小步的方向是正確的。儘管我能給的很有限，但這是我現在能給病人的。

我看著瑪西亞的眼睛，用溫柔的語調說出事實。「你的癌症已經很嚴重了，」我說：「目前，我們沒有任何有效的療法。你已經很虛弱，化療沒有用，只會使你更加難受。我們也無法利用手術或其他療法，來控制癌症。」

瑪西亞的嘴角鬆弛，輕輕嘆了一口氣：「喔。」亞曼達的手圈住母親纖細的手腕，在指壓點上靜止不動。

我等她們吸收這個消息。瑪西亞了解，她那十一個月大的孫女永遠都不會認識她，不禁悲從中來，開始哭泣。我讓她把悲傷潑灑在我身上，我也淚水盈眶。她啜泣，我握著她的手。我想像她背負的重擔，希望真相能讓她有一點解脫的感覺。

她哭得差不多之後，病房變得寂靜。亞曼達雙手下垂，頭低低的。我溫柔的探問，想了解她們現在需要的支持。但她們不發一語。於是，我開始提出一種不同的希望。我說，儘管時間不多，仍然可以依照自己的價值觀和優先順序，好好過日子。我解說安寧療護的概念，她可以在家裡接受積極的症狀治療，以緩解所有不適。我保證，我們會繼續支持她們，不會不管她們。我接著描述我們接下來可以幫她做的事，以及改善生活品質的種種策略。

我說完後，她們點點頭，謝謝我。我走出病房，害怕自己做錯決定，擔心我告訴她們的消息，會徹底毀了這個家庭。

二十四小時之後，我去普通病房看她。我已得到明確的答案。瑪西亞的語調已不像昨天那麼悲傷。她看來開朗很多。「嗨，」瑪西亞笑著跟我打招呼，張開手臂，接受我的擁抱。瑪西亞的先生在她身旁，他們正用iPad和亞曼達視訊，討論瑪西亞的待辦清單。清單上列出來的事情都很容易達成，包括訂一箱她最愛的酒分送給友人、整理相簿、買桌遊等。有幾件本來要做的事消失了：化療、去夏威夷旅行，以及去其他醫院複診。

瑪西亞坐在輪椅上，露齒而笑。「我們決定接受安寧療護。安寧團隊已經安排好了。你看這個，」她很興奮的指著她膝上的iPad，「亞曼達已經把我的床搬到客廳。我即使累了，也能跟家人在一起。」亞曼達非常務實。她急著問瑪西亞：「媽！我該開哪一瓶？」她把鏡頭對準桌上的三瓶酒。「寶貝，就選卡本內蘇維濃吧，」瑪西亞說：「現在就得斟酒，我一回到家，就能喝一杯了。」

這樣的轉折似乎很突然。細而思之，這並不奇怪。這一家人一直在虛耗，以高亢的腎上腺素擁抱虛假的希望。他們做事很有條理，而且很有行動力。為了對抗病魔，他們結集所有的資源。但我知道，到了某一點，他們必然開始懷疑真相和自己想的不一樣。但他們不能停下來，如果放棄，就像是背叛，有如他們不夠愛媽媽。

他們需要醫師的支持。現在，祕密已經消失，每一個人都能放心向前了。

瑪西亞知道剩餘的時間要如何運用。她已把化療拋在腦後，不再考慮。她告訴我，如果她在二十四小時之前做了這樣的決定，必然是出自絕望。但現在，她很高興能脫離化療的枷鎖，把焦點放在生活品質上。

我們都同意，腦部接受預防性的放射線治療是可行之道。和化療相比，這樣的放射線治療毒性較小，對生活的影響也不大，在她生命的最後幾個星期，可控制轉移到腦部的癌細胞。如果她無法忍受，可以叫停。對她而言，最好的療法是和家人相處的時間。她不要在醫院多待一天。她想賣掉房子，搬去與亞曼達同住。這樣，在她走了之後，她先生就不會孤單。她把打包和搬家的日期挪前，以免她又惡化。

生命的謳歌

瑪西亞在家度過愉快的一個月。房子順利賣掉了。她說：「這是上帝的恩典。」她先生也搬到女兒家去住。瑪西亞在過世前，再次檢查她的最後待辦清單，確定每一項都完成了，她已了無遺憾。她和孩子一起玩拼字遊戲，在床上和孫子、孫女依偎，也品嘗了一些美酒。

我去參加她的葬禮，向她美好的一生致敬。參加的人很多，把教會擠得水洩不通。瑪西亞的家人請我坐在最前排，不斷的感謝我，讓他們有機會陪伴瑪西亞走完人生的最後一程。她兒子說，最後和母親在一起的每一分鐘，都是寶貴的禮物。很多人提到瑪西亞如何熱愛生命、如何散發光和熱，如何抓住生命的每一分每一秒。這場葬禮猶如生命的謳歌。

我看過很多病人，以及各式各樣的人生。很少人有機會能一直好好活到最後。很多人在離開人世之前，已然了無生趣。

現代醫學已經有驚人的成就，我們能利用各種工具和設備，使人起死回生。但這樣就能讓人好好活著嗎？我在瑪西亞的葬禮上，淚水不斷滑下臉龐。這不是失敗的淚水，也不是悲傷之淚，而是歡喜之淚。人生就該如此，直到最後一刻。我希望我也能有這樣的一場葬禮——我的親人慶祝我的熱情、讚頌生之喜。總之，我不枉此生。

亞曼達講述瑪西亞在世的最後一天，家人一直陪伴著她。亞曼達說，媽媽在我的臂彎中往生，帶著滿滿的愛，走得很安詳。她說，我永遠感激上帝賜予我們這樣的恩典。

我心想，沒錯，正是如此，一邊拭去淚水。我也想要這樣離開人世。

那天下午，我覺得自己像個英雄。

附錄一 最後一里路

很多人認為，只要預立生命末期醫療照護計畫，就一勞永逸了。他們把預立醫療指示書、遺囑、保險單放在保險櫃，覺得這樣已大功告成。其實不然，就我的經驗，最佳善終之道需要不斷反思與溝通。

研究顯示，一個人在接近死亡之時，不管是年事已高或是生病，心中的優先順序會有改變，有時甚至完全不同。在你人生某個時期覺得這樣安排很好，到了另一個時期，你也許覺得錯了，需要重新安排。如果你得了急性疾病或受到嚴重創傷，或是已到了慢性疾病末期，無法為自己發言，醫師和親人必須知道該怎麼做。

我希望這個附錄能讓你知道如何掌握人生的方向盤，決定接受什麼樣的醫療照護。人生的最後一里路不好走，我希望你能找到最好的善終之道。本文也提出加護病房照護相關指標，供你參考。這套「善終六步驟」將可幫助你選擇自己想走的路，直到最後。

善終六步驟

你可從下面的六個步驟，開始設想最後的人生之路。如果你的健康狀況有變化，就必須修改，至少每年得更新一次。

步驟一：評估狀況

雖然每個人都不一樣，但年輕健康的身體，確實比較可能從疾病或創傷復原。因此，即使健康的年輕人得了重病，需要仰賴維生設備才能生存，依然很有可能康復。但如果是年紀很大的人，生了病或得了失智症，可能不會希望醫師不惜代價讓他們存活。

你（或親人）的健康狀況如何？

□ 年輕而健康
□ 雖然年老但很健康
□ 慢性病纏身
□ 得了重病
□ 瀕臨死亡

步驟二：了解未來

如果你或你的親人經醫師診斷得了某種疾病，你必須大致了解身體功能的發展軌跡。根據林恩（Joanne Lynn）醫師及其同事的研究，在死亡之前，身體功能衰退的典型軌跡可分為四種。

第一種描述的是原本健康的人，因嚴重創傷或心肌梗塞突然死亡。這樣的人在死亡之前身體功能良好（圖一）。

如果是末期疾病（如罹患轉移性癌症）的病人，身體功能可維持一段時間。然而，一旦惡化，不斷衰弱或是必須常常住院，功能軌跡就會先呈一水平線，然後急遽下滑，最後死亡（圖二）。

如果是器官功能障礙的病人，如肺氣腫、腎衰竭或鬱血性心衰竭，由於他們的病情時好時壞，所以常會教人誤解。這樣的病人病情很糟時，必須住院治療，可能必須住進加護病房，靠維生設備存活，醫師也許可把他們從死亡的懸崖邊拉回來。至少暫時可以。每次發病，他們的整體身體功能就會再下降一點，正如圖三所示。身體功能的起起伏伏也是個陷阱，病人通常會相信醫師每次都能把他們救回來。我看到很多病人因為心臟衰竭或肺氣腫復發，第四次或第六次住院。他們不了解，無論醫師再怎麼努力，死亡已愈來愈近。

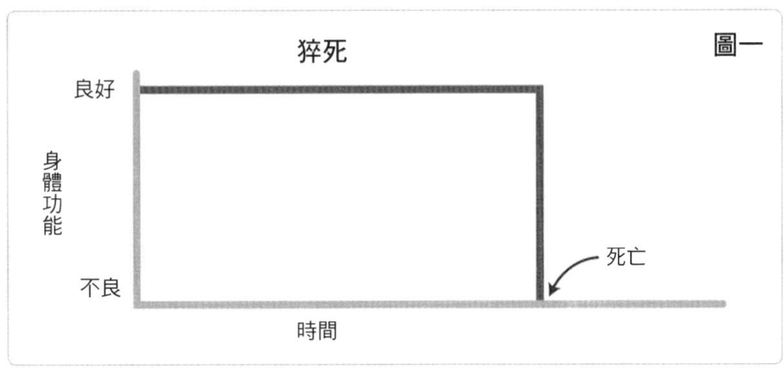
猝死
圖一
良好
身體功能
不良
死亡
時間

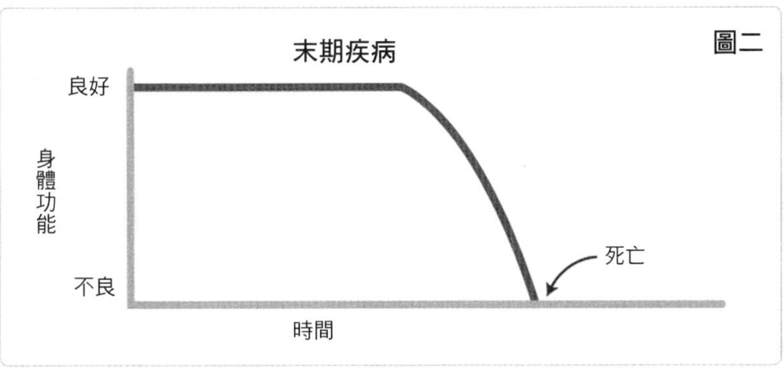
末期疾病
圖二
良好
身體功能
不良
死亡
時間

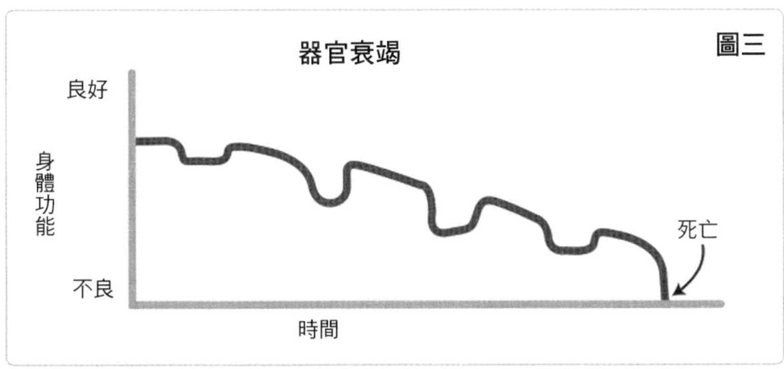
器官衰竭
圖三
良好
身體功能
不良
死亡
時間

最常見的就是圖四的衰弱軌跡，通常伴隨失智症的確診。在林恩醫師二〇〇二年的研究中，這樣的病人占了百分之四十七。根據阿茲海默症協會網站，每三位老人就有一人死於阿茲海默症或其他失智症。病人不斷失去身體功能，直到死亡。

了解以上的發展軌跡能使你面對現實，且為未來做好準備。這也是你與醫師討論的絕佳起點。

如果你（或親人）已確立診斷，你的健康軌跡可能是哪一種呢？

□ 末期疾病

□ 器官衰竭

□ 衰弱或失智症

□ 兩種以上的軌跡組合

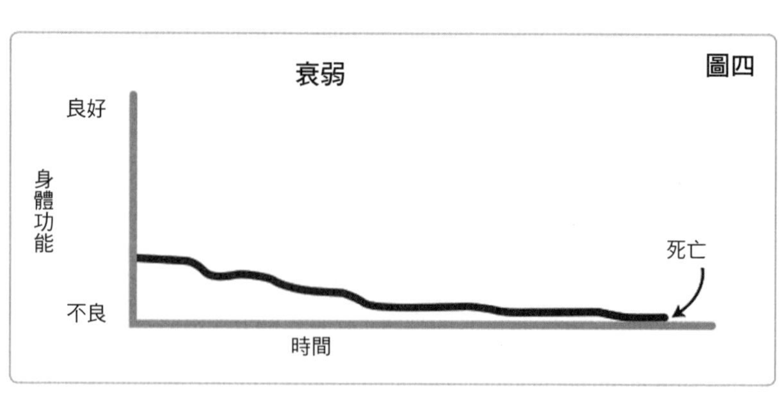

步驟三：從醫師那裡得知詳情

雖然了解自己身體功能的發展軌跡是有幫助的，但你還必須從醫師那裡得知關於自己或親人的詳細訊息。醫師提供哪些治療方式？這些治療方式有何優缺點？

如果優點是能延長生命，你期待延長多久？至於缺點，你可能必須面對哪些可能會出現的症狀？如果優點是使生命延長兩個月，但必須經歷嚴重噁心和嘔吐，你是否認為接受這樣的治療是值得的？

下面提供一些與醫師討論的策略。你或許必須要求醫師告訴你實情。你可考慮帶一位你信賴的朋友或家人陪你去。如果你覺得你和你的主治醫師溝通困難，可以與緩和醫療團隊商討。緩和醫療團隊的成員都受過訓練，知道如何討論那些令人難以啟齒的問題。

為了讓你和你的醫師溝通順暢，你可以這麼說：

◎請實話實說。我要知道您是怎麼想的，我才能做計畫。

◎您診治過很多得了（疾病名稱）的病人。請您告訴我，我的病程可能是如何？

◎如果五年後，我依然存活，您是否會覺得驚訝？一年呢？六個月呢？

◎您建議的療法有什麼優缺點？還有其他療法嗎？如果不接受這樣的治療會如何？

◎如果您自己、您的太太或您的父親碰到這種情況，您會如何選擇？

步驟四：找出對你而言最重要的是什麼

花一點時間寫下對你而言，現在最重要的是什麼。你如何排定這些事情的優先順序？我參考國際知名的醫療倫理學家伊曼紐（Ezekiel Emanuel）醫師的研究，擬出下列的檢查表。你可從這張表開始。

為了探討這些關鍵問題，更進一步的工具，請見本書末尾的〈參考資源〉。

你認為什麼樣的人生是值得活的？

□不管我的情況如何，每一秒都很重要。
□免除疼痛的折磨。
□能建立良好的人際關係。
□有一定自立自主的能力（亦即：能自己洗澡、有思考能力，也能到處走走。）
□能做對我而言有意義的工作或任務。
□能住在自己的家，或是住在親人或親戚的家，不願住在養老院等長照機構。
□不成為家人和朋友的負擔（包括經濟、情感、現實和身體等層面）。

步驟五：考慮延長生命

身為加護病房醫師，我看過很多病人儘管復原的機率很低，原來的身體功能幾乎不可能回復，還是依靠維生設備存活，如呼吸器、餵食管、洗腎或抗生素等。我非常希望這樣的病人能告訴親人或醫師，他們的感覺如何。調查顯示，幾乎沒有人希望這樣活下去，但是因為病人並未明確表示不願接受這些治療，醫師只能盡可能讓病人存活。

根據你在步驟四的偏好，如果生活品質差到讓你無法接受，就下面這條線來看，你希望落在哪一點上？

我想大多數的人都會偏向左邊。但請記住：加護病房的醫師除非確知病人的意願，否則都會盡力讓病人活下去。

盡量讓我舒適，
讓我自然死亡。
不計一切代價，
讓我活下去。

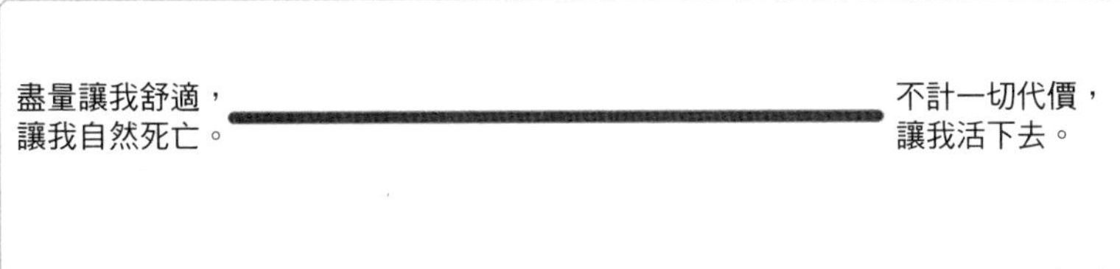

步驟六：溝通與文件的準備

除非你說清楚，沒有人能知道你的想法，包括你的親人。你可能已有周詳的計畫，如果你不好好與親人或醫師溝通，最後還是可能陷入混亂。即使親人知道你不願意依靠機器存活，在沒有病人的明確指示之下，則難以撤除維生設備。

有很多有用的工具和線上服務可供利用，以傳達你的意願給你的家人、醫師和急救人員。請閱讀本書末尾的〈參考資源〉。最基本的工具就是預立醫療指示書，此文件有兩個主要目的：一是讓你選擇醫療委任代理人，在你無法為自己發言時，此人幫你傳達你真正的意思；另一是讓醫師了解你在各種情況下，你願意或者不願意接受哪些處置。請注意，此文件不是醫師的指示，而是要讓醫師了解你的意願（參看第103頁的描述）。

不施行心肺復甦術（DNR）意願書則是指末期病人臨終時不願接受電擊、強心劑、按壓心臟、呼吸道插管等處置所簽署的文件。在美國的醫院或護理之家，此文件是由醫師為病人簽署，只有當次住院有效。如果病人轉到另一個醫療機構，則必須重新簽署。如果你仍不想接受心肺復甦術等急救，每次住院都必須向醫院、護理之家或長照機構的醫師表明。你也可請醫師為你簽署「維持生命治療醫囑」（POLST），醫護人員就會知道你不願使用呼吸器，也不接受心肺復甦術。*

「維持生命治療醫囑」只需簽署一次，在美國任何地方都適用，包括住家、另一家醫院或到另一州。「維持生命治療醫囑」就像不施行心肺復甦術意願書，會載明病人在心肺停止等狀況之下，希望或不願接受哪些醫療處置。「維持生命治療醫囑」具有法律效力，照顧病人的醫護人員都必須依照這份文件的指示來做。只有這份文件能阻止急救員、醫護人員、急診醫師實行心肺復甦術等延長生命的做法。

「維持生命治療醫囑」可讓你選擇不同的治療方式，包括：利用各種方式積極治療，以延長生命，如使用電擊、插管等；以舒適、減輕痛苦為主的照護方式（不使用電擊、不插管，但是會使用減輕疼痛或改善呼吸急促的藥物或氧氣）；另一種照護方式也是以舒適為主，但會使用抗生素、點滴、氧氣面罩等，一方面延長生命，另一方面盡可能讓病人舒服。

*譯注：在臺灣，依據二〇〇〇年公布實施的〈安寧緩和醫療條例〉，罹患末期疾病的病人、年滿二十歲且有完全行為能力者，有權利選擇不施行心肺復甦術。若是本人已陷入昏迷，家屬可以代簽。流程為至各醫療院志工服務櫃臺索取「不施行心肺復甦術意願書」或從臺灣安寧照顧協會下載「預立安寧緩和醫療暨維生醫療抉擇意願書」，親自填寫，並必須有兩位年滿二十歲的在場見證人親筆簽名，正本郵寄至「臺灣安寧照顧協會」。「安寧照顧協會」會將意願書送至衛生福利部，再轉送到健保局，做健保IC卡注記。

「維持生命治療醫囑」適用於極度虛弱的病人或病重者。對這樣的病人來說，延長生命的治療帶來的負擔已大於好處。對於肯定不願接受某些醫療處置的人來說，這份文件尤其重要。如果你願意接受所有的治療，則不必請醫師為你簽署這樣的文件。如果病人未特別表明意願，醫師皆會全力救治。如果你已請醫師為你簽署這份文件，也可考慮配戴金屬製的醫療警示手環（MedicAlert bracelet）。這種手環和「維持生命治療醫囑」具有相同的法律效力。

不管是什麼樣的文件，都可能遺失、遭到毀損或誤解，也有可能過時。因此，別忘了溝通，溝通，再溝通。在頭腦清楚時，和家人和醫師好好討論。

請勾選對你會有幫助的文件或產品：

□ 預立醫療指示書

□ 不施行心肺復甦術意願書

□ 維持生命治療醫囑

□ 金屬製醫療警示手環

附錄二 避免不必要的痛苦

我多年在加護病房，照顧重病和瀕臨死亡的病人，因此注意到許多可能出現的問題模式。這份附錄的目的，是要提醒你這些狀況可能發生，並提供因應策略，甚至避免這樣的問題。

這些問題可分為兩大類：生理狀況與治療技術。描述這些因素之後，接著我會釐清安寧療護與緩和醫療的不同，畢竟這兩者很容易混淆。資料顯示，重症或末期病人仍未能充分利用這樣的資源。

請注意，這些只是大致的分類，我無意提倡或反對任何一種治療方式。每個人的情況都不同，任何一種特定的、可能發生的併發症，以及適當的因應策略，都不在本文討論之列。

生命末期生理狀況

疼痛

很多人對疼痛的恐懼甚至大於死亡。不幸的是，統計數據顯示，根據醫療委任代理人的說法，愈來愈多人臨終時仍疼痛不堪：二〇一四年占百分之六十一，比一九九八年上升了百分之十二。其實，自一九九六年SUPPORT計畫（從治療結果和風險，看病人預後與醫療決策偏向研究）結果發表之後，醫院與醫師為了臨終醫療照護品質已努力了二十年。數據顯示，緩和醫療團隊的參與，能為重症病人減輕痛苦。但痛苦的病人卻變多了，這是因為不同科別對痛苦的處置不同，緩和醫療團隊比較能針對重症病人的身體、心靈、情感和心理因素，給予病人所需的照顧。如果你本人或是親人得了重症，承受很大的痛苦，進而影響生活品質，我建議你向緩和醫療醫師諮詢。

呼吸急促

很多疾病都會影響肺部功能，包括癌症、肺炎、肺氣腫、心臟衰竭等。如果處理不好，呼吸急促會讓病人恐懼，生活品質變得不佳，甚至痛苦而死。如果醫療主治團隊無法改善呼吸急促的症狀，就可請緩和醫療團隊或安寧療護人員來協助。他們都擅長處理這樣的症狀，不管是突然出現或長期的問題。

出血

癌症或組織發炎若致使大血管受到侵蝕，都會導致快速內出血。事實上，病人可能會因出血不止而死亡。有時，出血點在腹腔或胸腔中，從外表看不出來。有時，血液會從口腔、鼻腔或其他孔洞流到體外。這種出血的樣貌很駭人，會在親人心中留下深刻的創傷。但出血是可以預測和處理好的，特別是在家中接受安寧療護。醫師會知道是否有出血的風險。我建議在考慮接受安寧療護時，可先與醫師討論出血的問題。

腸阻塞

很多疾病都可能造成腸阻塞，包括部分阻塞或全部阻塞，吃下去的食物因而無法通過消化道。腸阻塞可能使病人出現嚴重噁心、嘔吐和腹部腫脹的症狀。腸阻塞雖然有很多療法，但有時就是無法繞過阻塞部位。在這種情況下，餵病人吃東西或用餵食管不但無益，只會使症狀更加嚴重。如果病人很清醒，情緒會受到嚴重衝擊。如果情況棘手，可與醫師討論是否可能插胃管，讓胃排空。

生命末期的醫療照護

安寧拔管

醫療委任代理人為垂死的病人決定拔除呼吸管，並非罕見。拔管之後情況如何，因人而異。有些病人在幾分鐘內就過世了，有些病人則能再撐幾天或幾週。有些病人很平靜，而且沒有什麼症狀，有些病人則出現令人不安的臨床症狀。就我的經驗，如果家屬已先有心理準備，比較能安然度過這個階段。下面是必須注意的事項。

病人拔管後，說話的聲音會變得沙啞，或者聽起來好像呼吸困難，但這只是臨終過程的一部分。這是很常見、可以預期的現象，通常是喉嚨肌肉鬆弛的結果，比較不可能是嚴重阻塞。醫師應該仔細注意這個過程，以免讓病人遭受不必要的痛苦。

比較可能的是，呼吸管和餵食管同時拔除。有時，病人繼續存活的時間會比預期來得長。我曾看過有些家屬因為擔心親人餓死而驚慌。我們可以理解家屬的這種反應，但是要記住，餵臨終病人吃東西很可能會讓他們不舒服，甚至可能很危險。

癌症末期的化療

「緩和化療」通常用於已接受過治療的器官癌症病人、且預期壽命只剩不到半年者。

這種化療的目的不在治癒，而是延長生命、改善症狀。然而根據最近一些研究，這樣的病人根本不該接受化療。這時再接受化療，不但會使死亡前的生活品質惡化，病人也可能會一直留在加護病房靠維生設備存活，直到死亡。

如果病人還年輕，身體功能良好，則可接受化療。然而，有些醫師不告訴病人預後不佳，依然要病人接受化療。如果病人的癌細胞已經擴散，病人也接受過治療，此時若醫師提出緩和化療，則病人該與醫師坐下來詳談，了解預期壽命還有多久。如預期壽命少於六個月，不管目前身體功能如何，最新的研究是建議不要接受化療。

腫瘤科醫師布蘭克（Charles Blanke）與緩和醫療醫師福龍（Erik Fromme）在期刊中的社論提到：「如果腫瘤科醫師懷疑病人會在六個月內死亡，則基本設定應該不要積極治療。醫師應幫助得了轉移性癌症的病人，為這個無可避免的階段做出抉擇。我們不要再用治療來增加病人的痛苦，特別是在病人生命的最末期。」

植入性心臟去顫器

接受心臟去顫器植入的病人愈來愈多。這種去顫器是植入到皮膚之下，可傳送電脈衝或電擊，使心跳紊亂或心跳過快的心臟恢復正常心律，以避免猝死。這樣的裝置已拯救了無數人命。儘管電擊的疼痛和突然，會對病人的心理造成衝擊，由於可延長生命，這麼做常是值得的。然而，體內有植入心臟去顫器的病人如已接近生命的盡頭，可能會面臨一個問題。在他們的心律變得不穩定時，心臟去顫器就會自動電擊，病人甚至可能在死亡之前的幾分鐘仍不斷受到電擊。因此，裝了這種植入性心臟去顫器的病人，必須決定是否要把去顫器關閉，以免死前突然遭受電擊的痛苦。關閉植入性去顫器很簡單，不是侵入性的處置，醫師只要使用一種特別的儀器就可完成。儘管幾乎所有的醫師都同意，為臨終病人關閉植入性去顫器是適當的，卻只有百分之二十七的病人有機會和醫師討論。即使是已簽署不施行心肺復甦術意願書、即將面臨死亡的病人，能和醫師討論是否關閉植入性去顫器的仍少於百分之五十。如果你自己或親人體內有植入性去顫器，請務必了解這種裝置的風險並主動與醫師討論。

餵食管與失智症

失智症的疾病軌跡是可以預測的。最後會出現的一個併發症就是吞嚥障礙。很多失智症的病人因吸入性肺炎而接受插管，住進加護病房。如果病人活下來，則必須決定是否插入鼻胃管或胃管灌食，以解決吞嚥失能的問題。然而證據顯示，用管子灌食可能更糟。包括美國老年醫學會在內，很多專家建議，對失智症末期病人照護來說，細心餵食，讓老人家經口進食，會比用管子灌食來得好。餵食的問題很複雜，很多醫院都沒討論到這點，大抵採用管灌餵食的方式。醫師和病人都忘了管灌的人工營養物質不是食物，管灌餵食是一種治療方式。管灌餵食就像其他治療，是病人可以拒絕的。

自行停止飲食

有些心智功能正常的末期病人，會選擇停止飲食，以加快死亡速度。雖然這不常見，但是有這樣的案例。病人會這麼做，通常是因為生活品質太糟，已無法忍受。畢竟這是一個人最脆弱的時候，要這麼做，病人必須要有一定的自制力和自主權。

停止洗腎或開始洗腎

腎臟負責過濾血液中的雜質，這是生命維繫的關鍵過程。如果腎臟失去這樣的功能，可以利用血液透析機器來替代腎臟淨化血液，這就是俗稱的洗腎。病人通常必須每週三次去洗腎中心報到，每次約需三到四小時，用導管或瘻管建立血液透析通路，把身體的血液抽出來，送入透析機中，去除多餘的水分、尿毒，矯正酸鹼質和電解質後，再把血液送回身體。然而，血液透析機器並非腎臟的完美替代品。多年洗腎的結果，病人會體重減輕，經常覺得噁心想吐和疲勞，而且會變得愈來愈虛弱。儘管很多腎臟衰竭的病人透過定期不斷的洗腎，得以存活多年，但他們在接近生命盡頭之時，由於洗腎的負擔太大，身體不堪負荷，可能必須停止洗腎。然而，由於病人長年洗腎，洗腎已成習慣，甚至是生活不可或缺的一部分，即使負擔大於好處，也很難說停就停。因此，這點也必須好好和醫師討論。

有些病人腎臟衰竭，則是因為罹患重大疾病，而非慢性腎臟病造成的。醫院或加護病房可能會為這樣的病人洗腎。如果你或你的親人突然或是在短短幾天內出現腎衰竭，你就必須了解引發腎衰竭的潛在病症。有些人認為，如果他們因為疾病無可治療（例如癌症末期），乃至快面臨死亡，洗腎將無助於延長生命。有些人則認為，只要能延長生命，即使能延長的時間有限，任何治療方式都值得一試。不管如何，最終都必須由病人或其醫療委任代理人來衡量利弊，並做決定。

葉克膜

葉克膜即「體外膜氧合」（extracorporeal membrane oxygenation，簡稱ECMO），是一種體外循環心肺支持系統，原理就像開心手術的人工心肺機，可暫時代替衰竭的肺臟或心臟。葉克膜維生系統可做為病人罹患急重症（如嚴重流感）等待恢復的橋梁，或是做為等待器官移植的橋梁。簡而言之，葉克膜是等待恢復健康的橋梁，而非長期的解決方案。此外，葉克膜的使用不像洗腎，每週三次去洗腎中心即可；病人若須使用葉克膜，就必須住進加護病房。由於這項技術日益普遍，愈來愈多的病例顯示，若病人依賴葉克膜使得病情穩定下來，就難以脫離葉克膜（不管是因為器官已無法恢復到先前預期的程度，或是移植器官無法發揮功能）。如此一來，病人將一直困在加護病房，與各種機器相連。大多數人都不願這樣存活。然而，一旦病人在加護病房裝上葉克膜救活了，醫師就很難關掉這套系統。如果醫師建議裝葉克膜，請好好想想：如果葉克膜不能成為恢復的橋梁，而是治療的終點，你依然希望你或你的親人裝上葉克膜嗎？

生命末期的舒緩治療

安寧療護與緩和醫療的差異

緩和醫療的目標在於積極為病人緩解各種不適症狀，提供身心靈的整體照顧。病人可在醫院或門診接受緩和醫療。緩和醫療醫師受過訓練，不但知道如何為病人處理症狀，也能和病人及家屬溝通，傳達訊息，讓病醫雙方互相了解。緩和醫療適用於需要症狀處置的病人，或是得了重症、有溝通需求的病人，而不只是瀕臨死亡的病人。

安寧療護則是為預期只剩幾個月生命的重症病人，提供緩和醫療。病人不再接受根治性的積極治療，且通常是在家中或護理之家接受安寧療護。

希望繼續接受積極治療的緩和醫療並行方案

若病人罹患的是會不斷惡化的疾病，如癌症、鬱血性心臟衰竭、進行性神經疾病（例如漸凍人症）、肺氣腫，可一方面繼續積極治療，一方面接受緩和醫療的症狀處置。

癌症就是很好的例子。二〇一二年，美國臨床腫瘤醫學會建議「任何得了轉移性癌症或症狀負擔大的病人，早期即可採取標準腫瘤治療與緩和醫療雙管齊下的治療方式。」接下來的幾年，愈來愈多證據顯示，對很多癌症病人而言，緩和醫療是很好的補充療法，即使是在癌症早期，預期可以治癒的情況之下。同時實行緩和醫療，可減輕症狀負擔，提高病人滿意度，減少在加護病房依賴呼吸器直到死亡的機率，也可以減少家人和照護者的負荷。有些研究指出，除了癌症治療，施予緩和醫療可使病人生存時間延長。

不幸的是，要結合這兩種照護模式有很大的障礙。原因和醫師也和病人有關。腫瘤科醫師等專科醫師可能認為他們自己可以提供緩和醫療給病人，只有在病人症狀無法控制、即將死亡之時，才照會緩和醫療團隊。因此，病人得不到很多潛在的好處。而病人則可能把緩和醫療與「末期照護」劃上等號，因而不想嘗試。

此外，住在家中的化療病人如要接受緩和醫療，則必須到門診，若是病人非常虛弱或疲倦，就難以出門。令人遺憾的是，現在仍繼續接受癌症治療的病人，還無法在家中接受緩和醫療（或稱為安寧療護）。然而，研究數據已明白告訴我們，很多癌症病人能從安寧療護獲益，生活品質有明顯的改善，甚至能延長生存時間。如果你的預期壽命只剩六個月或者更短，就得考慮各種療法的利弊。總之，我建議癌症已擴散到其他部位的病人，以及對化療反應不佳者，轉向安寧療護，

關於死亡權

在美國有幾個州已通過〈醫師協助死亡法〉（Physician Aid in Dying law），病人得以從醫師那裡獲得致命藥物，以結束生命。這不是安樂死（euthanasia）。安樂死是由醫師施打致命藥物給病人。〈醫師協助死亡法〉則是讓病人透過服藥方式，親自結束生命。要合法結束生命的病人，必須取得末期疾病的診斷，預期壽命少於六個月。奧勒岡州自一九九七年就通過〈醫師協助死亡法〉。從一九九七年到二〇一二年，在這十五年間，共有六百七十三名病人利用這法規結束生命。這種做法引發很多爭議。有些人認為這是重要的權利，有些人則擔心這種法規會讓重病虛弱者陷入危險。

就我的經驗，透過〈醫師協助死亡法〉結束生命的人極少。我希望病人已試過各種方法，包括良好的緩和醫療照護，在別無選擇之下，才這麼做。

參考資源

以下列出的網站資料，對如何走完人生最後一里路，大有幫助。當然，這裡無法涵蓋所有的資源，而是將資源分門別類，以供讀者瀏覽。

一、個人偏好的考慮與溝通：

PREPARE（**prepareforyourcare.org**），你可從這個網站的影片，看到別人是如何思考生命末期偏好，並了解如何按部就班選擇醫療委任代理人、決定自己的偏好、並且與人溝通。這個網站就像線上教練，教你如何跨出第一步。

The Conversation Project（**theconversationproject.org**），這個網站有很多工具可以幫助你開口，與朋友和家人談論自己的心願。

Go Wish Card Game（**gowish.org**），教你如何輕鬆、甚至用有趣的方式，和親友談論對你而言最重要的事。

Death Cafe（**deathcafe.com**），這是在開放場合談論死亡的聚會活動，與會者可一邊享用茶點和咖啡，一邊談論治療照護的目標、學習如何與醫護人員溝通，並探討死亡與臨終的種種問題。你可與親朋友好友或是陌生人，一起在住家附近的咖啡館或優格吧，參加這樣的活動。

Death over Dinner（**deathoverdinner.org**），這是在餐廳讓人就死亡議題，進行深入溝通與對談的活動。

二、文件的準備：

POLST（**polst.org**），你可從這個網站下載美國各州的「維持生命治療醫囑」表格。

Five Wishes（**agingwithdignity.org/five-wishes**），美國大多數的州，都視這份文件為預立醫療指示書的一種。這份文件的用語比較淺顯易懂，而且把焦點放在個人和性靈的偏好上。

Advance Directive forms（**caringinfo.org**），美國各州的預立醫療指示書表格下載。你也可利用**My Directives**（**mydirectives.com**）完成預立醫療指示書的填寫，並用電子郵件寄給醫師和家人。

三、實用網站：

Jessica Nutik Zitter, MD（**jessicazitter.com**），這是我自己的網站，裡面有我的文章和演講。這個網站也有一個資源頁面，會定期更新工具與網站列表。

Get Palliative Care（**getpalliativecare.org**），這個網站介紹緩和醫療的優點。

National Hospice and Palliative Care Organization（**caringinfo.org**），如果你或你的親人得了重病，這個網站提供進一步治療計畫、悲傷與照護方面的諮詢。

NHDD（**nhdd.org/public-resources**），這個網站源於「美國保健覺醒日」（National Healthcare Decisions Day，四月十六日），有很多臨終計畫的相關聯結與資源。

四、醫療服務提供者及醫療院所參考資源：

ACP（**acpdecisions.org**），此網站的影音圖書館，可幫助病人及臨床醫師，以中立的方式討論各種難題。

VitalTalk（**vitaltalk.org**），這個網站教導臨床醫師如何有技巧、誠實的與病人溝通，以及如何談論難題。

Lown Institute（**lowninstitute.org**），這個組織的目的，在於促進「以病人為中心」的醫療照護。

Ariadne Labs（**ariadnelabs.org**），指導臨床醫師如何與病人談論重大疾病。

Center to Advance Palliative Care（**capc.org**），有意發展緩和醫療計畫的醫療院所，可參看這個網站提供的資源。

資料來源

第一章　獨自一人，在戰壕中

「耶和華必使一切的病症離開你」：*Chumash, The Stone Edition,* Rabbis Nosson Scherman and Meir Zlotowitz (Brooklyn, New York: Mesorah Publications, Ltd., 2000).

「只要是救了一條命，就等於救了全世界」：Mishnah Sanhedrin 4:9; Yerushalmi Talmud, Tractate Sanhedrin 37a.

「質疑救人之舉者，該死」：Shulhan Arukh, Orah Hayyim 328:2.

麥吉爾大學從一九二〇年到一九六〇年代，都限制猶太裔學生入學人數，使之不得超過學生總數的百分之十：Gerald Tulchinsky, *Canada's Jews* (Toronto: University of Toronto Press, 2008), p. 415.

第二章　臨終輸送帶

在一九三〇年，一部鐵肺的價格和一間房子差不多：Smithsonian National Museum of American History, Behring Center, "The Iron Lung and Other Equipment," available at amhistory.si.edu/polio/howpolio/ironlung.htm.

成千上萬小兒麻痺症病人，因而得以存活下去：Daniel J. Wilson, "Braces, Wheelchairs, and Iron Lungs: The Paralyzed Body and the Machinery of Rehabilitation in the Polio Epidemics," *Journal of Medical Humanities* 26, nos. 2–3 (2005): 173–90.

以加護病房的床數而言，美國的人均病床數要比其他先進國家來得多：R. A. Gooch, "ICU Bed Supply, Utilization, and Health Care Spending," *Journal of the American Medical Association* 311, no. 6 (2014): 567–68.

五百年來，從醫學院畢業的學生，都得宣讀希波克拉底誓詞：Raphael Hulkower, "The History of the Hippocratic Oath: Outdated, Inauthentic, and Yet Still Relevant," *Einstein Journal of Biology and Medicine* 25, no. 1 (2010): 41–44.

「我將謹記，醫學不只是科學，也是一門藝術，溫暖、同情和理解，有時勝過手術刀和藥物」：Peter Tyson, "The Hippocratic Oath Today: Hippocratic Oath: Modern Version," March 27, 2001, available at pbs.org/wgbh/nova/body/hippocratic-oath-today.html.

在史旺—甘茲導管使用的顛峰時期，加護病房有百分之二十到四十的病人都插過這種導管：Renda Soylemez Wiener and H. Gilbert Welch, "Trends in the Use of the Pulmonary Artery Catheter in the United States, 1993–2004," *Journal of the American Medical Association* 298, no. 4 (2007): 423–29.

史旺—甘茲導管的醫療費用每年超過二十億美元：James E. Dalen, "The Pulmonary Artery Catheter—Friend, Foe, or Accomplice?," *Journal of the American Medical Association* 286, no. 3 (2001): 348–50.

史旺—甘茲導管不只對病人沒有幫助，反倒可能傷害病人。這項研究已發表在著名的《美國醫學會期刊》，因此不容忽視：Alfred F. Connors, Theodore Speroff, Neal V. Dawson, et al., "The Effectiveness of Right Heart

Catheterization in the Initial Care of Critically Ill Patients," *Journal of the American Medical Association* 276, no. 11 (1996): 889–97.

從史旺－甘茲導管得到的數據，只是金光閃閃的愚人金（黃鐵礦），不是真正的黃金：Vinay K. Dhingra, John C. Fenwick, Keith R. Walley, et al., "Lack of Agreement between Thermodilution and Fick Cardiac Output in Critically Ill Patients," *Chest Journal* 122, no. 3 (2002): 990–97; and Paul E. Marik, "Obituary: Pulmonary Artery Catheter 1970 to 2013," *Annals of Intensive Care* 3, no. 1 (2013): 38.

史旺－甘茲導管確實會使死亡率增加百分之二十四：Connors et al., "The Effectiveness of Right Heart Catheterization."

更多研究結果出爐，顯示史旺－甘茲導管不但對病人沒有幫助，更糟的是會增加死亡率。這股風暴之後又延燒數年：Neill Soni, "Swan Song for the Swan-Ganz Catheter?," *British Medical Journal* 313, no. 7060 (1996): 763; and Max Harry Weil, "The Assault on the Swan-Ganz Catheter: A Case History of Constrained Technology, Constrained Bedside Clinicians, and Constrained Monetary Expenditures," *Chest Journal* 113, no. 5 (1998): 1379–86.

SUPPORT研究計畫分兩個階段：Alfred F. Connors, Neal V. Dawson, Norman A. Desbiens, et al., "A Controlled Trial to Improve Care for Seriously Ill Hospitalized Patients: The Study to Understand Prognoses and Preferences for Outcomes and Risks of Treatments (SUPPORT)," *Journal of the American Medical Association* 274, no. 20 (1995): 1591–98.

「我實在無可想像，沒有這種導管，我們要如何幫助心臟出問題的重症病人」：R. Winslow, "Study Questions

Safety, Cost of Catheter Device for Heart," *Wall Street Journal*, September 18, 1996.

在一九九九年決定向頭號敵人進擊，也就是加護病房：Ira Byock, "Improving Palliative Care in Intensive Care Units: Identifying Strategies and Interventions That Work," *Critical Care Medicine* 34, no. 11 (2006): S302–5.

只有四家醫療機構在二〇〇三年三月獲得研究補助金：American Association of Critical-Care Nurses, "Promoting Palliative Care Excellence in Intensive Care Demonstration Projects," available at aacn.org/wd/palliative/content/grantees.pcms?menu=practice.

根據多項研究，給病人止痛藥劑並不會影響診斷：Carlos Manterola, Manuel Vial, Javier Moraga, and Paula Astudillo, "Analgesia in Patients with Acute Abdominal Pain," *Cochrane Database of Systematic Reviews* 1, no. 1 (2011): 1–33.

超過百分之五十的美國人在痛苦中死亡：Adam E. Singer, Daniella Meeker, Joan M. Teno, et al., "Symptom Trends in the Last Year of Life from 1998 to 2010: A Cohort Study," *Annals of Internal Medicine* 162, no. 3 (2015): 175–83.

百分之七十的美國人在醫院或安養機構死亡：National Center for Health Statistics, "National Vital Statistics System: Deaths by Place of Death, Age, Race, and Sex: United States 1999–2005," Table GMWK309, Centers for Disease Control and Prevention, available at cdc.gov/nchs/nvss/mortality/gmwk309.htm.

百分之三十的家庭為了照顧生命末期的親人，花光了大部分積蓄：Kenneth E. Covinsky, Lee Goldman, E. Francis Cook, et al., "The Impact of Serious Illness on Patients' Families," *Journal of the American Medical Association* 272, no. 23 (1994): 1839–44.

在生命末期接受安寧療護的病人，與繼續接受積極治療者相比，平均多活一個月：S. R. Connor, Bruce Pyenson, Kathryn Fitch, et al., "Comparing Hospice and Nonhospice Patient Survival among Patients Who Die within a Three-Year Window," *Journal of Pain and Symptom Management* 33, no. 3 (2007): 238.

癌症末期病人如接受緩和醫療，與繼續接受傳統治療者相比，平均可多活兩個月：Jennifer S. Temel, Joseph A. Greer, Alona Muzikansky, et al., "Early Palliative Care for Patients with Metastatic Non–Small-Cell Lung Cancer," *New England Journal of Medicine* 363, no. 8 (2010): 733–42.

第三章　被拋棄在選擇之洋

在美國死於癌症的病人躺在加護病房的天數，是其他六個國家的三倍：Justin E. Bekelman, Scott D. Halpern, Carl Rudolf Blankart, et al., "Comparison of Site of Death, Health Care Utilization, and Hospital Expenditures for Patients Dying with Cancer in 7 Developed Countries," *Journal of the American Medical Association* 315, no. 3 (2016): 272–83.

一九六五年，醫學院新生只有百分之九是女性，到了一九七五年，女性新生已超過百分之二十；今天，則已接近百分之五十：Diana M. Lautenberger, Valerie M. Dandar, Claudia L. Raezer, and Rae Anne Sloane, "The State of Women in Academic Medicine: The Pipeline and Pathways to Leadership, 2013–2014," Association of American Medical Colleges, 2014, Table 1, available at aamc.org/members/gwims/statistics.

直到一九七二年，世人才得知，自一九三二年，美國公共衛生局就和阿拉巴馬歷史最悠久的黑人大學塔斯基吉大學合作：Jean Heller, "Syphilis Victims in U.S. Study Went Untreated for 40 Years," *The New York Times*,

July 26, 1972.

如果病人接受了像化療這樣專注於疾病的療法，則無法接受安寧療護：David J. Casarett and Timothy E. Quill, " 'I'm Not Ready for Hospice': Strategies for Timely and Effective Hospice Discussions," *Annals of Internal Medicine* 146, no. 6 (2007): 443–49.

臨床醫師和家屬的溝通品質愈好，則愈不傾向依賴維生系統：Alyssa Majesko, Seo Yeon Hong, Lisa Weissfeld, and Douglas B. White, "Identifying Family Members Who May Struggle in the Role of Surrogate Decision Maker," *Critical Care Medicine* 40, no. 8 (2012): 2281.

病人如果了解做心肺復甦術可能有哪些副作用，則比較不願這麼做：Donald J. Murphy, David Burrows, Sara Santilli, et al., "The Inf luence of the Probability of Survival on Patients' Preferences Regarding Cardiopulmonary Resuscitation," *New England Journal of Medicine* 330, no. 8 (1994): 545–49.

「三十日死亡率」的手術統計數字：New York State Department of Health, "Percutaneous Coronary Intervention (PCI) in New York State: 2008–2010," August 2012, available at health.ny.gov/statistics/diseases/cardiovascular/docs/pci_2008-2010.pdf.

外科醫師擔心「三十日死亡率」會變高，直到術後第三十一日，才願意讓病人接受緩和醫療諮詢：Paula Span, "A Surgery Standard under Fire," *The New York Times*, March 2, 2015.

接受心肺復甦術的存活率其實很低。對我們診治的病人而言，心肺復甦術常常沒有好處：Graham Nichol, Brian Leroux, Henry Wang, et al., "Trial of Continuous or Interrupted Chest Compressions during CPR," *New England Journal of Medicine* 373, no. 23 (2015): 2203–14.

餵食管更可能使很多病人受到傷害：Clinical Practice and Models of Care Committee, "American Geriatrics Society Feeding Tubes in Advanced Dementia Position Statement," *Journal of the American Geriatrics Society* 62, no. 8 (2014): 1590.

很多人都不知道這些事實，甚至施行這些處置的一些醫師也不知道：Kerin Jones, Manish Garg, Doru Bali, et al., "The Knowledge and Perceptions of Medical Personnel Relating to Outcome after Cardiac Arrest," *Resuscitation* 69, no. 2 (2006): 235–39.

從一九九七年到二〇〇六年，長期急性照護機構收治的病人數，從一萬三千人飆升到四萬人以上，足足增加為三倍：Jeremy M. Kahn, Nicole M. Benson, Dina Appleby, et al., "Long-Term Acute Care Hospital Utilization after Critical Illness," *Journal of the American Medical Association* 303, no. 22 (2010): 2253–59.

到二〇一〇年，在美國長期依賴呼吸器的病人，已超過十萬人：Judith E. Nelson, Christopher E. Cox, Aluko A. Hope, and Shannon S. Carson, "Chronic Critical Illness," *American Journal of Respiratory and Critical Care Medicine* 182, no. 4 (2010): 446–54.

根據一項針對一百二十六位氣切病人所做的研究，顯示醫師和照護者的預期大有不同：Christopher E. Cox, Tereza Martinu, Shailaja J. Sathy, et al., "Expectations and Outcomes of Prolonged Mechanical Ventilation," *Critical Care Medicine* 37, no. 11 (2009): 2888.

二〇一一年，洛杉磯有位退休家庭醫師穆雷，在論壇上發表了一篇文章，隨即被人大量點閱、分享而爆紅：Ken Murray, "How Doctors Die: It's Not Like the Rest of Us, but It Should Be," *Zocolo Public Square,* November 30, 2011. http://www.zocalopublicsquare.org/2011/11/30/how-doctors-die/ideas/nexus/.

史丹佛大學的研究人員佩里亞柯，調查了近一千位即將完成專科訓練的年輕醫師。每十位幾乎就有九位表示，他們在臨終前不願接受心肺復甦術等急救：Vyjeyanthi S. Periyakoil, Eric Neri, Ann Fong, and Helena Kraemer, "Do unto Others: Doctors' Personal End-of-Life Resuscitation Preferences and Their Attitudes toward Advance Directives," *PLOS ONE* 9, no. 5 (2014): e98246.

和一般民眾相比，醫師較少在醫院或長照機構病逝：Saul Blecker, Norman J. Johnson, Sean Altekruse, and Leora I. Horwitz, "Association of Occupation as a Physician with Likelihood of Dying in a Hospital," *Journal of the American Medical Association* 315, no. 3 (2016): 301–3.

醫師在死亡之前住進加護病房的也比較少：Joel S. Weissman, Zara Cooper, Joseph A. Hyder, et al., "End-of-Life Care Intensity for Physicians, Lawyers, and the General Population," *Journal of the American Medical Association* 315, no. 3 (2016): 303–5.

「緩和化療」對惡化很快的轉移性癌症來說，不但沒有好處，反倒會造成傷害：Holly G. Prigerson, Yuhua Bao, Manish A. Shah, et al., "Chemotherapy Use, Performance Status, and Quality of Life at the End of Life," *JAMA Oncology* 1, no. 6 (2015): 778–84.

紐約西奈山醫院緩和醫療醫師邁爾說得一針見血：問題在於，有些醫師認為如果不再針對疾病積極治療，等同放棄：Diane E. Meier, " 'I Don't Want Jenny to Think I'm Abandoning Her': Views on Overtreatment," *Health Affairs* 33, no. 5 (2014): 895–98.

第四章　幻想的共犯

卡薩瑞特醫師曾經在《新英格蘭醫學期刊》的社論中，探討「治療的幻想」：David Casarett, "The Science of Choosing Wisely—Overcoming the Therapeutic Illusion," *New England Journal of Medicine* 374, no. 13 (2016): 1203–5.

根據二〇〇〇年《英國醫學期刊》刊登的一篇研究報告，醫師對病人餘命高估了五點三倍：Nicholas A. Christakis, Julia L. Smith, Colin Murray Parkes, and Elizabeth B. Lamont, "Extent and Determinants of Error in Doctors' Prognoses in Terminally Ill Patients: Prospective Cohort Study," *British Medical Journal* 320, no. 7233 (2000): 469–73.

另一項研究指出，有關自己的病程軌跡和預後，可靠的訊息往往來自候診時遇見的病友，而非來自診療室裡的醫師：Sarah Elizabeth Harrington and Thomas J. Smith, "The Role of Chemotherapy at the End of Life: 'When Is Enough, Enough?,'" *Journal of the American Medical Association* 299, no. 22 (2008): 2667–78.

根據二〇一二年出版的《內科醫學年鑑》，顯然預後樂觀是醫療委任代理人能接受的，也了解這樣的情況；若是醫師認為預後悲觀，則不同意，或是認為沒那麼悲觀：Lucas S. Zier, Peter D. Sottile, Seo Yeon Hong, et al., "Surrogate Decision Makers' Interpretation of Prognostic Information: A Mixed-Methods Study," *Annals of Internal Medicine* 156, no. 5 (2012): 360–66.

根據一篇最近發表在《美國醫學會腫瘤科期刊》的研究報告，如果醫師傳達的是樂觀消息，病人對醫師的看法就會比較正面，若是悲觀消息，病人對醫師的看法則趨於負面：Kimberson Tanco, Wadih Rhondali, Pedro Perez-Cruz, et al., "Patient Perception of Physician Compassion after a More Optimistic vs a Less

Optimistic Message," *JAMA Oncology* 1, no. 2 (2015): 176–83.

根據美國臨床腫瘤醫學會的建議，任何一個轉移性癌症的病人，不管症狀是否嚴重，醫療團隊中都應該有一位緩和醫療醫師：Thomas J. Smith, Sarah Temin, Erin R. Alesi, et al., "American Society of Clinical Oncology Provisional Clinical Opinion: The Integration of Palliative Care into Standard Oncology Care," *Journal of Clinical Oncology* 30, no. 8 (2012): 880–87.

數據顯示，接受緩和醫療的癌症病人，與繼續接受積極治療的病人相比，壽命平均延長了兩個月：Jennifer S. Temel, Joseph A. Greer, Alona Muzikansky, et al., "Early Palliative Care for Patients with Metastatic Non–Small-Cell Lung Cancer," *New England Journal of Medicine* 363, no. 8 (2010): 733–42.

布洛克醫師告訴他：「你必須了解，和病人及家屬談話就像手術那樣複雜，需要相當的技巧」：Atul Gawande, *Being Mortal: Illness, Medicine, and What Matters Most at the End of Life* (New York: Metropolitan Books, 2014), p. 181. 繁體中文版《凝視死亡：一位外科醫師對衰老與死亡的思索》，葛文德著，天下文化二〇一五年出版。

第五章　我們來自哪裡？

黑人臨終的情況和白人有別，黑人傾向接受更積極的治療：Howard B. Degenholtz, Stephen B. Thomas, and Michael J. Miller, "Race and the Intensive Care Unit: Disparities and Preferences for Endof-Life Care," *Critical Care Medicine* 31, no. 5 (2003): S373–78; and Firas Abdollah, Jesse D. Sammon, Kaustav Majumder, et al., "Racial Disparities in End-of-Life Care among Patients with Prostate Cancer: A Population-Based Study,"

Journal of the National Comprehensive Cancer Network 13, no. 9 (2015): 1131–38.

儘管這樣的治療沒有幫助，只會帶來更多無法控制的症狀：Karen O. Anderson, Carmen R. Green, and Richard Payne, "Racial and Ethnic Disparities in Pain: Causes and Consequences of Unequal Care," *Journal of Pain* 10, no. 12 (2009): 1187–204.

黑人在醫院死亡的比例，要比白人高出百分之四十：Andrea Gruneir, Vincent Mor, Sherry Weitzen, et al., "Where People Die: A Multilevel Approach to Understanding Inf luences on Site of Death in America," *Medical Care Research and Review* 64, no. 4 (2007): 351–78.

黑人也比較不願接受緩和醫療：Robert L. Ludke and Douglas R. Smucker, "Racial Differences in the Willingness to Use Hospice Services," *Journal of Palliative Medicine* 10, no. 6 (2007): 1329–37.

黑人也較少預立醫療指示書：Kimberly S. Johnson, "Racial and Ethnic Disparities in Palliative Care," *Journal of Palliative Medicine* 16, no. 11 (2013): 1329–34.

二〇一三年皮優研究中心對生命末期醫療決策偏向的調查報告：Pew Research Center, "Views on End of Life Medical Treatments: Growing Minority of Americans Say Doctors Should Do Everything Possible to Keep Them Alive," November 21, 2013, available at pewforum.org/2013/11/21/views-on-end-of-life-medical-treatments/#personal-wishes.

文化可簡單分為兩大類：一種是個人主義的文化（如北美洲與歐洲北部），另一則是集體主義的文化（如亞洲和歐洲南部）：Tatsuya Morita, Yasuhiro Oyama, Shao-Yi Cheng, et al., "Palliative Care Physicians' Attitudes toward Patient Autonomy and a Good Death in East Asian Countries," *Journal of Pain and Symptom*

Management 50, no. 2 (2015): 190–99.

二〇〇〇年有一項研究，比較日本和美國的醫師對病人自主權的態度：Gregory W. Ruhnke, Sandra R. Wilson, Takashi Akamatsu, et al., "Ethical Decision Making and Patient Autonomy: A Comparison of Physicians and Patients in Japan and the United States," *Chest Journal* 118, no. 4 (2000): 1172–82.

二〇一五年，同意先讓病人得知診斷的日本醫師比例，已大幅上升到百分之八十二：Morita et al., "Palliative Care Physicians' Attitudes toward Patient Autonomy," p. 190.

如果無法說英語的病人能得到專業翻譯的協助，會更安全，病人的滿意度也會更高：Leah S. Karliner, Elizabeth A. Jacobs, Alice Chen, and Sunita Mutha, "Do Professional Interpreters Improve Clinical Care for Patients with Limited English Proficiency? A Systematic Review of the Literature," *Health Services Research* 42, no. 2 (2007): 727–54.

第六章　我們是誰？

「幸福的家庭都相像，而不幸的家庭各有各的不幸」：Leo Tolstoy, *Anna Karenina: A Novel in Eight Parts*, trans. Richard Pevear and Larissa Volokhonsky (New York: Penguin Books, 2002).

根據二〇一五年《美國醫學會外科期刊》刊登的一篇研究報告，漢卡克的直覺或許是對的：Peter J. Kneuertz, George J. Chang, Chung-Yuan Hu, et al., "Overtreatment of Young Adults with Colon Cancer: More Intense Treatments with Unmatched Survival Gains," *JAMA Surgery* 150, no. 5 (2015): 402–9.

雙磷酸鹽藥物能治療骨質疏鬆，副作用不到百分之一：Salvatore L. Ruggiero, Thomas B. Dodson, John

Fantasia, et al., "American Association of Oral and Maxillofacial Surgeons Position Paper on Medication-Related Osteonecrosis of the Jaw—2014 Update," *Journal of Oral and Maxillofacial Surgery* 72, no. 10 (2014): 1938–56.

選項下方有幾行描述：A、選擇不延長生命："Advanced Healthcare Directive Form," http://oag.ca.gov/sites/all/files/agweb/pdfs/consumers/ProbateCodeAdvancedHealthCareDirectiveForm-fillable.pdf.

第七章　代價

與一般人相比，醫師出現職業倦怠的比率特別高。職業倦怠帶來的影響包括容易罹患憂鬱症和出現同情心疲乏，醫師及其病人都會受害：Tait D. Shanafelt, Sonja Boone, Litjen Tan, et al., "Burnout and Satisfaction with Work-Life Balance among US Physicians Relative to the General US Population," *Archives of Internal Medicine* 172, no. 18 (2012): 1377–85.

緩和醫療這個次專科的醫師所得，是所有醫學專科當中最低的，年收入中位數為二十一萬五千美元，相形之下，專門做皮膚癌手術的皮膚科醫師，年收入中位數則超過七十萬美元：Cortney Petersheim, "Physician Compensation Report," Resolve Physician Agency, October 4, 2015, available at resolvephysician agency.com/career/average-physician-salary.

最近才有人注意到緩和醫療醫師受到獨特的壓力：Giselle K. Perez, Vivian Haime, Vicki Jackson, et al., "Promoting Resiliency among Palliative Care Clinicians: Stressors, Coping Strategies, and Training Needs," *Journal of Palliative Medicine* 18, no. 4 (2015): 332–37.

「道德困境」的概念是詹頓在一九八四年一篇研究護理臨床經驗的論文中提出的：Andrew Jameton, *Nursing Practice: The Ethical Issues* (Englewood Cliffs, NJ: Prentice Hall, 1984).

「有違自己的核心價值和職責」：Elizabeth Gingell Epstein and Ann Baile Hamric, "Moral Distress, Moral Residue, and the Crescendo Effect," *Journal of Clinical Ethics* 20, no. 4 (2009): 330.

出現心理問題，包括罪惡感、憤怒、自責、焦慮和憂鬱：出處同上。

職業倦怠和同情心疲乏，也可能是道德困境造成的：Virginia M. Mason, Gail Leslie, Kathleen Clark, et al., "Compassion Fatigue, Moral Distress, and Work Engagement in Surgical Intensive Care Unit Trauma Nurses: A Pilot Study." *Dimensions of Critical Care Nursing* 33, no. 4 (2014): 215–25.

只有少數醫師（百分之八）同意這樣的陳述：「有時，我覺得我們太早放棄了」：Mildred Z. Solomon, Deborah E. Sellers, Karen S. Heller, et al., "New and Lingering Controversies in Pediatric End-of-Life Care," *Pediatrics* 116, no. 4 (2005): 872–83.

即使我們努力解釋，問題是病人或家屬常常聽不進去：Zier et al., "Surrogate Decision Makers' Interpretation of Prognostic Information: a Mixed-Methods Study."

根據《美國醫學會腫瘤科期刊》最近發表的一篇研究報告，即使是定期回診的病人，如果得了轉移性癌症，再接受化療只會使生活品質更差，而不會延長生命：Holly G. Prigerson, Yuhua Bao, Manish A. Shah, et al., "Chemotherapy Use, Perfor-mance Status, and Quality of Life at the End of Life," *JAMA Oncology* 1, no. 6 (2015): 778–84.

第八章　病醫共享決策

二〇一四年六月，《紐約時報雜誌》有一篇關於消防員受訓的文章，題目是〈火的洗禮〉：http://www.nytimes.com/interactive/2014/06/22/nyregion/rookie-new-york-firefighter-faces-first-test.html?_r=0.

近幾十年來，限時嘗試或限時積極治療，斷斷續續出現在加護病房與緩和醫療文獻：David K. P. Lee, Andrew J. Swinburne, Anthony J. Fedullo, and Gary W. Wahl, "Withdrawing Care: Experience in a Medical Intensive Care Unit," *Journal of the American Medical Association* 271, no. 17 (1994): 1358–61.

只提供限時嘗試給其中的百分之十五；而且即使提供限時嘗試，討論次數不多，也不充分：Yael Schenker, Greer A. Tiver, Seo Yeon Hong, and Douglas B. White, "Discussion of Treatment Trials in Intensive Care," *Journal of Critical Care* 28, no. 5 (2013): 862–69.

賓州大學醫學院的學生建立了一個網站，用漫畫來描繪他們在醫療現場所見和醫學訓練的心得。幾乎有一半的學生都把訓練他們的主治醫師畫成有虐待狂的惡魔：Daniel R. George and Michael J. Green, "Lessons Learned from Comics Produced by Medical Students: Art of Darkness," *Journal of the American Medical Association* 314, no. 22 (2015): 2345–46.

難怪在訓練階段的醫師患憂鬱症的比率頗高，為百分之二十八：Thomas L. Schwenk, "Resident Depression: The Tip of a Graduate Medical Education Iceberg," *Journal of the American Medical Association* 314, no. 22 (2015): 2357–58.

研究人員要來自美國三十一家醫學院的六百七十三名學生，圈選出在訓練期間不輕易吐露的字眼：Michael W. Rabow, Carrie N. Evans, and Rachel N. Remen, "Repression of Personal Values and Qualities in Medical

Education," *Family Medicine* 45, no. 1 (2013): 13–18.

壓抑個人核心價值和特質的壓力可以解釋，為何在醫學生訓練期間容易變得憤世嫉俗，沮喪，道德發展也受到阻礙：Rabow et al., "Repression of Personal Values and Qualities in Medical Education," 17–18.

在醫學院推動「療癒者藝術」的課程計畫：David Bornstein, "Medicine's Search for Meaning," *The New York Times Opinionator*, September 18, 2013, available at opinionator.blogs.nytimes.com/2013/09/18/medicines-search-for-meaning.

附錄一　最後一里路

根據林恩醫師及其同事的研究，在死亡之前，身體功能衰退的典型軌跡可分為四種：June R. Lunney, Joanne Lynn, and Christopher Hogan, "Profiles of Older Medicare Decedents," *Journal of the American Geriatrics Society* 50, no. 6 (2002): 1108–12.

國際知名的醫療倫理學家伊曼紐醫師的研究：Ezekiel Emanuel. *The Ends of Human Life* (Boston: Harvard University Press, 1991).

附錄二　避免不必要的痛苦

不幸的是，統計數據顯示，根據醫療委任代理人的說法，愈來愈多人臨終時仍疼痛不堪：二〇一四年占百分之六十一，比一九九八年上升了百分之十二：Singer, "Symptom Trends in the Last Year of Life from 1998 to 2010," *Annals of Internal Medicine*, 175.

然而根據最近一些研究，這樣的病人根本不該接受化療：Prigerson, "Chemotherapy Use, Performance Status, and Quality of Life at the End of Life," 778. Kneuertz et al., "Overtreatment of Young Adults with Colon Cancer," 402.

「如果腫瘤科醫師懷疑病人會在六個月內死亡，則基本設定應該不要積極治療」：Charles D. Blanke and Erik K. Fromme, "Chemotherapy Near the End of Life First—and Third and Fourth (Line)—Do No Harm," *JAMA Oncology* 1, no. 6 (2015): 785–86.

接受心臟去顫器植入的病人愈來愈多：Harry G. Mond and Alessandro Proclemer, "The 11th World Survey of Cardiac Pacing and Implantable Cardioverter-Defibrillators: Calendar Year 2009—A World Society of Arrhythmia's Project," *Pacing and Clinical Electrophysiology* 34, no. 8 (2011): 1013–27.

儘管幾乎所有的醫師都同意，為臨終病人關閉植入性去顫器是適當的，卻只有百分之二十七的病人有機會和醫師討論：Nathan E. Goldstein, Rachel Lampert, Elizabeth Bradley, et al., "Management of Implantable Cardioverter Defibrillators in End-of-Life Care," *Annals of Internal Medicine* 141, no. 11 (2004): 835–38.

即使是已簽署不施行心肺復甦術意願書、即將面臨死亡的病人，能和醫師討論是否關閉植入性去顫器的仍少於百分之五十：Nathan E. Goldstein, Rachel Lampert, Elizabeth Bradley, et al., "Management of Implantable Cardioverter Defibrillators in End-of-Life Care," *Annals of Internal Medicine* 141, no. 11 (2004): 835–38.

包括美國老年醫學會在內，很多專家建議，對失智症末期病人照護來說，細心餵食，讓老人家經口進食，會比用管子灌食來得好：Clinical, Practice, and Models of Care Committee, "American Geriatrics Society Feeding Tubes in Advanced Dementia Position Statement," *Journal of the American Geriatrics Society* 62, no. 8

(2014): 1590.

從一九九七年到二〇一二年，在這十五年間，共有六百七十三名病人利用這法規結束生命：Health Research Funding, “25 Surprising Physician Assisted Suicide Statistics,” July 13, 2014, available at healthresearchfunding.org/physician-assisted-suicide-statistics.

誌謝

這本書能面世，也是眾人之力使然。

首先，我要感謝我的先生馬克・齊特（Mark Zitter）的全力支持。他不只在內容和修辭上給我很多寶貴的意見，更不斷鼓勵我、相信我做得到，也認同我的信念。

韓德勒（Marisa Handler），我要謝謝你高超的寫作指導和你給我的友誼。你教我如何說故事，在我遭遇困難時，你冷靜現身，教我穩住，讓進度不至於脫軌。你是本書完成的關鍵人物。

謝謝我的出版經紀人雷文（Jim Levine）。他從一開始就看好這本書，幫我找到最理想的出版社企鵝蘭登書屋（Penguin Random House）。也謝謝企鵝蘭登書屋的工作夥伴對我有信心，認同我要傳達的訊息，讓我得以成功出版我的第一本書。

感謝我在企鵝蘭登書屋的編輯蘇敦（Caroline Sutton）在出版的各個基本層面，給我最佳指導和建議。

謝謝紐澤西紐沃克大學醫院（University Hospital in Newark）家庭支援團隊（現已改名為緩和醫療團隊）的墨菲（Pat Murphy）和莫森塔爾（Anne Mosenthal）。感謝她們的支持與指導。因為她們，我才知道如何實施以病人為中心的醫療。

我還要謝謝很多朋友、家人和同事，特別是尤阿夫・雷肯（Yoav Rekem）、莎萊與雪莉・齊特（Sarai and Sherry Zitter）、羅達・紐堤克（Rhoda Nutik）、馬蘭茲（Felice Maranz）、丹妮絲・雷肯（Denise Rekem）、沃爾克（Jane Wolk）、巴嘉瓦（Monica Bhargava）、佛蘭德斯（Angelo Volandes）、李（Dara Lee）和馬澤（Laura Mazer）。他們都先讀了初稿，給我很多誠實的意見，讓我充滿寫作動力。

感謝我的父母羅達・紐堤克和史蒂芬・紐堤克（Stephen Nutik）。他們兩位都是醫師。謝謝你們打從一開始就對我深信不疑，激發我表現出最好的一面。我也要感謝其他家族成員——艾倫・紐堤克（Allen Nutik）、貝森（Lynne Besen）、珊卓拉與諾曼・山繆爾斯（Sandra and Norman Samuels）、高伯倫（Wes Golomb）、布朗（Audrey Browne）和巫里安（Dora Ullian），因為你們，故事才能如此豐富。

我要謝謝我的三個孩子——所羅門、泰莎和莎夏。儘管為了寫書，我常常無法陪伴你們，不能全心全意照顧你們，你們仍然愛我。

謝謝克勞斯（Dan Krauss）導演。謝謝你面對恐懼，以本書為藍本，在我們的加護病房拍攝出一部絕佳的得獎紀錄片。

感謝高地醫院（Highland Hospital）緩和醫療團隊的優秀同事，特別是我們的社工詹姆斯（Anne James），常在深夜接聽我的電話，為我描述病人的細節，並鼓勵我好好完成這本書。巴爾曼（Linda Bulman）、克拉克（Betty Clark）、弗里曼（Sheira Freedman）和蘭道（Claudia Landau），感謝你們經常給我啟發，並支持我完成這項艱難的任務。

謝謝高地醫院加護病房醫療團隊的同事，謝謝你們鼓勵我，讓我得以把我的理念付諸實踐。

謝謝蕭（Brian Shaw）。儘管蕭是醫學院三年級的學生，而且在準備婚禮，但依然擔任我的研究助理，成為我的得力助手。

我還要感謝我敬愛的拉比——達迪克（Judah Dardik）。本書有關猶太歷史和律法的部分，達迪克都幫我仔細查證。

謝謝北加州緩和醫療支持團隊，包括安格雷德（Shoshana Ungerleider）、葛羅斯（Dawn Gross）、羅森菲德（Ken Rosenfeld）、巴特勒（Katy Butler）、亞倫森（Louise Aronson）、海勒（Meredith Heller）、高登（Sherry Goldyn）、史特恩（Melissa Stern）等，謝謝你們為艱苦、嚴肅的工作注入歡笑和創意。

我衷心感謝過去、現在和未來在醫療保健方面努力的每一個人。謝謝大家致力於重塑加護病房內外的醫療模式，為了病人的福祉而努力。

最後，我要謝謝我的病人，雖然他們當中有很多人都不在這個世界了。謝謝你們教我聆聽，讓我變成懂得關懷同情的人。我希望我已幫你們減輕一些痛苦。如果我沒做到，請原諒我。我會善加利用你們教我的一切。

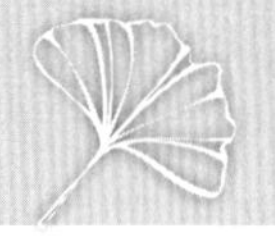

閱 讀 筆 記

閱 讀 筆 記

健康生活 184

臨終習題
追尋更好的善終之道

Extreme Measures
Finding a Better Path to the End of Life

原著 — 潔西卡・齊特（Jessica Nutik Zitter, M.D.）
譯者 — 廖月娟

事業群發行人／CEO／總編輯 — 王力行
副總編輯 — 周思芸
編輯顧問暨責任編輯 — 林榮崧
封面設計暨美術編輯 — 江儀玲

出版者 — 遠見天下文化出版股份有限公司
創辦人 — 高希均、王力行
遠見・天下文化・事業群 董事長 —高希均
事業群發行人／CEO — 王力行
天下文化社長／總經理 — 林天來
國際事務開發部兼版權中心總監 — 潘欣
法律顧問 — 理律法律事務所陳長文律師
著作權顧問 — 魏啟翔律師
社址 — 台北市 104 松江路 93 巷 1 號 2 樓
讀者服務專線 — 02-2662-0012 ｜ 傳真 — 02-2662-0007, 02-2662-0009
電子郵件信箱 — cwpc@cwgv.com.tw
直接郵撥帳號 — 1326703-6 號 遠見天下文化出版股份有限公司
排版廠 — 極翔企業有限公司
製版廠 — 東豪印刷事業有限公司
印刷廠 — 盈昌印刷有限公司
裝訂廠 — 中原造像股份有限公司
登記證 — 局版台業字第 2517 號
總經銷 — 大和書報圖書股份有限公司 電話／ 02-8990-2588
出版日期 — 2018 年 10 月 25 日第一版第 1 次印行

國家圖書館出版品預行編目(CIP)資料

臨終習題：
追尋更好的善終之道／潔西卡・齊特
（Jessica Nutik Zitter）著；廖月娟譯. -- 第一
版. -- 臺北市：遠見天下文化, 2018.10
面； 公分. --（健康生活；184）
譯自：Extreme measures :
finding a better path to the end of life
ISBN 978-986-479-561-1（平裝）

1. 安寧照護 2. 生命終期照護

419.825 107017381

定價 — NT450 元
書號 — BGH184
ISBN — 978-986-479-561-1
天下文化官網 —bookzone.cwgv.com.tw

天下文化

BELIEVE IN READING